La lumière médicale

Du même auteur

La Consultation
Mercure de France, 1974
Denoël, coll. « Médiations », 1979

Norbert Bensaïd

La lumière médicale

LES ILLUSIONS DE LA PRÉVENTION

Éditions du Seuil

EN COUVERTURE : illustration Desclozeaux.

ISBN 2-02-006242-9
(ISBN 1re publication 2-02-005849-9.)

A partir de ce moment et jusqu'à la fin de la pièce, l'éclairage de la scène prend peu à peu les caractères de la lumière médicale qui, comme on le sait, est plus riche en rayons verts et violets que la lumière terrestre.

JULES ROMAINS, *Knock*.

A-DI-VERTISSEMENT

UN ÉTRANGE BONHEUR

> **Il est imprudent de faire des projets, surtout en ce qui concerne l'avenir.**
>
> PIERRE DAC

A 6 h 12 exactement, Jean-Pierre 881 CVE 75 se réveilla. De lui-même. Point n'était besoin d'un réveil quelconque. Au cours de son dernier séjour (biannuel) à SC 171 DBR (station de contrôle n° 17, division des bilans et révisions, que des nostalgiques appelaient encore « la Salpêtrière »), la section chronobio avait mis ses rythmes à jour. La durée de sommeil dont il avait besoin était exactement de sept heures et quarante minutes. A une condition cependant : que ce sommeil commence et finisse à des heures fixes. Un décalage par rapport au cycle naturel remettait tout en question. Il s'endormait donc tous les soirs entre 22 h 30 et 22 h 35 et se réveillait tous les matins entre 6 h 10 et 6 h 15.

Il s'agissait là, bien sûr, de l'heure biologique. Elle ne correspondait que rarement à l'heure de convention, qui obéissait, elle, à des exigences et commodités d'un tout autre ordre. Toutes les montres donnaient en même temps les deux temps. On avait d'autre part admis un battement de quelques minutes à l'endormissement comme au réveil. Des phénomènes autres que le simple mouvement de la terre par rapport au soleil, et qu'on connaissait encore assez mal, pouvaient intervenir sans qu'on le sache. Fixer un horaire trop rigide n'en aurait pas tenu compte et risquait de provoquer un dérèglement global des rythmes biologiques, préjudiciable à l'équilibre et à la santé. Cinq minutes semblaient cependant suffire.

Avant de quitter son lit — une mince couche de mousse sur un support rigide —, JP 8 (abréviation admise de l'immatriculation officielle) exécuta, pour chasser les dernières traces de l'équilibre-sommeil qui subsistaient dans son système de régulation, les dix-sept mouvements de récupération qui lui avaient été prescrits : étirements méthodiques des membres, mouvements respiratoires, extensions vertébrales, etc. Il prit ensuite sa douche : douze minutes, à 24° centigrades, sans savon ni shampooing. L'absence de pollution rendait inutile un nettoyage profond des téguments et des phanères. Avec une douche quotidienne une propreté suffisante était entretenue, sans que soit altérée, par une agression chimique ou mécanique quelconque, la protection que peau et cheveux doivent à leurs sécrétions naturelles. La denture justifiait une action plus agressive : jet-brosse et dentifrice fluoré, mais pas la barbe qui n'était jamais rasée de « près » mais seulement tondue à un quart de millimètre de la peau pour, là encore, respecter l'intégrité de la protection épidermique. Les coquetteries pileuses (barbe, moustache, cheveux longs) étaient depuis longtemps exclues, parce que dépourvues de sens et non hygiéniques.

Cela fait, il s'habilla. En matière de vêtements, la fantaisie la plus absolue était, en principe, admise. Les seules règles imposées étaient l'interdiction de tout ce qui pouvait contrarier une physiologie harmonieuse : pas de ceinture ni de chaussettes serrées au mollet, pas de pantalon contraignant le bassin et le ventre, coinçant l'entrejambe, pas de chaussures antinaturelles, pointues ou à talon haut, pas de tissus synthétiques et teints chimiquement. Encore la surveillance était-elle, sur ces points, extrêmement lâche. Il ne pouvait venir à l'esprit de personne, pensait-on, de contrevenir à des consignes qui relevaient du simple bon sens, du confort et du bon goût. Pourtant, parce qu'il fallait bien contrôler, on le faisait *a posteriori*.

Il était convenu que toute maladie imputable à un manquement aux règles était punie. Les refroidissements ou les coups de chaleur, les affections digestives, cutanées, circulatoires, sexuelles qui pouvaient être, sans discussion, rapportées à des vêtements trop légers ou trop épais, trop ajustés ou colorés en fraude, étaient, bien entendu, soignés mais dans des services spécialisés où les contrevenants subissaient en même temps une rééducation morale : seules la sottise, l'absence d'esprit civique ou une coquetterie de mauvais aloi pouvaient conduire à des comportements aussi aberrants. Faire un séjour dans ces services était donc une marque d'infamie qu'il n'était pas facile d'effacer. Les crimes contre la santé étaient les seuls vrais crimes.

Depuis qu'avait été instituée l'autogestion de la santé, la responsabilité de chacun était, en effet, totale. Cela signifiait que chacun devait obéir de son plein gré à des prescriptions assez précises pour lui épargner l'angoisse intolérable de se conduire mal en ne sachant pas exactement comment se conduire bien. Le seul bien absolu, dévolu à chacun, étant la santé, les vérités de la médecine étant les seules vérités, le bien et le mal étant parfaitement bien définis, il était inimaginable et inacceptable de ne pas se plier à la règle. Une fois la vérité médicale établie et la réglementation hygiénique intelligemment diffusée, la liberté consistait bien évidemment à les respecter.

Les occasions de mal faire étaient, d'ailleurs, rares. Seuls étaient en vente dans les magasins officiels les vêtements réglementaires, et il fallait une singulière obstination dans le mal pour s'en procurer qui ne le soient pas ou pour transformer soi-même ceux qui l'étaient. Un bulletin météorologique précis et détaillé permettait chaque jour de choisir l'habillement approprié, en fonction de la sensibilité de chacun aux conditions climatiques. On ne pouvait donc se mal vêtir, choisir des vêtements trop chauds ou trop légers, à moins de vouloir mal faire.

Certaines habitudes anciennes, stupides et malfaisantes, avaient pourtant subsisté. Aujourd'hui encore on observait parfois des « insolations » ou des « coups de soleil ». Ils témoignaient d'une croyance étrange : qu'il était agréable et sain de s'exposer au soleil, pour « bronzer » comme on disait autrefois. La science avait fait justice de ce préjugé. Le seul effet de ce bronzage était de favoriser des cancers de la peau, un dessèchement du derme, des rides inesthétiques. Malgré des mises en garde répétées et détaillées, malgré une surveillance renforcée des plages, l'erreur avait pourtant longtemps persisté. Des imbéciles invétérés poussaient la perversion jusqu'à ne « bronzer » que les parties du corps qui étaient habituellement couvertes, de manière à ne pas se dénoncer au regard de tous. Au début, la lutte antibronzage avait conduit à quelques erreurs regrettables : des individus dont la peau était naturellement mate avaient été injustement suspectés. Mais il avait suffi d'ajouter une mention codée à la carte d'identité pour éviter ces malentendus. Et il semblait bien que, depuis quelques années, plus personne ne se laissait aller à prendre des « bains de soleil ». En tout cas, les statistiques des tribunaux ne mentionnaient plus ce délit.

Le repas du réveil attendait JP 8 sur la table de l'office. Depuis longtemps déjà, les prescriptions diététiques avaient cessé d'être générales et impersonnelles. Les aliments que chacun devait absorber étaient rigoureusement calculés par la centrale diététique, préparés dans une cuisine centrale et distribués. Il n'était pas question de laisser à chacun le soin de se nourrir selon son goût. Non que les plaisirs de la table fussent négligés mais ils passaient, bien évidemment, après les exigences sanitaires. On avait eu la surprise de découvrir que, parmi les sept péchés capitaux, celui qui paraissait le plus anodin, la gourmandise, était, en fait, l'un des plus lourds de conséquences et l'un des plus enracinés. Génétiquement, selon toute probabilité. Il fallait tenir compte de cette regrettable disposition.

L'alimentation était donc très sévèrement contrôlée. Après la disparition des maladies d'origine infectieuse, traumatique, climatique et toxique, il avait bien fallu se rendre à l'évidence : les hommes se rendaient malades eux-mêmes. Ils se faisaient les complices des agents pathogènes externes. Et parmi ces agents, responsables en particulier des maladies dégénératives (cardio-vasculaires, cérébrales, articulaires), cancéreuses et, bien entendu, digestives, la nourriture était l'un des plus importants. « Manger juste, c'est vivre bien » était le slogan le plus souvent diffusé par les médias. Mais on savait que personne n'était capable de manger juste à partir de ses seules connaissances, et encore moins de son seul goût ou de son seul instinct. Les régimes étaient donc programmés pour une durée de six mois et constamment corrigés en fonction du poids, des constantes biologiques, des performances. Ce qui, dans des temps lointains, était réservé aux sportifs de haut niveau avait été généralisé à toute la population.

Mais il avait fallu compter avec la gourmandise : des membres d'une même « famille » échangeaient entre eux leurs aliments, d'autres se procuraient, en fraude, des produits qui leur étaient interdits ou mesurés, d'autres enfin ne consommaient pas tout ce qui leur était prescrit. On avait donc dû programmer les entrées — les aliments livrés par la station centrale — mais aussi contrôler les retours. L'office ne comportait en tout et pour tout que la table, quatre chaises et deux guichets, un pour les arrivées, l'autre pour les retours

On avait cependant dû admettre qu'une certaine désobéissance échappait à tout contrôle. Il arrivait, en effet, que des cas de « maladies » se déclarent ici ou là, sporadiquement, dont la seule explication possible était une alimentation mal adaptée. Après bien des recherches cette hypothèse avait été retenue parce qu'elle seule permettait de confirmer la justesse des mesures médicales. Les maladies auraient été inintelligibles sans la tricherie, et la tricherie indécelable sans les maladies. Ces exceptions confirmaient la règle.

A l'âge de cinq ans JP 8 avait appris qu'il était intolérant au sodium et qu'il lui faudrait, jusqu'à sa mort, s'abstenir de tout aliment salé. C'était le seul moyen, pour ceux qui, comme lui, souffraient de cette tare héréditaire, d'éviter l'hypertension artérielle et les accidents vasculaires qui en résultaient inévitablement. Pour JP 8 ce n'était pas un problème. Les rares fois où, par accident ou par curiosité, il avait bravé les interdits et consommé du sel, il n'en avait pas du tout aimé le goût. Il aimait ce qu'il mangeait ou, plus exactement, il n'y pensait plus. Il trouvait plus juste de libérer sa libido et ses pensées pour les investir dans des objets plus dignes d'intérêt.

Il lui était bien arrivé, parfois, de se demander quels pouvaient bien être ces objets, mais il trouvait lui-même, spontanément, que cette question était idiote. Il avait été conditionné pour ne poser jamais que des questions dont la réponse était prévue : les questions sans réponse ne pouvaient être que dangereuses. Quand elles lui venaient à l'esprit — exceptionnellement —, il les repoussait. En tout cas, jamais l'alimentation ne lui était apparue comme la source éventuelle d'un plaisir quelconque. Il pesait le poids qui lui avait été fixé. Les vérifications biannuelles de son organisme étaient satisfaisantes. On était content de lui. Cela lui suffisait.

Bien que n'étant pas « de lui », ses enfants lui ressemblaient. La nourriture était, pour eux, totalement dépourvue d'intérêt. Ils mangeaient sans rechigner et sans joie ce qui leur était offert. Ils avaient eu la chance de ne connaître aucun des poisons qui ruinaient la santé des enfants et des adultes d'une autre époque : bonbons, sucreries, chocolats, gâteaux. Il est vrai que la disparition de ces poisons n'avait pas suffi à supprimer toute tentation. Le souvenir de ces mortelles douceurs traînait encore, sous forme de traces mnésiques inconscientes dans bien des mémoires, et, malgré une censure tatillonne, il arrivait que des livres y fassent encore une vague allusion. Si bien que l'effet conjugué de ces mauvaises lectures et des souvenirs inconscients entraînait parfois les malheureux enfants qui en étaient victimes dans des perversions alimentaires très dangereuses. A la première manifestation de ces tendances malsaines, ils étaient soumis à un reconditionnement intensif, que, parfois, hélas, il fallait répéter plusieurs fois.

Les enfants de JP 8 avaient, par bonheur, échappé à tous ces dangers. Ils jouissaient en paix de leurs dents fluorées, de leur teint de pêche, d'un développement staturo-pondéral et psycho-mental parfaitement normal. A treize ans l'aîné mesurait déjà un mètre quatre-vingt-dix. Il avait fallu longtemps aux savants de la préhistoire médicale pour comprendre que la taille était aussi fonction de l'alimentation. Les enfants, génération après génération, ne cessaient de grandir plus que leurs parents parce qu'ils mangeaient mieux. Et des races tout entières s'étaient mises à grandir. Il avait suffi, par exemple, que l'alimentation d'un peuple appelé japonais s'approchât de celle du peuple le plus avancé d'alors — les Américains — pour que leur taille s'accrût spectaculairement. Ils l'avaient payé cher en contractant des maladies qui leur étaient inconnues. Mais en s'alignant sur la nouvelle politique diététique des peuples développés, ils avaient pu en être, à leur tour, débarrassés.

Seule Anna-Lise 266 GMA 92 (AL 2) manifestait, étrangement, quelques symptômes inquiétants. Un jour JP 8 l'avait surprise en train de lire un livre de cuisine qu'elle avait déniché on ne sait où et qu'elle cachait avec un tel soin qu'il n'avait jamais pu, par la suite, le découvrir et le détruire. Elle était si transportée par la contemplation d'images répugnantes qu'elle ne l'avait pas entendu venir, et, quand elle s'était aperçue de sa présence, elle avait abominablement rougi... Lui-même, affreusement gêné, et écœuré par le peu qu'il avait pu voir, s'était excusé et s'était éloigné. Il n'en avait plus jamais été question entre eux mais c'était un peu comme s'il en avait pris sur elle un avantage, mais aussi, en même temps, comme si elle ne lui pardonnait pas d'avoir surpris son secret. Elle était, depuis, tantôt trop douce et soumise, tantôt agressive, sans raison.

JP 8 n'avait pu se résoudre à la dénoncer, comme il l'aurait dû. Les orthopsychistes étaient sûrement en mesure de guérir cette survivance de goûts archaïques. Il aurait fallu parler tout de suite mais il avait d'abord essayé de comprendre. Il n'y était, bien sûr, pas parvenu. Très vite, il avait été trop tard. Il était devenu, sans l'avoir voulu, complice de sa femme et passible, lui aussi, de rééducation. Si seulement il avait pu retrouver et détruire ce maudit livre !

Il y pensait alors qu'il se dirigeait vers la chambre où AL 2 dormait encore. A 7 h 56, elle se réveillerait. Elle aurait eu le loisir de dormir bien plus longtemps, puisqu'elle ne travaillait plus au-dehors, mais elle n'avait aucune raison de dépasser les huit heures et vingt-cinq minutes de sommeil qui lui avaient été assignées. C'était exclu. Enceinte de leur troisième enfant, elle devait de toute façon se rendre au centre eugénique où elle passerait la journée.

« Leurs » enfants n'étaient évidemment pas de JP 8. Quand il avait été établi qu'il était génétiquement intolérant au sel, on avait sectionné ses canaux déférents. Le bon sperme ne manquait pas. On n'avait pas spécialement besoin du sien. La « paternité » n'avait plus aucun sens ni aucun intérêt, sinon « après coup », et « reproduction » était un mot qu'on n'utilisait que par commodité : les enfants n'avaient plus que des rapports génétiques lointains ou nuls avec leurs « parents » et ne les « reproduisaient » plus guère.

Aucune contrainte socio-affective ne pesait donc plus sur le couple, puisque cela ne portait plus à conséquence. Cependant, après l'avoir banni en tant qu'institution, on y était revenu. Ayant scientifiquement mesuré la croissance et les performances des enfants qui pouvaient identifier un faisant fonction de père (FFP) et une faisant fonction de mère (FFM), on s'était résigné à constater qu'elles étaient meilleures que celles des enfants vivant en communautés d'enfants ou en communautés mixtes (adultes-enfants). En fait, on avait adopté une solution de compromis. Dans chaque bloc, chaque « famille » jouissait d'un appartement mais les enfants disposaient de lieux qui leur étaient réservés. Les activités d'ensemble se déroulaient dans ce qu'on appelait communément le SAC (siège des activités communautaires).

Mais la reproduction n'avait pas grand-chose à voir avec cette structure familiale et communautaire qui ne visait qu'à résoudre les problèmes d'élevage. L'eugénisme avait depuis longtemps remplacé l'improvisation, l'à-peu-près, l'aventure.

Grâce à cette politique eugénique, les maladies héréditaires et transmissibles étaient en voie de disparition. L'OMS (l'ordinateur médical et sanitaire) avait calculé que dans soixante ans tous les adultes en état de procréer seraient d'assez bonne qualité pour que la reproduction redevienne « libre ». On élaborait les mesures qui seraient alors nécessaires pour que cette nouvelle révolution soit assimilée par la population. On savait qu'une nouvelle liberté était plus difficilement métabolisée par une culture qu'une nouvelle servitude.

A vrai dire, l'ordinateur n'était pas formel. Il avait réservé son opinion. Il n'était pas certain que seules les maladies génétiques, transmissibles, dussent être prévenues. Même si la notion de « bonne » ou « mauvaise qualité » n'était pas claire, il fallait bien reconnaître que certains individus, appartenant à certaines familles, ou descendant d'anciens groupes ethniques ou culturels, étaient, inexplicablement, et sans être atteints d'aucune maladie répertoriée, toujours « malades » ou peu résistants aux agents extérieurs, ou encore mal intégrés socialement. Pour le moment, ils étaient autorisés à se reproduire, mais peut-être devraient-ils être aussi éliminés comme reproducteurs quand les porteurs de tares génétiques auraient tous disparu. Une étude statistico-prévisionnelle agitait l'OMS.

Comme l'avait agitée naguère le problème de l'intelligence. On était certes en mesure de sélectionner les plus intelligents mais ce qui était, avec le temps, devenu douteux, c'était que les hommes dussent être intelligents. Des intelligences supérieures avaient été nécessaires pour mettre sur pied la civilisation et sortir de la barbarie, mais actuellement elles posaient de nombreux problèmes et on n'avait plus besoin d'elles pour en résoudre aucun.

Ayant envisagé l'éventualité de leur propre disparition ou détérioration (le risque était faible mais il n'avait pu être complètement éliminé), les ordinateurs avaient adopté en assemblée (l'ordinateur de liaison remplissait cet office) une solution de compromis. Une civilisation fondée sur l'élimination de tous les risques ne pouvait pas négliger le risque que les ordinateurs se détraquent. On avait donc continué à favoriser la reproduction des plus intelligents et l'élimination des QIP (quotient intellectuel perfectionné) inférieurs à 120. Mais, en même temps, on prenait toutes les dispositions pour « neutraliser », aussi longtemps que les ordinateurs fonctionneraient convenablement, ceux dont le QIP dépassait 150. En attendant une panne éventuelle, ils ne travaillaient que sous le contrôle direct des ordinateurs, à leur service. JP 8 était dans ce cas.

Tandis qu'il approchait de la chambre de AL 2, il ressentit soudain un certain trouble et une vague honte qui le firent, de surprise, s'arrêter. Ils avaient, la veille, fait l'amour mais pas comme d'habitude. D'être une « ovulatrice » remplissait AL 2 de fierté. Elle s'en défendait : aucune émotion ni aucun sentiment n'était légitime, sinon ceux qui étaient prévus. Mais quand elle était enceinte d'un enfant qui allait être doublement le sien — génétiquement et obstétriquement —, AL 2 rayonnait. Sensible à cette lumière qui émanait d'elle, JP 8 s'était surpris à mettre du sentiment dans un acte qui n'avait aucune raison d'en comporter. Jamais l'éducation sexuelle très approfondie qu'il avait reçue n'en avait fait la moindre mention. Peut-être était-il malade. Peut-être risquait-il même de devenir « sexuellement non performant ». Ils avaient bien accompli l'acte selon les règles, mais une certaine distraction, des élans maladroits, des emportements inattendus en avaient incontestablement perturbé le déroulement.

Il décida qu'à l'avenir il l'éviterait et choisirait d'autres partenaires. Les rapports sexuels étaient libres. Ils pouvaient se dérouler dans le « local familial » mais le plus souvent ils avaient lieu dans le SAC. La pluralité des échanges n'avait que des avantages : elle interdisait l'habitude ou l'attachement, et elle permettait éventuellement la fécondation directe des ovulatrices par les inséminateurs. Ce qui allégeait le travail écrasant des centres d'insémination qui devaient consacrer tous leurs efforts à la fécondation artificielle ou à l'implantation des embryons dans l'utérus des porteuses. N'eût été la nécessité d'une politique eugénique, on eût pu regretter les commodités de la fécondation traditionnelle, « naturelle ».

En outre, il avait bien fallu remplacer tout ce qui auparavant favorisait la convivialité : alcool, tabac, « herbe », « bouffe », spectacle et conversation. Les lois de la conversation n'avaient jamais pu être vraiment éclaircies. De quoi pouvaient bien parler ceux qui, dans le temps passé, « conversaient » ? Tout étant programmé, rien n'était jamais à prévoir, ni à commenter. Le sexe était donc apparu comme le seul lien, la seule activité commune qui pouvait subsister. On l'avait valorisé et perfectionné. Et l'activité sexuelle elle-même se déroulait dans le silence. Tout le monde était trop bien exercé pour que la moindre indication, la moindre demande, le moindre refus eût besoin d'être exprimé. Ni, bien entendu, la moindre émotion. Seul, le plaisir.

Il n'eut pas à réveiller AL 2. Elle lui sourit. Il lui sourit. Ils n'avaient rien à se dire ; ils se turent, ravis mais gênés des sourires qu'ils échangeaient. Intrigués aussi. Ils ne comprenaient pas.

Depuis que l'Optimisme régnait, tout était soigneusement prévu. La Santé avait été retenue comme l'objectif prioritaire ; d'abord parce que cela répondait à la demande générale, ensuite parce que, là au moins, la Science était capable de répondre à coup sûr à la demande. L'Optimisme n'était plus une simple disposition de l'humeur. C'était le parti pris d'optimiser les conditions de vie et les facultés de chacun, c'est-à-dire d'en obtenir l'effet optimal. Cela avait commencé quand la médecine s'était efforcée d'utiliser au mieux les médicaments et, en général, les moyens thérapeutiques. Elle avait alors déclenché la grande révolution de la qualité contre la quantité. « Le mieux » avait supplanté « le plus ».

Tout le monde avait applaudi — sauf quelques réactionnaires attardés, nostalgiques d'on ne sait quel goût de l'échec et du malheur. L'Optimisme répondait si exactement aux besoins de chacun, les prévoyait avec une telle précision qu'aucune opposition ne se manifestait plus. On ne résiste pas à un gouvernement des hommes qui incarne à la fois le Vrai et le Bien. Quant aux rares opposants, il y avait beau temps qu'on avait compris qu'il fallait les prendre pour ce qu'ils étaient : des malades. On les empêchait de se reproduire — une telle disposition d'esprit ne pouvant être que génétique — et on les soignait. Quand la psychopharmacologie ou le reconditionnement échouaient, on recourait à quelques petits coups de laser ou à une petite intervention. Le traitement des troubles mentaux, et de ceux-là en particulier, ne posait aucun problème.

JP 8 se dit qu'ils étaient peut-être, justement, malades. Il se demanda cette fois encore s'il n'eût pas été plus raisonnable de contacter la centrale orthopsychosociologique (orthopsy, comme on disait), de lui demander de l'aide. Mais il se dit qu'un sourire de quelques secondes ne justifiait pas une démarche aussi grave. Il s'en alla.

Dehors, l'air était frais, cristallin. Pas la moindre pollution. Pas un bruit qui ne fût celui de la nature la plus naturelle. Partout régnait un silence comme il n'en existait plus auparavant qu'au fin fond des campagnes. Si, par exemple, dans les moyens de transport, l'écoute de la radio était obligatoire, c'était avec un récepteur individuel. Plus exactement, les récepteurs étaient réduits à la taille d'un petit appareil acoustique qu'on introduisait dans l'oreille. Seul l'intéressé pouvait l'entendre. C'était obligatoire parce que c'était le seul moyen d'être « au courant ». JP 8 n'y avait désobéi, bien malgré lui, qu'une seule fois. Il s'en était bien repenti : la radio l'avait averti ce jour-là que son lieu de travail s'était déplacé au cours de son congé hebdomadaire de trois jours, et il n'avait pas entendu l'annonce de sa nouvelle adresse et des moyens pour s'y rendre. A la place de son ancien bureau, il s'était retrouvé, stupide, devant un chantier rempli de grandes machines automatiques qui montaient une nouvelle maison pleine d'arbres tout neufs. Il ne savait plus où aller. Il ne savait même pas à qui s'adresser. Cela s'était arrangé, non sans peine, mais il avait conservé de cette aventure un souvenir pénible et la crainte permanente de ne pas être au courant. Il était toujours étonné et apaisé de retrouver sa maison quand il rentrait chez lui, son bureau quand il s'y rendait.

Se déplacer était à la fois très simple et très compliqué. Seuls les incendies (exceptionnels), les urgences médicales (rarissimes), le transport des personnes infirmes ou très âgées (il en subsistait quelques-unes) justifiaient l'utilisation de véhicules isolés, dits « libres ». Les « rues » étaient sillonnées de manière continue par des véhicules électriques totalement silencieux et téléguidés que, par une référence attendrie et autorisée au lointain passé, on appelait familièrement les

« trolleys ». Il n'y avait plus, à proprement parler, de villes, mais un territoire indifférencié, constitué d'éléments construits, répartis dans la campagne et reliés par ce réseau serré de communication. Il n'y avait pas de raison, tout bien considéré, d'être plutôt ici que là, et le temps passé dans les transports, confortables, silencieux, agréables, en valait bien un autre. Une fois qu'on savait qu'il fallait prendre le 17 A 12 puis le 23 G 42, etc. (jusqu'à 10 véhicules différents) pour aller du point A au point B du territoire, on ne pouvait plus se tromper. Mais la recherche d'un autre itinéraire, de A en C ou en D (exceptionnellement il est vrai, car on n'avait aucune raison d'aller en C ou en D quand on habitait en A et travaillait en B), était d'une difficulté telle qu'il fallait généralement interroger le terminal le plus proche de l'ordinateur transports. Il délivrait alors une carte où étaient notés tous les véhicules et tous les points de changement (semi-automatiques).

Comme un des principes fondamentaux de la société optimiste était qu'il ne devait jamais y avoir de rupture absolue entre les activités, les lieux et les moments, les déplacements comportaient tout naturellement un exercice corporel, une activité culturelle, un recyclage informatif, etc. Ainsi une loi très simple obligeait tout le monde à effectuer à pied une partie du trajet. On n'avait le droit de prendre le trolley qu'une station au-delà de son point de départ et on ne pouvait le quitter qu'une station en deçà de l'arrivée. Les stations étant espacées d'environ 500 mètres, cela faisait deux kilomètres de marche obligatoire par jour (les jours de travail, c'est-à-dire quatre fois par semaine).

Habiter un bloc ne signifiait pas seulement y vivre, y dormir, y manger. Toutes les autres activités, sexe, exercice physique, créativité culturelle, campagnisation (travaux des champs), s'exerçaient aussi par secteur. Dans le secteur où habitaient JP 8 et AL 2, la vigne était l'activité agricole la plus pratiquée. On ne faisait, bien sûr, plus de vin. On mangeait bien du raisin, mais peu (il était trop riche en sucre directement assimilable). Modifié et enrichi, le raisin était uniquement utilisé comme une source exceptionnelle d'énergie. On avait bien songé au risque de voir quelques travailleurs goûter au liquide qui résultait de sa fermentation, mais depuis que celle-ci s'exécutait en circuit fermé, sans intervention humaine, dans des centrales automatiques, tout danger était écarté. Et le liquide combustible qui résultait de cette opération était si répugnant que personne, sinon quelques vieillards, ne savait plus à quoi avait pu ressembler ce que les manuels appelaient vin, eau-de-vie, etc.

Les livres parlaient parfois, en effet, du temps passé, de ses erreurs, de ses folies, de ce temps où les hommes fumaient, buvaient des boissons alcoolisées, mangeaient ce qui leur plaisait, faisaient des enfants au petit bonheur, vivaient dans un monde qu'ils polluaient à plaisir, souffraient de maladies qu'ils contractaient par leur propre faute, sans aucun souci du bien public, et mouraient bêtement alors qu'ils auraient pu l'éviter.

Dieu sait pourtant s'ils avaient peur de la mort. Des films conservaient par exemple l'image des hommes de ce temps-là pratiquant ce qu'ils appelaient le jogging. Ils couraient, couraient, sans aucune prescription médicale, ni aucun contrôle. Et, surtout, ils couraient au milieu des rues ou dans les maigres îlots de verdure qu'ils appelaient des « parcs » ou des « bois » et qui étaient tout aussi pollués que le reste de la ville. Si bien qu'ils offraient un spectacle assez étonnant et paradoxal : ils dépensaient une énergie considérable et respiraient un air vicié par d'autres énergies. Ils ne couraient que pour courir. Sans but ni sans rien produire. Il était inimaginable, aujourd'hui, de prendre un exercice physique non programmé et qui ne servît à rien. Tout exercice devait répondre à une double exigence : sanitaire et énergétique. Conçu par les médecins il était toujours source, ou plutôt transformation, d'énergie. Des espèces de véhicules, descendants sophistiqués des anciens « vélos », permettaient à la fois de se déplacer dans la campagne, de se promener, d'exercer tous les muscles du corps et de charger les batteries minuscules dont l'énergie était utilisée pour les besoins ménagers.

Quand, en trolley, JP 8 écoutait la radio, il n'écoutait

évidemment pas *la* radio, mais *sa* radio. Plus exactement, il écoutait la radio des humains de sa catégorie. En effet, à l'exception de très rares nouvelles qui étaient destinées à tous, le programme radio comportait surtout des informations et des ordres individualisés, selon le métier, l'âge, l'état de santé, la région, la situation de famille. L'individualisation ayant été poussée très loin, chaque carte d'identité comportait un si grand nombre de références qu'on ne pouvait même pas imaginer que deux cartes semblables pussent exister. On avait simplement, par commodité, constitué des groupes, très nombreux, selon les activités (groupes diététiques, vestimentaires, sportifs, intellectuels, géographiques, professionnels, etc.).

Les sièges des trolleys étaient ainsi conçus à la fois pour la détente et les exercices. Chacun, sur ordre radiodiffusé, tantôt se « relaxait » scientifiquement, tantôt selon les méthodes GY-BIO-YO-TE (synthèse harmonieuse de toutes les gymnastiques du monde) reprenait la maîtrise totale de son corps. Et chacun recevant son propre message, les voyageurs ne faisaient, bien sûr, pas en même temps les mêmes exercices, sinon par pure coïncidence, statistiquement infiniment peu probable.

Mais curieusement, si tout ce qui gouvernait la vie des hommes était dicté par le savoir médical et avait pour but suprême de les empêcher de mourir, l'idée et la peur de la mort étaient totalement absentes. On ne savait plus que tout n'était conçu que pour empêcher de tomber malade et de mourir. Ayant posé que la mort était le mal absolu, et qu'il n'y avait de mort que celle du corps, la société optimiste avait pris les mesures qui convenaient et du même coup avait fait oublier à quoi elles étaient destinées. Elle avait découvert que c'est la vie qui tue et que, pour éloigner la mort, il fallait réduire dans la vie tout ce qui n'était pas prévisible et faisait le jeu de la mort : l'aventure, l'imprévu, l'invention, les vices et les plaisirs. Pour neutraliser le danger de mort, le plus simple était d'organiser minutieusement la vie la plus neutre possible.

On ne mourait plus de maladie d'origine externe, ni de

maladie d'origine interne. On ne mourait que de vieillesse. Aucun être organisé ne peut en effet vivre éternellement, ni ne peut échapper, tôt ou tard, au vieillissement, à l'usure du temps.

Là-dessus la société optimiste avait buté et avait, à ce propos, vécu sa crise la plus grave. Si tout le monde ne devait mourir que de vieillesse, qu'allait-on faire des vieux ? En retardant le vieillissement, en le ralentissant, on ne faisait que déplacer, en l'aggravant, le problème.

On avait d'abord envisagé des parcs de vieillesse où des personnes trop usées auraient été rassemblées. On avait pensé qu'ainsi elles souffriraient moins de leur décrépitude et n'offenseraient plus le regard des autres. Mais la tentative avait échoué. Coupés du monde, les vieux étaient encore plus malheureux. Même s'ils n'étaient plus là, ils existaient toujours et on le savait.

On avait ensuite songé à définir un état de santé à partir duquel on ne devait plus vivre. Il s'agissait tout simplement de liquider physiquement ceux que l'âge avait trop abîmés. Mais, du même coup, la peur de la vieillesse et de la mort réapparut. On guettait chez soi et chez les autres les signes fatals. Et les critères, difficiles, changeaient constamment. Devait-on décider en fonction de l'état physique ou mental, de la gêne apportée aux autres ou de la souffrance des vieillards eux-mêmes ? Dans une société dont le but était tout entier exprimé par le préfixe « eu » (euphorie, euthymie — humeur égale et heureuse —, eusexualité, eugénisme), l'*eu*thanasie semblait aller de soi. Mais, alors que tous ces eu-états étaient obtenus par des *ortho*-actions (orthopédie, orthodontie, orthophonie, orthopsychie, orthoptie, orthosociologie), l'euthanasie ne correspondait, elle, à aucune ortho-mort imaginable. Arbitraire, elle avait quelque chose de choquant.

La solution vint de l'ordinateur à qui étaient habituellement confiés les problèmes de logique pure. Son verdict avait été simple et clair. « En ce qui concerne la mort, la seule nécessité est celle du hasard. »

A partir de cette date, il avait été décidé qu'on devait pouvoir mourir à tout âge. Pour corriger le seul effet du tirage au sort de toute la population, on était convenu que le sort ne frapperait pas également toutes les tranches d'âge : de 0 à 5 ans, 1 enfant sur mille seulement serait condamné ; de 5 à 10 ans, 1 sur 800, etc., jusqu'aux tranches d'âge les plus élevées où un tiers devait périr. A des dates fixées par le hasard, le hasard décidait de qui devait mourir. La mort n'était plus la conséquence de la maladie ou de la dégradation. Elle était redevenue cette déesse imprévisible qui, avec sa faux, choisissait ses victimes. Mais, en même temps, cette imprévisibilité perdait de son horreur puisqu'elle avait été prévue. On était victime du hasard, comme avant, mais d'un hasard décidé, ce qui changeait tout.

L'ordinateur Balthazar ne s'en était pas tenu là. JP 8, qui, justement, le servait, savait qu'il avait aussi prévu les modalités de la mort, mais il n'en savait pas davantage. Personne, en fait, ne savait que, dans les jours ou les heures qui précédaient leur mort, les condamnés goûtaient un bonheur tout nouveau. Un sens de l'aventure, des sentiments inconnus — tendresse, amour —, un besoin de plaisir les habitaient qui donnaient soudain à la vie un goût inconnu et suscitaient une joie étrange, comme angoissée. Ils mouraient dans l'élan de cet étrange bonheur que rien ne leur permettait de reconnaître pour ce qu'il était et qui était si étrange et incommunicable qu'avant de mourir personne ne songeait à s'en ouvrir à qui que ce soit. Chacun s'en allait avec son secret.

Le soir tombait. JP 8 approchait de sa maison. La campagne lui semblait particulièrement belle, il eut envie de mordre dans des fraises, de chanter. Il pensa à AL 2 avec attendrissement. Il se sentait inexplicablement « heureux ».

[illegible]

en lui [illegible] ; [illegible]

[illegible]

[illegible] Expliquer [illegible]

[illegible] (qu'il s'agisse du théâtre [illegible]) [illegible]

hasard d'un [illegible] accompli [illegible].

[illegible]

PREMIÈRE PARTIE

DES GOÛTS ET DES COULEURS

Josette m'appelait toujours par mon prénom. La liberté de ses manières et son intelligence étaient un plaisir constant. Elle exposait sans fausse retenue les tourments d'une situation familiale difficile. Elle en parlait avec une pertinence tantôt moqueuse et tantôt rageuse dont sa mère et moi nous amusions souvent, et nous inquiétions parfois.

Un jour, alors qu'elle était âgée de sept ou huit ans, Josette arriva chez moi, défigurée par une paire de lunettes dont un des verres était opaque, et par un volumineux appareil dentaire. Sa mère me demandait de lui prescrire des séances de gymnastique pour une légère scoliose et un genu-valgum (genoux cagneux) signalés par le médecin scolaire. Josette voyait en outre, régulièrement, un orthophoniste pour sa dyslexie. Un orthoptiste devait, en même temps que les lunettes, corriger un défaut de convergence oculaire auquel on attribuait les céphalées dont elle se plaignait fréquemment. En fait, on ne savait comment et par quel moyen améliorer des résultats scolaires médiocres qui, chez elle, surprenaient.

Les choses s'étaient faites, peu à peu, sans que j'y prenne garde. Isolément, toutes ces prothèses semblaient justifiées. Ajoutées les unes aux autres, elles aboutissaient à cela : Josette qui, ce jour-là, se tenait en face de moi, silencieuse, absente, pitoyable. Toute son attitude n'était qu'un haussement d'épaules désabusé et un peu méprisant.

Sa mère disait : « Je ne veux pas que, plus grande, elle puisse me faire le moindre reproche. Je veux faire tout ce qu'il faut, lui donner toutes ses chances. » De mon côté, je ne m'étais pas, jusque-là, rendu compte du nombre de prescriptions dont on avait accablé cette petite fille qui ne protestait même plus. Elle semblait convaincue qu'elle était frappée irrémédiablement de tous les défauts de la terre. De toute évidence, ce que nous faisions pour les corriger n'était à ses yeux qu'une sinistre comédie.

Je supprimai tout, brutalement. Je croyais que ce sursaut rencontrerait une grande résistance. Josette se contenta de dire : « C'est heureux ! Je croyais que, ce coup-ci, tu allais vouloir en plus me défriser les cheveux ou même changer mon nom. » Sa mère, quant à elle, semblait éprouver un immense soulagement. Elle n'était pas très satisfaite de tout ce qu'elle infligeait à sa fille. Elle avait, dit-elle, le soupçon de sa lâcheté : divorcée, remariée, mère de deux autres enfants, elle avait le sentiment d'avoir porté à Josette des coups qu'elle ne savait comment se faire pardonner. Et elle dit ce jour-là, devant nous, que peut-être, après tout, il était possible de s'y prendre autrement, de témoigner son amour par des gestes moins absurdes. Ce qui ne s'est pas fait tout seul, sans conflits ni sans heurts. Le désir de bien faire s'était déplacé des prothèses à la parole, mais il restait présent et pesant. Peu à peu, cependant, les choses s'arrangèrent. Sa mère comprit que Josette voulait tout bonnement être aimée telle qu'elle était, et non pas mériter son amour.

Récemment, Josette est venue me demander de lui prescrire la pilule. Elle précisa que sa mère n'en savait rien, et cela semblait avoir pour elle une certaine importance. Je n'osais plus appeler Jojo cette jeune fille jolie, pleine d'assurance, et toujours ironique. Elle m'a moqueusement donné du « docteur ». Puis elle a ri. Et elle m'a dit comme ça, en passant, qu'elle allait faire des études de médecine.

M. L., sans être vraiment obèse, était incontestablement « trop » rond. On était même tenté, à première vue, de le prendre pour « un bon gros » : à l'aise dans son corps, content de vivre, gourmand et gai. Mais, très vite, on découvrait un humour acide, un mélange déconcertant de tristesse et d'amusement, et surtout un raffinement extrême de la pensée et des manières qui interdisaient le « bon gros ».

Quand il était quelque part, on lui était, de quelque manière, reconnaissant d'être là, tout simplement.

Depuis quelques années des médecins l'avaient mis en garde contre son excès pondéral. Ils avaient noté une hypertension modérée mais tenace, un taux de cholestérol trop élevé et un usage excessif de la cigarette. Il ne les avait pas pris très au sérieux, ou, plutôt, avait refusé de les entendre. Et puis, un soir, il avait lu dans *le Monde* un tableau grâce auquel il pouvait et devait calculer les risques qu'il courait de faire un jour un infarctus. C'était un intellectuel. Il croyait plus volontiers ce qui était écrit dans un quotidien sérieux, sous une plume autorisée, que ce que pouvait lui dire un médecin. Il fit, le soir même, une crise d'anxiété, inhabituelle chez lui, qui l'inquiéta et affola sa femme. C'est à cette occasion que je le rencontrai pour la première fois.

Je soignais sa femme depuis plusieurs années déjà. J'étais assez curieux de rencontrer ce mari dont elle me parlait si souvent. Ils s'étaient connus aux Jeunesses musicales de France, et leur passion commune pour la musique les unissait toujours aussi fortement. Je devais vite m'apercevoir que leur complicité allait bien au-delà. Ils se parlaient peu mais « s'entendaient ». Entre eux, avec leurs enfants et leurs amis, avec le monde extérieur, « ça marchait ». Leurs querelles même étaient un jeu. Constamment, ils ménageaient entre eux et les autres, dont moi, cet espace de jeu, cette distance polie qui rendait leur commerce plaisant, mais aussi, parfois, déconcertant.

Pour la première fois il consultait parce qu'il le désirait, parce qu'il en ressentait le besoin. La confiance que sa femme me portait l'agaçait un peu mais l'obligeait aussi à avoir, à mon égard, un préjugé favorable. Nous avions, cependant, à affronter l'un et l'autre une image qui avait précédé notre rencontre, qui nous gênait et nous aidait. Il me fallait être, avec lui plus qu'avec quiconque, fidèle à ma conviction que toute relation médicale est une longue et patiente négociation. Je tâchai de le convaincre que les « facteurs de risque » qu'on lui avait signalés n'étaient jamais que des « facteurs de risque » : il n'était pas condamné à être victime d'un accident vasculaire. Il était simplement un peu plus menacé, mais à peine, que ses semblables. Il valait mieux mettre toutes les chances de son côté, mais sans dramatiser. Je ne lui imposai rien dont nous n'ayons au préalable établi la légitimité, mais aussi les limites. Il suivit un régime. Sa femme et lui étaient incapables de tricher. Il perdit donc un peu de poids. Des antihypertenseurs permirent à sa tension de se maintenir dans des limites plus raisonnables. Cette tension, comme le taux de cholestérol sanguin, restait un peu au-dessus des normes édictées, mais un bon compromis vaut mieux que la guerre.

Le tabac nous posa un problème plus difficile. Il cessa et reprit, diminua le nombre de cigarettes puis revint à sa consommation antérieure, tâta de la pipe, des cigares et des cigarillos, essaya des cigarettes pauvres en nicotine et en goudron, demanda le secours d'un acupuncteur, de l'hypnose, usa de filtres spéciaux. Rien n'y fit. Il était malheureux, et, bientôt, on n'en parla plus.

Si, médicalement, je pouvais être vaguement satisfait des résultats obtenus sur le poids, la tension artérielle et le taux de cholestérol, j'étais, par ailleurs, consterné. M. L. n'était plus le même. Il était devenu morne, amer, agressif. Sa femme le décrivait, avec inquiétude, abattu et déprimé. Elle était sans défense devant ce qu'elle appelait la « perte de gourmandise » de son mari.

Il n'était plus question de revenir en arrière, de l'autoriser à fumer, à boire, à manger, selon son bon plaisir. Nous avions réussi à le convaincre qu'il était en danger. Il s'était convaincu qu'il devait à sa femme, à ses enfants et à lui-même, de combattre sans cesse ce danger. D'une certaine manière, il semblait le faire aussi pour moi, et me dire : « Je peux d'autant moins discuter votre traitement que nous l'avons établi d'un commun accord. » En faisant appel à sa liberté, je l'avais tout simplement privé de la liberté de tricher un peu, de me laisser la responsabilité des choses.

Il nous arrivait encore de bavarder ensemble, mais le cœur n'y était plus. Il avait longtemps nourri le projet d'enregistrer des grands concerts en vidéocassettes, pour « voir et entendre en même temps, chez soi, avec des gens qui aiment la même musique ». Le seul rappel de ce projet l'exaspérait.

Quand je l'avais la première fois examiné, j'avais noté sur sa jambe une tache pigmentée. Je m'en étais inquiété et l'avais adressé à un dermatologue qui l'avait rassuré, mais m'avait fait part de sa préoccupation. Cette tache risquait de devenir un jour dangereuse. Il fallait la surveiller.

C'est de ce mélanome, opéré, que mourut M. L. dans sa quarante-quatrième année. Je ne pouvais pas savoir, mais je lui avais, pour rien, empoisonné les dernières années de sa vie. Je l'avais rendu malheureux pour l'empêcher d'être malade. Même pas : pour prévenir, au mieux, des accidents simplement probables.

L'histoire de Mme J. est moins triste et plus courte. Elle vient d'avoir quatre-vingt-dix ans. Un petit rire de fillette facétieuse fait constamment trembler ses vieilles joues. Elle se dit satisfaite de la vie qu'elle a eue. Elle parle de tout comme d'une immense farce qui la réjouit. Rien cependant ne l'amuse autant que les efforts que je fais pour la soigner. Elle vient très régulièrement me consulter, me demander des conseils qu'elle prend plaisir à ne pas suivre, des médicaments qu'elle trouverait ridicule d'absorber. Elle feint de désirer la mort parce que, de temps en temps, elle s'ennuie quand même un peu. Elle appelle cela souffrir.

Un jour, elle m'a dit : « Heureusement que je ne vous ai pas connu plus tôt, quand j'avais cinquante ou soixante ans, et de la tension. Vous auriez sûrement voulu me guérir et vous m'auriez peut-être convaincue, alors, de me soigner. Je serais morte depuis longtemps. » Et elle a ri.

Des histoires semblables, on en pourrait sans doute raconter ou inventer autant qu'on voudrait. Certaines iraient dans le même sens que celles-ci, d'autres diraient tout le contraire, ou autre chose. La pratique médicale est assez riche et diverse pour servir à toutes les démonstrations.

Et ces cas qui ont pour seul mérite de m'avoir « marqué » ne veulent ni ne peuvent, justement, rien prouver. Leur seul but, leur seule ambition est de donner le *la,* d'annoncer la couleur. Paul Valéry a écrit dans *Rhumbs :* « Il faut disputer des goûts et des couleurs. D'abord parce que toute dispute se réduit à cette espèce et qu'il faut que l'on dispute. » Toute confrontation d'idées peut être ramenée à un affrontement de partis pris, de choix fondamentaux et de préjugés qui ne relèvent pas seulement de la raison et de l'intelligence. Et tout le monde sait qu'entre deux personnes, ou deux groupes, le dialogue n'est envisageable que si un minimum de consensus est acquis, si les parties adverses sont au moins d'accord sur des convictions de base communes.

Ce livre repose sur une conviction : *notre liberté est menacée par le besoin de sécurité et la sécurité elle-même est menacée par le souci obsédant qu'on en a.* Et la médecine est tout particulièrement exemplaire de ce danger. Pour nous protéger, elle exploite notre peur de mourir et nous fait mourir de peur.

Mais défendre une telle opinion, c'est heurter bien des certitudes, offenser des croyances qui semblent nécessaires, contrarier, en apparence, de grandes espérances. On ne peut s'engager dans une telle entreprise sans tenter d'abord de se justifier, sans se défendre contre les soupçons et les reproches les plus prévisibles.

Quand on travaille dans un service de cancérologie, quand on voit ce que deviennent les accidentés de la route, quand on se bat pour sauver un homme jeune foudroyé par un infarctus, quand on assiste à la mort atroce d'un malade atteint d'un cancer du poumon ou à l'agonie d'un enfant leucémique, quand, à longueur de temps, on ne voit de l'humanité que sa face souffrante et menacée, ou quand on a souffert soi-même ou vu souffrir un de ses proches, comment ne voudrait-on pas que tout, absolument tout, soit fait, à quelque prix que ce soit, que notre liberté soit respectée ou non, pour que de telles horreurs n'adviennent plus ? A quelque prix que ce soit ? Et faire n'importe quoi, pour satisfaire le désir d'agir ?

Il va de soi, aussi, que liberté et sécurité ne sont pas contradictoires mais complémentaires. La sécurité est une condition nécessaire de la liberté. En matière médicale elle ne peut être assurée que par la médecine, par son pouvoir de guérir, mais aussi de prévoir et de prévenir. Inquiets, impuissants, ignorants, incapables de rien prévoir, de quelle liberté pourrions-nous disposer, et sur quoi pourrions-nous l'asseoir ? Bien sûr. Mais l'hypocondriaque souffre beaucoup plus de ses craintes qu'il ne souffrirait des maladies qu'il craint. La vie de l'obsessionnel est tout entière paralysée par ses angoisses, réduite à une suite de gestes conjuratoires. A vouloir trop se protéger, on passe sa vie à avoir peur. Un trop grand souci de la santé est déjà une maladie.

Si sécurité et liberté sont complémentaires, cela veut donc dire aussi qu'on ne peut au nom de l'une détruire l'autre. Si, pour écarter de nous certains risques, la médecine est fondée à restreindre nos libertés, elle ne saurait aller trop loin sans, à son tour, devenir un risque non seulement pour nos libertés mais aussi pour notre santé. Elle ne peut nous demander de lui obéir que si, pour le prix des libertés qu'elle menace, elle écarte vraiment les dangers qui nous menacent.

Si, au contraire, le savoir sur lequel elle compte est péremptoirement affirmé mais incertain, si la diffusion de ce savoir est mensongère, par excès ou par défaut, si la prévision qui devrait permettre de prévenir repose sur des statistiques abusivement interprétées, si, en plus, l'action sanitaire ne peut promettre qu'une sécurité fallacieuse, elle compromet la liberté qu'elle était censée fonder. Elle ne fait qu'assurer le règne de la crainte et le triomphe de la servitude volontaire.

En évoquant sans cesse la maladie et la mort, sans être vraiment en mesure de les combattre, et encore moins, bien sûr, de les vaincre, une médecine qui se veut préventive risque surtout d'orienter l'existence vers une préoccupation incessante et malheureuse de la santé. Si ses prétentions sont injustifiées, elle ne libère ni de la peur ni des dangers qu'elle désigne à cette peur. Bien au contraire, elle leur confère une importance telle que nous restons seuls en face d'eux, désarmés et apeurés.

La médecine n'est pas la seule à agir de la sorte. On n'a peut-être pas assez pris garde, par exemple, à la signification d'un slogan qui a fleuri un peu partout : « Ne soyez pas cambriolable. » On aurait déjà pu s'inquiéter que soit si ouvertement mise en question l'efficacité de la police, protectrice des biens et des personnes. On pouvait s'étonner que soient aussi clairement reconnus, comme allant de soi, l'attachement de tous les citoyens à ce qu'ils possèdent mais aussi le désir de quelques-uns de s'approprier ce qu'ils ne possèdent pas. On semblait considérer le cambriolage comme un phénomène aussi naturel et inévitable qu'un déluge ou un ouragan. Il était simplement nécessaire et impératif de s'en protéger, par tous les moyens possibles : portes blindées (devenues indispensables pour contracter une assurance contre le vol), chiens spécialement dressés, signaux d'alarme, etc. L'« autodéfense » n'est pas loin.

Mais là n'est pas le plus surprenant ni le plus scandaleux : il était admis, de toute évidence, que l'imprévoyance était le véritable crime. Ceux qui s'étaient rendus vulnérables ne pouvaient s'en prendre qu'à eux-mêmes. Victimes d'un cambriolage ils n'avaient le droit ni de se plaindre ni de demander réparation. Et ceux qui ont eu l'occasion de se rendre dans un commissariat de police pour se plaindre ont pu apprécier l'efficacité de la police : pas pour retrouver les voleurs mais pour que les volés se sentent coupables : ils n'avaient pas transformé leur maison en forteresse imprenable ! Les responsables ne sont plus ceux qui commettent le délit, ou ceux qui ont pour fonction de l'empêcher ou de le réparer, mais ceux qui en sont les victimes.

En disant aujourd'hui aux gens : « Vous êtes responsables », on n'opère plus, comme on feint de le croire, une délégation de *pouvoirs,* mais une délégation de *devoirs.* Et il est bien légitime alors que ceux qu'on charge de ces devoirs exigent des pouvoirs qui leur permettent de les exercer : celui de punir, de juger, de condamner. C'est-à-dire, en clair, de tirer sur les voleurs et, à l'occasion, de les tuer.

Cette logique semble imparable. Et elle est omniprésente. Notre société se veut une société sans risque. Il faut être assuré contre tout : le vol, l'incendie, la maladie, la mort, les accidents de toutes sortes. Tout doit être garanti : la machine à laver ou la chaîne hi-fi, l'auto et la télé, mais aussi la vieillesse, la retraite, le bonheur dans le mariage, le beau temps pour les vacances. Tout doit être programmé : le logement, le métier, mais aussi la grossesse et l'éducation. Et pour que tout ce monde parfaitement ordonné soit assuré contre le désordre, pour que rien n'advienne qui n'ait été prévu et prévenu, il faut que chacun soit rendu responsable, d'avance, de ce qui pourrait lui arriver.

On prétend responsabiliser les citoyens pour ne pas les infantiliser. Mais on confond responsabilité et culpabilité et on les rend coupables de tout, sans même leur accorder aucun pouvoir. On se refuse à fabriquer une société d'assistés qui n'auraient à s'occuper de rien. Mais on institue une société de suspects. Qui voulait se libérer des incertitudes et se protéger des risques se retrouve prisonnier d'un réseau serré d'obligations, morales ou légales, de toutes sortes. En voulant apaiser l'angoisse, on l'entretient. On attise les conflits qu'on se donnait pour but de réduire.

Sans doute peut-on, et doit-on, investir le goût de l'aventure ailleurs que dans des imprudences absurdes, et les négligences sont d'autant plus criminelles qu'elles coûtent cher à la collectivité. Et il n'est bien sûr pas question de jeter le moindre doute sur la légitimité des mesures sociales, même contraignantes, qui assurent au plus grand nombre un minimum de garanties contre la misère, la maladie et l'injustice.

Mais ces conquêtes, insuffisantes, ne font jamais que limiter négativement des dangers en quelque sorte naturels. Elles ne visent pas, comme la prévention, à corriger activement notre comportement, à nous faire constamment la leçon.

« Ne soyez pas cambriolable ! » Mais aussi : « Ne soyez pas malade », et à la limite : « Ne soyez pas mortel. » La santé et la vie étant nos biens les plus précieux, il est tout naturel de leur accorder une priorité absolue. Il devient alors inacceptable que des hommes puissent, par bêtise, par ignorance ou par malignité contrevenir aux ordres d'une médecine capable de les guider. Il devient scandaleux qu'ils puissent attendre d'elle, une fois malades, tous les secours et tous les miracles, et à n'importe quel prix. Il ne peut plus être question de gérer n'importe comment, au petit bonheur, le « capital santé » des individus et de la collectivité.

Mais si les promesses de la médecine n'étaient que du vent et si la vie était, en elle-même, un risque et une aventure ? A vouloir supprimer tous les risques, c'est la vie elle-même qu'on réduit à rien. De même que, pour l'avare, l'argent n'est plus un instrument mais une fin, de même un souci obsédant de la santé interdit qu'on en jouisse. Ce qu'on s'acharne à conserver perd, par cet acharnement, ce qui faisait son prix.

Comment, d'ailleurs, une société qui ne sait que faire de ses vieillards usagés peut-elle vouloir à tout prix que plus personne ne meure de maladie ou d'accident, mais seulement de vieillesse ? Comment cette société qui se précipite sur toutes les guerres lointaines qu'autorise encore la menace nucléaire, qui supporte que dans le monde des millions de personnes meurent encore de faim, de misère et de maladie, qui accepte toutes les pollutions, pourvu qu'elles soient industrielles et qu'elles engagent sa responsabilité et non la responsabilité des individus, qui assume allégrement les risques des centrales nucléaires, comment cette société peut-elle se montrer si soucieuse de la santé de ses citoyens, si pointilleuse sur les risques tout compte fait limités qu'ils ont la folie, ou la sagesse, d'encourir ?

La mère de famille qui s'inquiète à chaque instant de ce qui pourrait arriver à son enfant, qui veille sur son habillement, qui s'affole de son manque d'appétit, de son refus de légumes verts, de son goût pour les sucreries et pour le chocolat, qui ne supporte pas que quelque chose trouble son sommeil ou sa quiétude, qui « ne vit pas » quand il est loin, quand il fait du sport, quand il est exposé à la pluie ou au soleil, qui multiplie les mises en garde et les conseils, en faisant appel à l'amour, à la peur, à la raison, en quoi a-t-elle tort ? Que peut-on bien lui objecter ? Elle est bel et bien « raisonnable » ! Il est incontestable que les vitamines sont nécessaires, que les sucreries gâtent les dents, que le manque de sommeil fatigue, que les lainages protègent du froid, qu'on peut attraper du mal en sortant du bain, tomber en montant sur une chaise, être écrasé en traversant la rue, se tuer en faisant du vélo.

Quand une autre mère se lève dix fois par nuit pour s'assurer que son bébé respire encore, qui pourra jamais, de quel droit, la convaincre que le temps qu'elle a mis à revenir se coucher n'a pas suffi pour que le bébé se soit étranglé et soit mort étouffé, sans bruit. Elle serait folle de se rendormir paisiblement quand rien, absolument rien, ni personne ne peut lui garantir que ce risque n'existe pas.

Et cette mère encore ne ment pas quand elle crie que ce que l'enfant ne veut pas faire pour lui-même, il doit le faire pour elle et pour son père, qui ne s'en remettraient pas, c'est sûr, s'il lui arrivait quoi que ce soit. Et elle est parfaitement justifiée d'invoquer le cas du petit Untel qu'elle connaît et qui..., et tous les autres cas que lui décrivent la presse, la télévision, la radio et les commérages. Pour peu qu'on s'en soucie, qu'un enfant survive à son enfance relève, en vérité, du miracle.

« Si je pensais que mes enfants font, quand je ne les surveille pas, le dixième des folies que je faisais à leur âge, quand j'étais livrée à moi-même, je devrais les attacher une fois pour toutes à leur lit et ne plus jamais les quitter des yeux. Je ne peux vivre et les laisser vivre qu'à la condition de me mentir, de m'aveugler, de faire semblant. Il faut que j'arrive à croire ce que je sais être faux, que je nie ce que je sais être vrai. » Que pourrait-on répondre à cette autre mère ?

Comment pourrait-on donner raison aux unes ou aux autres ! Les unes voudraient empêcher de vivre pour empêcher de mourir, et d'autres n'acceptent que par un effort constant d'hypocrisie que la vie soit un risque. A quoi servirait de tranquilliser les premières en les raisonnant ou d'ouvrir les yeux des secondes ? Comme si toutes deux ne savaient pas qu'elles avaient, à la fois, totalement tort et totalement raison. On ne peut qu'osciller, selon les moments et selon son tempérament, entre le souci permanent ou l'insouciance.

Et à quoi pourrait bien servir d'expliquer aux enfants les risques qu'ils courent ? Les ignoreraient-ils ? Mme D. se souvient que dans son enfance, en descendant à la plage à vélo, elle jouait avec ses petits camarades à qui, le dernier, se servirait des freins. Ils atteignaient ainsi, sur la route en lacet, des vitesses vertigineuses (« à tombeau ouvert », en effet). Une fois arrivés à la mer, ils ne trouvaient de plaisir qu'à plonger dans un bassin naturel, de quelques mètres de diamètre, du haut des rochers qui l'entouraient de toutes parts. Ayant, adulte, revisité les lieux, elle s'aperçut avec effroi qu'elle plongeait alors, âgée d'à peine dix ans, de plusieurs mètres de hauteur. A chaque plongeon, elle avait au moins une chance sur deux de rater le but. Ignorait-elle alors, vraiment, tous ces dangers ou bien trouvait-elle, comme elle en convint plus tard, sa plus grande joie à les courir ?

Quand la médecine se comporte comme une mère inquiète et étouffante, ne nous condamne-t-elle pas à souhaiter une mère libérale et hypocrite, ou à être des enfants qui ne songent plus qu'à transgresser les interdits ?

Les hommes se conduisent « mal ». Alors que la santé passe pour être leur premier souci, ils semblent toujours n'avoir rien de plus pressé que de la mettre en danger. Cette étrange et funeste inconséquence révolte les esprits raisonnables. Elle fait injure à la médecine. Elle défie la science.

On peut n'y voir, en effet, qu'une espèce de déraison inintelligible et vouloir y mettre bon ordre. Mais on peut aussi se demander si cette inconséquence ne constitue pas plutôt une réaction saine. Nous ne pouvons pas être assez stupides pour nous croire immortels et invulnérables. Mais nous ne pouvons pas non plus vivre en nous sachant, à chaque instant, fragiles et périssables. Un certain degré d'illusion, la conviction naïve que le malheur nous épargnera, l'espoir que nous durerons assez longtemps pour que nos projets aient un sens, nous sont nécessaires. Cette illusion et cet espoir sont-ils fous ?

N'est-il pas, au contraire, franchement déraisonnable de rappeler constamment aux mortels que nous sommes leur triste condition ? La médecine fait alors le jeu de la mort et annule le sens de ses efforts. Quand on sait qu'on doit mourir, plus rien n'a de sens, ni d'intérêt, même pas se défendre, même pas vivre.

Et peut-être est-il encore plus déraisonnable de ne pas voir que les « facteurs de risque » qu'on désigne à notre vigilance, les péchés mortels qu'on nous demande d'éviter, forment le tissu même de la vie. La vie suppose la mort. Faudrait-il, puisque la vie tue, tuer la vie ?

Faudrait-il payer de ce prix la bonne conscience de ceux qui nous gouvernent et les autoriser à se dédouaner en faisant de nous tous des pécheurs repentants et à profiter de cette angoisse pour nous dominer ? Sur un navire qui fait naufrage, il n'y a pas de mutinerie, mais un sauve-qui-peut individuel et l'attente du sauveur.

Or, c'est un fait que nous avons peur et que notre peur est constamment entretenue et exploitée. Notre monde est ressenti et toujours présenté comme menacé de toutes parts par le désordre, l'instabilité et l'incohérence. Tout semble « fou ».

Mais, en vérité, plus que de « folie », de déraison, comme on se plaît à le dire, ou à le croire, c'est de « bêtise » que notre histoire est faite et notre vie imprégnée. La bêtise énorme, épaisse, écrasante, irrésistible qui, avec ses idées simples, se fait fort d'apporter des réponses au désarroi et à la peur. Cette bêtise qui, seule, est capable de mobiliser les hommes dans des combats meurtriers, qui fait de l'Autre l'ennemi et le coupable, qui remplace les croyances évanouies par des religions encore plus bornées et encore moins fondées.

Ce qui caractérise la bêtise, c'est qu'elle « sait ». Avec elle, il n'y a pas de place pour le doute. Elle exclut l'imprévu, l'inexplicable, l'improvisé. Elle rassure parce qu'elle apporte des réponses. Mais, à l'usage, ses vérités finissent toujours par se révéler fausses. Il lui faut sans cesse en inventer de nouvelles, toujours plus assurées, toujours plus rigides. Et plus illusoires encore. Plus on a peur, plus on est bête. Et la bêtise, toujours, exploite la peur.

Il est dangereux de vivre dans la peur en la niant. Il est moins risqué, au fond, de la reconnaître, de l'assumer et de tenter de la dépasser. En médecine plus encore qu'ailleurs, l'imprévisible reste plus déterminant que le prévisible, l'ignoré que le connu. Pascal comparait le savoir à une sphère dont le volume, en s'accroissant, multipliait les points de contact avec l'inconnu. Pour difficile qu'il soit, le refus de certitudes absolues est peut-être, tout compte fait, plus rassurant que la recherche obstinée de ces certitudes. Il préserve, dans la vie, cette part de jeu et de risque qui permet d'exister dans un certain non-sens. Car le sens, c'est déjà ce qu'on veut le plus passionnément éviter ou nier : la mort. C'est le ressort de toutes les intolérances et de toutes les bêtises.

Car il n'y a pas de réponse médicale à la pensée que nous sommes mortels et vulnérables. C'est pourtant ce qu'on attend de la prévention. Chaque jour témoin des effets désastreux de cette fausse réponse, un médecin peut et doit contester les choix qui y conduisent. Pas en dépit de sa condition de médecin, mais au contraire, en raison même de cette condition.

Aucun médecin ne peut, en effet, échapper à l'ambivalence de sa fonction. Il doit obéir à la loi qu'il incarne et la faire respecter, mais, conduit à en mesurer les limites et à en supporter les échecs, il ne peut sans aveuglement en être complètement dupe. Il est donc condamné soit à s'enfermer dans des convictions butées, soit à s'interroger.

Constatant, par exemple, que l'impérialisme médical rencontre l'adhésion apparente de tous et que cette adhésion alimente, à son tour, et même suscite cet impérialisme, il peut s'interroger sur cette connivence, se demander de quelles pesanteurs culturelles et de quelles idéologies elle peut bien résulter. Médecin, il peut tenter de proposer une autre analyse de la maladie et de l'action médicale, et un autre abord de la peur de mourir.

Ce qui est refusé, c'est un échec, et c'est un espoir qui est proposé. Cet espoir repose, d'une part, sur la possibilité d'une « autre » médecine et, d'autre part, sur l'ambivalence naturelle de nos désirs et de nos craintes. L'assentiment du public au règne de la médecine n'est, en effet, ni aussi total ni aussi univoque qu'il paraît. La soif de sécurité n'a pas étouffé le goût de la liberté. Le respect des compétences et de l'autorité n'a pas désarmé l'esprit critique et la méfiance. La crainte du châtiment lié au plaisir n'a pas annulé le goût de vivre. Les désirs contradictoires coexistent toujours et ils ne sont pas forcément incompatibles.

Il faut parier sur cette ambivalence, et sur l'espoir qu'une bonne réponse ou même pas de réponse du tout valent mieux qu'une fausse réponse, qu'une insatisfaction vaut mieux qu'une fausse satisfaction.

Parler de *la* Médecine constitue, bien sûr, une de ces généralisations qui, à juste titre, irritent et inquiètent. Elles sont à l'origine de jugements sommaires, de sectarisme et de paresse intellectuelle. Dire *les* femmes, *les* juifs, *les* Russes, comporte une connotation péjorative, de l'agressivité et une réduction dangereuse de la pensée.

Les chercheurs n'ont évidemment pas les mêmes préoccupations que les infirmières. L'activité des médecins hospitaliers n'est pas celle des médecins praticiens. Les exigences de la Sécurité sociale et celles des usagers sont souvent contradictoires. La collectivité et les individus n'ont pas les mêmes besoins, n'attendent pas les mêmes services. Les homéopathes et les chirurgiens, les généralistes et les scientifiques, les psychiatres et les cancérologues, n'ont pas une conception identique de leur tâche et de la médecine. Ni les activistes et les attentistes. Et encore moins les malades et les médecins.

Pourtant, aussi différents, contradictoires, et même conflictuels que puissent apparaître les intérêts qui se manifestent dans le champ de la santé, ils renvoient tous à une même définition de la médecine, de ses pouvoirs et de ses devoirs. Pour tous, *la* médecine, cet ensemble de connaissances, d'instruments et d'institutions qui doit guérir et prévenir les maladies, épargner des souffrances et faire reculer la mort, est la médecine technico-scientifique. Aux yeux de celle-ci, la santé ne peut être altérée et la vie disparaître que sous l'action d'agressions externes ou, à la rigueur, de facteurs génétiques. Elle devrait pouvoir, en abolissant ces causes, abolir la maladie et, à la limite, la mort.

La tentation limite de cette médecine est, en effet, de remporter une victoire sur la mort, son ennemie privilégiée. Une telle ambition, même irréalisable, vaut qu'on lui en donne les moyens, que son pouvoir soit absolu. Les intentions les plus particulières de chaque catégorie de soignés ou de soignants, les projets les plus spécifiques de la population, des médecins ou des institutions doivent se mettre et se mettent à son service. La médecine est ce qui comprend et dépasse toutes les intentions et tous les projets, fussent-ils les plus différents et les plus opposés. Insaisissable et omniprésente, diffuse et précise, toute-puissante d'un pouvoir sans origine et sans contrôle imaginable, l'idéologie médicale fait l'unanimité.

Bien sûr, le fondamentaliste ne reconnaîtra pas sa démarche intellectuelle dans le positivisme un peu court de la pratique, l'hypertechnicien hospitalier supportera mal qu'on assimile ses buts et ses résultats à ceux du généraliste qui comprendra mal, lui, qu'on assigne à son artisanat des fonctions normatives qui lui sont étrangères et qu'il prêtera volontiers aux gestionnaires qui refuseront, eux, la légèreté économique du corps médical et voudront imposer au public des restrictions de soins, contre lesquelles celui-ci se défendra en invoquant les progrès de la science médicale dus aux chercheurs qui..., etc. Personne, c'est vrai, n'appartient ni n'obéit totalement à l'idéologie médicale dont chacun, pourtant, est à la fois le producteur et le serviteur. Le fait, essentiel, est qu'ils se font tous la même idée de la vie et de la mort, de la santé et de la maladie, du corps et de ses mécanismes, des moyens thérapeutiques et diagnostiques : de la médecine. Et cette vision unifiée s'épanouit glorieusement dans une notion qui reçoit l'assentiment enthousiaste de tous : la prévention.

Et que cette connivence par-delà les conflits, cette unanimité au-dessus de la diversité, nées de la collusion de notre culture et de la science médicale, ne rencontrent aucune opposition réelle a de quoi inquiéter. A moins que, déjà, toute discussion ne soit sacrilège ?

Dire la nécessité du risque n'est évidemment pas sans risque. Ceux qui « savent », qui ont besoin de savoir pour combattre efficacement des maladies graves et bien définies, supportent mal que soient contestés leur savoir, et la nécessité où ils sont de prévenir des maladies qu'ils ont du mal à guérir. Les gestionnaires et les comptables de la santé n'acceptent pas que quiconque, en tombant malade, provoque de nouvelles dépenses. Du haut de leur compétence spécialisée et au nom d'un manichéisme inévitable quand on se bat, les uns et les autres exigent qu'on partage leurs préoccupations et leurs convictions, qu'on se soumette à leurs ordres et qu'on parle leur langage. Faute de quoi, on est un traître. Doublement traître si on est médecin. Rien en effet ne semble aujourd'hui plus urgent et plus sacré que la mobilisation de toutes les énergies dans le combat que mène la médecine contre la maladie, contre la mort.

Que quiconque ose exprimer par sa conduite, par ses paroles ou par ses écrits le moindre doute sur la légitimité de cette croisade, la moindre réserve sur les bons sentiments qui animent ces serviteurs zélés de la Croix (rouge), la moindre inquiétude quant aux effets réels de cette Guerre sainte, et le voilà accusé de fatalisme, de passivité, de passéisme. Quand il n'est pas accusé de trahison ou quand, tout simplement, son opinion n'est pas récusée d'un haussement d'épaules.

Et ce sont souvent les hommes les plus « libéraux », les plus conservateurs, ceux chez qui la moindre tentative, le moindre désir de diminuer le malheur, la misère, l'injustice par une modification des rapports sociaux, suscite une horreur absolue et les mises en garde les plus véhémentes, ou ceux que révoltent le plus la mise en condition des esprits, la propagande, la contrainte morale, ceux que désespère la défaite de l'esprit devant un matérialisme toujours « sordide », ceux qui se plaisent à admirer la résurgence de la Religion et de la Morale (et le beau fatalisme, justement, des musulmans, des Indiens ou des Chinois), ce sont ceux-là qu'enthousiasme la perspective que les actions sanitaires sauvent nos corps, que les vérités médicales soient enfoncées dans les crânes par tous les moyens possibles et que les libertés individuelles soient tenues pour négligeables. Il leur faut sûrement faire un grand effort pour ne pas souhaiter que soient interdits les paroles et les écrits qui sèment un doute forcément meurtrier, et que leurs auteurs soient soignés et, pourquoi pas enfermés dans des hôpitaux psychiatriques.

Peut-être faut-il, en effet, se demander ce qu'on peut opposer à ce « fatalisme » tant décrié quand il naît du scepticisme, et si flatté quand c'est la foi qui le fonde. Pour agir, pour ne pas obéir passivement au destin ou à la Nature, ne peut-on vraiment recourir qu'à un dogmatisme fermé, explicitement ou sournoisement autoritaire ? Des hommes libres ne pourraient-ils pas, à partir de connaissances honnêtement présentées dans leurs limites et leur mouvance, et en tenant même compte des incidences économiques éventuelles de leur conduite, choisir leur vie et les risques qu'il leur plairait de courir ? Ne pourrait-on pas, sans démériter de la Science et de l'Humanité, établir avec la mort et la vie un autre rapport que celui de la peur et de la croyance ? Le pire fatalisme n'est-il pas de croire que la médecine peut nous sauver d'une angoisse que notre culture et la médecine ne font qu'aggraver ? « Faire attention » est-il vraiment le dernier mot de notre sagesse ?

Modeste et prudente, la médecine pourrait nous apprendre à avoir moins peur et à mieux jouir de la vie. En tant qu'instrument hégémonique, en se prenant pour fin et en donnant pour fin à l'entreprise humaine la seule conservation de ce qui en est le support, elle tient, au contraire, le langage de la peur et de la dépendance. Elle nous détourne de ce qui pourrait être notre dignité : assumer librement, et en même temps, la conscience de notre temporalité et l'illusion d'être durable, sinon immortel.

Il y a aussi quelque inconséquence, sans aucun doute, à vouloir dénoncer l'emprise de la « scientificité », sans adopter le langage de la quantité et des chiffres.

Il va de soi, en effet, qu'on ne peut pas facilement, pour défendre nos libertés, s'appuyer sur des statistiques et des démonstrations quantitatives. Les statistiques n'ont précisément de sens que parce qu'elles définissent le prévisible, parce qu'elles sont tout entières orientées par le désir de prévoir pour, éventuellement, prévenir. Elles ne peuvent donc être au service que de ceux qui, animés de ce désir, veulent, au nom des statistiques, gouverner notre destin. Les partisans les plus acharnés du quantifiable sont aussi ceux de l'ordre : ils veulent tout prévoir et annuler toute surprise. Tout ce qui n'obéit pas à leur rigueur risque donc d'apparaître comme un paresseux laisser-aller. A leur passion de l'organisation ne peut s'opposer qu'une coupable imprévoyance, à leur lucidité courageuse le stupide aveuglement de l'autruche.

Mais ce serait croire que la rigidité de pensée est le signe de la rigueur, et la prudence calculatrice l'indice de la clairvoyance et du courage. Et qu'au contraire une certaine insouciance ne peut être que scandaleuse. Or, plus que le désordre, c'est l'ordre qui est menace de mort. Et la vérité ne peut pas tout entière s'exprimer dans des nombres, s'enfermer dans des statistiques, ces armes redoutables dont les « spécialistes » disposent, et se servent, sans vergogne, pour intimider tous ceux qui n'appartiennent pas à leur caste.

La prévention voudrait ramener à la raison tous ceux qui, selon elle, ne se rendent malades et ne se tuent que parce qu'ils se conduisent absurdement. Et, pourtant, contre toute raison, elle échoue.

Si elle échoue, c'est peut-être parce qu'elle se borne à répéter inlassablement les mêmes conseils et les mêmes mises en garde, sans jamais se préoccuper d'analyser rationnellement les conduites qu'elle juge irrationnelles. Elle dit : « Ne fumez pas, ne buvez pas, ne mangez pas de sucres ni de graisses, ne soyez pas sédentaires ni nerveux », sans se demander pourquoi on peut spontanément se conduire si sottement et pourquoi, malgré ses exhortations, on continue à le faire. Ne sachant pas sur quoi elle joue, sur quelles motivations, sur quels désirs profonds, elle ne peut, en fait, que mobiliser de l'irrationnel, que susciter des réactions passionnelles. On obéit ou on résiste par peur. En négligeant d'interroger la déraison pour découvrir ses raisons, on n'a jamais, en somme, affaire qu'à elle.

On risque sans doute de tomber dans ce même piège quand on veut, pour dénoncer et combattre cette déraison du préventionnisme, faire appel au raisonnement, argumenter, démontrer. Mais peut-être est-il plus facile, justement, de dévoiler l'irrationalité de ce qui se veut rationnel (comme la prévention) que de raisonner ce qui se sait irrationnel (comme fumer ou boire). Et plus légitime.

La prévention reste prisonnière de l'irrationnel en voulant l'escamoter. On peut, au contraire, espérer que, en en reconnaissant d'emblée la présence, on ait quelque chance de le mieux comprendre. Il est raisonnable d'analyser les contradictions, les prétentions abusives, les courants de pensée inconscients qui conduisent la prévention à n'offrir qu'une réponse inappropriée à des peurs et à des désirs réels, il est absurde au contraire de prétendre « raisonner » des personnes qui savent bien, au départ, qu'elles ne sont pas raisonnables. Et qui, souvent, soupçonnent que leurs conduites ne sont (elles aussi) que des réponses inappropriées, mais compulsives, à des angoisses qu'elles ne peuvent ni comprendre ni maîtriser.

Il y a enfin quelque illogisme peut-être dans une démarche qui, visant à refuser le règne de la prévention, commence par prévoir ce règne et prétend le prévenir. Il ne peut être question en effet de vouloir, comme la médecine, tout savoir et tout prévoir. Il s'agit seulement de l'aider à mieux comprendre ce qu'elle fait et à mieux le faire, comme elle devrait aider les gens à mieux vivre. Avec une modestie et une prudence qui semblent avoir abandonné la médecine.

Bien sûr elle procède, en apparence, avec un grand respect. Elle n'impose rien. L'obligation est morale, pas légale. Du moins était-ce vrai jusqu'ici. Ça ne l'est plus. Chacun était libre de se conduire comme il lui plaisait, à condition de ne nuire à personne. Il est maintenant, par la loi, interdit à chacun de se nuire à lui-même.

On ne saurait trop prendre garde à cette première brèche légale dans nos libertés, à tout ce qu'elle signifie, à la logique nouvelle qu'elle introduit, à la légitimité nouvelle qu'elle instaure.

Oh ! il s'agit de rien ou presque rien : simplement de l'obligation qui est faite aux automobilistes de porter la ceinture de sécurité. Mais si la politique sanitaire est cohérente et courageuse, elle ne peut s'arrêter à cette seule et timide obligation. Nos comportements médicalement et économiquement dangereux sont légion. Pourrait-on n'interdire que celui-là et laisser les autres éternellement impunis? Pourrait-on refuser ou mettre en question des impératifs qui, émanant de la médecine, n'ont pour but que de nous protéger contre nous-mêmes et sont inspirés à la fois par la science, notre peur de la maladie et le souci de l'équilibre budgétaire ?

On le peut parce que les certitudes médicales ne sont pas aussi assurées que l'on croit et parce que les modes de pensée qu'utilise la médecine sont souvent sommaires. Une telle remise en question ne constitue ni une critique systématique de la médecine et de ses connaissances, ni une négation de la morale, et encore moins, bien sûr, une incitation à se rendre malade. Elle n'est qu'un examen critique, fondé sur le refus d'une morale qui est un leurre. Elle est la tentative de tirer de la science médicale les moyens d'aider les gens à vivre selon leurs goûts, sans culpabilité, et de leur apporter, quand c'est possible, le secours dont ils ont besoin.

Il s'agit simplement de dire que la maladie n'est pas la sanction du péché et que le médecin n'a pas à être un juge.

. .

Ce faisant, on ne peut, c'est sûr, que dépasser ses compétences. On s'aventure en terrain gardé. On ne peut affirmer que la médecine, la morale, l'économie, ne sont pas l'affaire des seuls spécialistes, sans être inévitablement conduit à aborder des problèmes qui sont de leur ressort et exigent, en principe, leurs compétences. Il y a des spécialistes de tout. Quand on n'en est pas un soi-même, on doit donc se résigner à se taire ou accepter le risque de se voir constamment rappeler à l'ordre. Que les spécialistes veuillent donc bien pardonner les naïvetés et les approximations qui, sûrement, émaillent ces pages.

Il faut enfin ajouter que ceci n'est pas un ouvrage savant, avec son appareil de citations, ses références, sa bibliographie. Ceux qui seraient tentés de repérer ici des « idées » dont la paternité aurait dû leur être reconnue devront être indulgents. Et peut-être, aussi, se réjouir : la peine qu'ils prennent souvent à démontrer qu'on les a mal compris et mal cités leur aura été épargnée. Et ils auront la joie de s'apercevoir que leurs idées sont si justes qu'elles sont devenues un bien commun.

DEUXIÈME PARTIE

L'ORDRE MÉDICAL

> On parle toujours du tabac, du tabac ! Mais vieillir, non plus, ça n'est pas bon pour la santé.
> RAYMOND DEVOS

Les médecins ne devraient jamais oublier que les certitudes de la science médicale ne sont jamais que des certitudes. Elles ne sont pas la Vérité. Seulement, au mieux, des vérités partielles et provisoires. Tout médecin a dû, dans sa seule carrière, changer plusieurs fois les certitudes qui fondaient son action.

La médecine semble cependant croire, chaque fois, que ses vérités du jour sont absolues et définitives. Elle est même la science qui a le plus de peine à intégrer des certitudes anciennes dans ses convictions nouvelles. Ce qui est passé est volontiers tenu pour dépassé, donc faux et ridicule. Au contraire, tout ce qui est nouveau est survalorisé. Elle fait comme si elle s'acheminait progressivement vers une vérité absolue qui, toute prête, quelque part l'attendrait et comme si chacun de ses pas participait déjà de cet absolu.

On connaît l'antienne : « La médecine a fait plus de progrès en quarante ans qu'en quarante siècles. » D'abord, rien n'est moins certain. La masse de connaissances accumulées patiemment par l'homme depuis des siècles n'était pas négligeable et elle seule a permis le développement des découvertes plus récentes, plus spectaculaires. Mais, surtout, cela n'autorise pas à croire que les progrès de la médecine sont définitifs et que leur rythme ne peut que s'accélérer pour aboutir très bientôt à la Vérité.

Pour la commodité de la discussion, on peut cependant admettre que la médecine a en effet toujours, et pour de bon, raison. On peut, par exemple, tenir pour acquise l'*efficacité* de la ceinture de sécurité. On peut négliger les batailles d'experts qui, à grands coups de statistiques et d'accidents simulés (avec des mannequins ou même des cadavres humains), discutent de son *utilité*. On peut même admettre comme probable, sinon certain, que la ceinture est encore plus utile en ville, à vitesse moyenne, que sur les autoroutes. On peut aussi laisser à des juristes compétents le soin de décider si l'obligation de la porter est *légale* ou non.

Mais une fois établies l'*utilité* et la *légalité* de cette obligation, le problème est de savoir si elle est *légitime*. Ce n'est pas en effet la ceinture de sécurité qui nous intéresse, mais ce qui fonde sa légitimité et qui est exemplaire de ce sur quoi la médecine fonde son impérialisme.

Nous vivons tous avec la conviction bien enracinée que notre liberté ne peut être limitée que par celle d'autrui. Tout est permis qui n'est pas interdit par la loi, et la loi ne peut interdire que ce qui est susceptible de nuire à autrui ou à la collectivité. Nous aurions, dans ces limites, le droit de faire de nous-mêmes ce qu'il nous plaît. Le suicide n'est ni un délit ni un crime. L'ivresse n'est réglementée que si elle est publique. Seul l'usage de la drogue est réprimé, mais il l'est, semble-t-il, au nom du principe qui justifie l'obligation vaccinale. La vaccination ne protège pas seulement celui qui est vacciné, mais aussi la population tout entière : il suffit, en effet, qu'une partie de cette population soit vaccinée pour qu'une épidémie ne puisse plus se propager en son sein. On admet généralement qu'un drogué ne se contente pas de *se* faire du mal : il participe plus ou moins, par prosélytisme ou par besoin, à la diffusion de la toxicomanie. De plus, les toxicomanes ont longtemps usé de drogues destinées initialement au traitement médical de la souffrance, ce qui est ressenti comme un détournement scandaleux. On n'a pas le droit de consacrer au plaisir ce qui était voué à la douleur. C'est faire offense à la médecine et au caractère sacré de la souffrance.

L'absence de ceinture de sécurité ne peut, en aucun cas,

porter le moindre préjudice à autrui. Ni directement, en provoquant ou en aggravant un accident, ni indirectement, en favorisant une contamination de quelque espèce que ce soit. Pourtant la conviction qu'une mesure légale ne peut être commandée que par la protection des autres, la certitude que notre liberté de disposer de nous-mêmes ne peut être entamée, sont si fortes que presque tout le monde est spontanément persuadé que le non-respect du « clic-clac » constitue un danger pour autrui. Affirmer que seul le contrevenant court un risque déclenche toujours un mouvement d'incrédulité, puis la recherche exaspérée d'un argument qui prouverait le contraire et enfin, souvent, le refus buté et rancunier de se rendre à l'évidence. On ne peut pas y croire. C'est, de toute façon, une mesure légitime. On a le droit de nous l'imposer. Autrement, on ne le ferait pas.

Tous ceux qui protestent passent donc pour des empêcheurs de tourner en rond, des aigris, des coupeurs de cheveux en quatre. Ce que, sans doute, ils sont. Mais les libertés sont toujours grignotées sournoisement avant d'être spectaculairement détruites et les « râleurs » sont souvent ceux qui sont sensibles les premiers à ce danger.

On peut deviner d'où vient le malentendu. La ceinture de sécurité a été imposée dans la même foulée que la limitation de vitesse ou l'alcootest. Or si l'alcoolisme peut effectivement provoquer des accidents dont d'autres sont les victimes et si on peut admettre, jusqu'à preuve du contraire, que la vitesse en augmente la fréquence et en aggrave les conséquences, la ceinture, elle, ne protège — peut-être — que le conducteur lui-même.

On peut noter, à ce propos, la manière dont on utilise les statistiques. Au cours du premier trimestre 1979, le nombre des accidents de la route a augmenté, ainsi que le pourcentage des tués et des blessés graves. On se serait sûrement bruyamment félicité si le nombre et la gravité des accidents avaient diminué, mais personne n'a, semble-t-il, songé à remettre en cause et encore moins à incriminer les mesures qui étaient censées les diminuer (et qui, dans un premier temps, les avaient effectivement réduits). Le problème était donc de savoir ce qui provoquait cette soudaine et inexplicable recrudescence. Et sans doute a-t-on pensé que les mesures n'étaient pas encore assez sévères : pour limiter les accidents de la *route,* on a donc imposé le port de la ceinture en *ville.*

Rien ne semble donc pouvoir entamer la conviction générale des médecins et des usagers que l'obligation de la ceinture est légitime — ni les statistiques, ni les doutes de ceux-là mêmes qui l'ont décrétée et qui, en privé, veulent bien convenir que ses avantages se discutent et qu'elle est, par exemple, moins nécessaire et moins sûrement protectrice que le protège-nuque (ou appuie-tête).

C'est donc, d'abord, sur cette légitimité par assentiment que se fonde l'obligation. Mais aussi sur la légitimité économique. Un blessé de la route coûte cher. Il faut, au moment de l'accident, mobiliser les gendarmes, les pompiers et des mécaniciens pour dégager les blessés, des ambulanciers pour les transporter, des hôpitaux, des médecins, des chirurgiens, des équipes soignantes, des salles d'opération, des équipements, des médicaments et du sang pour les opérer, les soigner, les sauver. Des établissements spécialisés sont ensuite nécessaires pour les rééduquer, les réinsérer dans la société et, souvent, pour leur permettre d'y vivre, infirmes, le reste de leur vie. Tout cela est triste, mais, surtout, ruineux. Et ce n'est pas le simple effet du hasard si les mesures de sécurité ont été prises au moment où la presse et le gouvernement dénonçaient quotidiennement le déficit de la Sécurité sociale. Ceci justifie cela.

Si des mesures même autoritaires et restreignant les libertés individuelles pouvaient réduire ces malheurs et ces dépenses, au nom de quoi pourrait-on les contester ? En ne respectant pas ses obligations, un conducteur engage, en fait, la responsabilité financière de tous. Pourquoi des innocents devraient-ils payer pour des imprudents ? Pour des coupables.

Si les exigences de la solidarité légitiment des mesures qui, comme la ceinture, limitent notre liberté, si les connaissances médicales permettent d'édicter et de fonder scientifiquement ces mesures, il ne faut pas s'en tenir à cette simple obligation: Le principe étant admis, il faut aller plus loin.

Les études épidémiologiques ont en effet démontré, sans contestation possible (ou en tout cas, sans qu'aucune contestation soit envisageable), qu'un certain nombre de facteurs de notre vie sont pathogènes. Favorisant certaines maladies, en provoquant d'autres, ils sont à l'origine de souffrances morales et physiques inexcusables, et de dépenses injustifiées. Responsables de la plupart des décès, ils expliquent la stagnation de l'espérance de vie.

Tout le monde en est convaincu. Quand le gouvernement s'en préoccupe et, solennellement, décide de s'attaquer à des « fléaux sociaux » comme le tabagisme et l'alcoolisme, il est donc assuré de l'approbation générale. Qui pourrait discuter des résolutions dont le seul défaut serait, peut-être, de pécher par timidité ?

Pour le tabac, on se propose simplement, dans un premier temps, de poursuivre et d'accentuer la campagne entreprise sous la direction de Simone Veil. On espère ainsi maintenir ou améliorer les résultats déjà obtenus. En effet, si la consommation de tabac n'a pas, à proprement parler, diminué, on est en droit de considérer comme une victoire non négligeable qu'elle n'ait pas augmenté. Pas autant, en tout cas, que l'accroissement des années précédentes le faisait craindre (5 % par an). La courbe de la consommation s'est infléchie. Ce n'est déjà pas si mal.

Et le succès n'est pas seulement quantitatif. On doit à cette campagne une transformation profonde des mentalités.

Le sentiment de culpabilité du fumeur est probablement aussi ancien que l'usage du tabac. A la fin du siècle dernier, Tchekhov écrivait déjà *les Méfaits du tabac,* et Italo Svevo, dans *la Conscience de Zeno,* décrivait avec humour les efforts désespérés du héros pour se libérer d'un attachement coupable à la cigarette. Un personnage d'André Gide notait dans son Journal qu'il avait « fumé », pour dire qu'il s'était livré à des plaisirs interdits. Il fallait au moins un péché pour en cacher un autre. Les premières cigarettes ont toujours été fumées dans la clandestinité. Il a toujours été de mauvais goût, pour les femmes, de fumer dans la rue ou dans les lieux publics. Aujourd'hui ce sentiment repose sur des données scientifiques, chiffrées, et personne ne peut plus ignorer, d'autre part, qu'en allumant une cigarette on ajoute un délit social à une faute individuelle. Il n'est plus question de fumer innocemment. Le fumeur se jette donc sur les cigarettes dont on lui assure qu'elles sont « légères ». Son comportement est fuyant, sournois, inquiet. Une foule d'endroits lui deviennent interdits et ceux qui lui sont réservés ne cessent de se rétrécir. A ses propres yeux comme aux yeux de tous, les fréquenter est un signe d'opprobre. Un malade ne se présente plus chez son médecin en disant : « J'ai mal à l'estomac », ou : « Je tousse, j'urine souvent la nuit, j'ai mal au dos, j'ai mal à la tête », ou bien : « Je suis fatigué, je suis déprimé », ou encore : « Je vois moins bien, j'entends moins bien, je deviens impuissant... », sans ajouter aussitôt : « Mais je dois avouer que je fume ! » Et, à propos des mêmes symptômes, d'autres protestent : « ... et pourtant je ne fume pas ! » On a dit que le tabac était *la cause* de bien des maladies et qu'en ne fumant pas, ou en ne fumant plus, on avait de grandes chances de conserver une bonne santé et d'être à l'abri d'une mort prématurée et atroce. De là à penser qu'en fumant on se condamnait à coup sûr à mort, et qu'en ne fumant pas on était à tout coup sauvé, il n'y avait qu'un pas. Il a été vite, et par tout le monde, franchi.

Mais, plus encore que les fumeurs, les non-fumeurs ont changé. Ils peuvent enfin prendre une éclatante revanche. Et, bien sûr, ce sont les anciens fumeurs qui, comme les staliniens repentis, sont les plus avertis et du même coup les plus intolérants. Quand on a corrigé une erreur aussi grave, on détient définitivement la vérité, on ne peut plus se tromper, on ne supporte plus que d'autres se trompent encore ou persévèrent dans l'erreur. L'arrêt du tabac représente un effort difficile qui suppose la conviction profonde que le tabac est « mauvais ». Pour ceux qui l'ont durement acquise, il est intolérable de voir cette conviction ridiculisée, défiée, insultée, par l'obstination des autres à fumer comme si de rien n'était.

Et les non-fumeurs n'ont plus la timidité d'antan. Ils ne demandent plus, gênés, qu'on ne fume pas en leur présence. Ils n'avancent plus aucune excuse pour justifier leur exigence. Sûrs de leur droit, ils ordonnent. Avec une juste autorité. Et, s'offrant en prime le plaisir de décrire les risques encourus par le fautif, ils lui renvoient son image, celle d'un personnage malodorant, stupide, lâche, incapable de contrôler des besoins infantiles, malfaisant pour lui-même et pour les autres. Les plus indulgents, les plus compréhensifs essaient de ramener le coupable à la raison, le sermonnent.

Grâce à la médecine, les non-fumeurs savent qu'ils ont raison et les fumeurs qu'ils ont tort. Ils ne sont plus l'objet d'une simple réprobation morale, mais d'une condamnation scientifique et sociale.

Les méfaits qu'on reprochait autrefois au tabac étaient, en effet, superposables, point par point, à ceux qu'un peu plus tôt on attribuait à la masturbation : fatigue générale, baisse de la vitalité et de la virilité, perte de la mémoire et de l'attention, pâleur, anémie, manque d'appétit et troubles du sommeil, rachitisme, ralentissement de la croissance, affaiblissement de la puissance génitale et reproductrice. Toutes ces affections étaient évidemment de l'ordre de la punition, de la déperdition, de l'avilissement. Pour admirer à quelles extrémités peut conduire le besoin de désigner un Mal qui explique tout et comment un désir de guérir fondé sur la morale est, en même temps, un besoin de punir, il faut lire le récit d'un médecin turc de 1880. Aidé par des sommités de la médecine française, ce médecin, avec la meilleure foi du monde, avec la conviction sans faille de bien faire, a traité deux petites filles de la bonne société turque. Elles se livraient à des pratiques honteuses qui, selon lui, devaient les conduire tout droit à la maladie et à la folie. Grâce à quoi, c'est lui, Demetrius Zambaco, qui, à l'aide de traitements d'une barbarie incroyable, est arrivé, en quelques années, à les rendre folles pour de bon[1].

Cette connotation moralisante ne s'est pas effacée des consciences modernes. Dans les reproches qu'on fait au tabac traîne toujours une idée de péché et de dégradation, même si la médecine est venue purifier le procès qu'on lui fait, lui donner son véritable sens, sa vraie dimension. Elle peut, en effet, imputer au tabac, scientifiquement cette fois, les maladies les plus meurtrières : les cancers (des bronches, de la bouche, du larynx, de l'œsophage, de l'estomac, de la vessie), les affections cardio-vasculaires (infarctus, accidents cérébraux, artérite des membres), la bronchite chronique, les insuffisances respiratoires, les troubles digestifs, de la dentition, et même une altération des facultés intellectuelles. Elle attribue l'hypotrophie du nourrisson et la prématurité aux cigarettes fumées par la mère. Pis encore : toute cette pathologie peut être infligée aux non-fumeurs par ceux qui empoisonnent l'air que respirent ces innocents.

Ce ne sont pas là des accusations portées à la légère. Des statistiques, des enquêtes épidémiologiques nombreuses et concordantes, prospectives et rétrospectives, menées un peu partout dans le monde, ne permettent plus de nourrir le moindre doute. Le tabac est coupable, et gravement. Et il n'est même plus un criminel isolé : il est à la tête d'une redoutable association de malfaiteurs, l'alcool, les graisses, la pilule, la sédentarité, la mauvaise hygiène physique. Une campagne de salubrité publique ne pouvait évidemment s'adresser en premier lieu qu'à ce meneur.

Et pourtant, malgré ces évidences, que tout le monde se plaît à proclamer ou à reconnaître, et malgré les efforts accomplis, ce monstre n'est pas abattu. La maigre victoire qu'on a remportée sur lui ne connaît pas seulement des limites quantitatives, mais aussi des échecs qualitatifs : ce sont les

1. Demetrius Zambaco, *Onanisme avec troubles nerveux chez deux petites filles,* Paris, Solin, 1978.

vieux fumeurs, ou ceux qui fumaient peu, qui ont été le plus sensibles à la campagne anti-tabac, tandis que les femmes et les jeunes semblent s'en moquer.

On expliquerait mal autrement que la consommation de tabac a augmenté de 4,6 % en quatre ans (au lieu des 20 % prévus, certes, mais de 4,6 %, tout de même) et que pendant ce même temps « deux millions de Français ont cessé de fumer ».

Ceux qui courent les plus grands risques ont donc remplacé ceux qui n'en couraient plus guère. Quand un fumeur de plus de cinquante ans n'a pas encore été frappé par le cancer des bronches ou par la bronchite chronique, on a, en effet, de bonnes raisons de penser qu'il y échappera ou qu'il est trop tard pour qu'il y échappe (même si ses chances sont un peu améliorées s'il cesse de fumer). Pour lui les jeux sont faits ou presque. A peine peut-on espérer freiner une sclérose des artères qui déjà s'installe, limiter l'évolution d'une insuffisance respiratoire débutante. Pour les jeunes, au contraire, rien n'est encore joué. Ni pour les femmes qui se mettent à fumer. En ne commençant pas à fumer, ou en cessant de fumer au cours des quinze premières années de leur tabagisme, ils auraient les meilleures chances d'en éviter les conséquences les plus graves.

On peut, bien sûr, rappeler que le tabac ne frappe pas à tout coup. Certains peuvent fumer sans grand risque. Pour d'autres, ce risque sera, à coup sûr, grave et même mortel. Mais on ne sait pas, pour le moment, qui sera frappé et qui ne le sera pas ; qui, avec l'aide du tabac, fabriquera ou ne fabriquera pas un cancer des bronches ou une maladie cardiovasculaire. Cela tient, pour le cancer en tout cas, à la présence ou à l'absence d'une certaine enzyme, et, pour les artères, à on ne sait trop quoi. Dans l'ignorance où l'on est de ces complices qui, de l'intérieur, prêtent main-forte au tabac, on est donc bien obligé de faire comme si le danger était le même pour tous, pour ceux qui auraient été épargnés comme pour ceux qui étaient marqués par le destin.

Pour ceux qui fument depuis longtemps sans avoir été atteints d'une maladie grave, continuer de fumer est une sottise aux effets irréversibles, mais sans doute limités. Se mettre à fumer est, au contraire, une folie meurtrière. Si, d'autre part, on peut comprendre qu'on ne renonce que difficilement à une habitude profondément enracinée, on comprend mal que des jeunes adoptent une conduite qui est dépourvue, au départ, de tout plaisir (les premières cigarettes ne procurent que malaises) et qui est, de notoriété publique, si dangereuse.

Peut-être la mort est-elle pour les adolescents une échéance trop lointaine pour n'être pas abstraite. De plus, risquer sa vie peut souvent être, à cet âge, un jeu et même un mobile. D'autre part, s'identifier au père, mimer les adultes, même si on les méprise, même si on refuse, en principe, de suivre leur exemple, est un mécanisme sans doute inévitable. L'adulte détient le pouvoir et se reconnaît à un certain nombre de signes. Pour se soumettre comme pour se révolter, ce sont ces signes qu'on accepte ou refuse. Et dans les deux cas, souvent, on imite : pour être semblable ou pour être égal. On peut donc imaginer les raisons pour lesquelles les adolescents se mettent, contre toute raison, à fumer.

Quoi qu'il en soit, quelles que soient les explications envisagées, on a décidé de combattre en priorité la funeste séduction du tabac sur les jeunes. On a décidé que c'était sur eux, et dès le plus jeune âge, que la campagne anti-tabac devait concentrer ses efforts. Il ne fera sûrement pas bon, demain, fumer devant les enfants qu'on aura, dès l'école maternelle, endoctrinés. On leur aura appris les méfaits du tabac, on leur aura aussi enseigné la manière de sermonner leurs parents, de leur faire la leçon. Dans chaque classe de CM2 (de 9 à 11 ans), les élèves disposent déjà d'un « coffret pédagogique », préparé à leur intention par le Comité d'éducation pour la santé. Il comporte plusieurs fiches « composées d'une partie informative et d'une partie exercice », sur quatre thèmes :

1) les effets du tabac sur le corps,
2) les dangers du tabac,
3) fumer coûte trop cher,
4) fumer ? ne pas fumer ?

En 1979, 700 000 élèves auront été touchés, en France, par cette campagne scolaire qui ne vient, bien sûr, que s'ajouter, sans les remplacer, aux spots télévisés et radiophoniques, aux affiches, aux campagnes publiques, aux films éducatifs, etc.

Pour ce qui est des femmes, le mystère semble entier. Rien n'est prévu à leur intention. Comme on ne comprend pas ce qui peut bien les amener à résister à la raison, à nier les évidences, à imiter sottement les hommes, on désespère, semble-t-il, d'agir sur elles. Mais des études de motivation seraient en cours qui permettraient enfin de les aider à bon escient.

Il reste, de toute façon, que malgré la connaissance exacte et subtile qu'on a du comportement des adultes mâles et des jeunes, et des méthodes pour agir sur lui, la campagne anti-tabac n'a pas les résultats qu'on aurait pu en attendre. Il faut voir les choses en face. Malgré tout ce qu'on connaît du tabac et des fumeurs, la majorité des fumeurs continue à se suicider allégrement à grands coups de cigarettes.

Que peut-on faire vis-à-vis d'individus qui restent attachés à une conduite décrétée unanimement, et reconnue par eux-mêmes, comme mauvaise et socialement dangereuse ? On peut, bien sûr, dans un premier temps, se contenter d'exercer sur eux une pression encore plus vive, plus persuasive. On peut encourager les non-fumeurs à faire la leçon à leurs frères coupables, à leur témoigner inlassablement leur réprobatrice sollicitude.

Mais peut-on sérieusement en espérer le moindre succès ? Si faire la morale suffisait, il n'y aurait plus de criminels, et les bonnes âmes auraient depuis longtemps supplanté les policiers et les juges. Il vaut mieux être sérieux et, même s'il en coûte beaucoup au libéralisme naturel des hommes et des médecins, prendre les résolutions qui s'imposent : interdire le tabac. De toute façon, l'éducation pour la santé, quel que soit le domaine où elle s'exerce, ne peut, à moins d'être aveuglément présomptueuse, prétendre rééduquer la totalité de la population. Elle ne peut, en toute honnêteté, qu'aspirer à convaincre une partie du public et à préparer ainsi le terrain pour des mesures plus autoritaires. Une fois le consentement de la majorité obtenu, l'interdiction sera tout naturellement et légitimement imposée.

Logique, cohérente, déjà en bonne voie, la prohibition du tabac ne devrait pas rencontrer d'obstacle majeur. Les intérêts économiques en jeu sont, en France, entre les mains de sociétés qui dépendent du gouvernement et dont la soumission devrait être considérée comme acquise. Les comptables assurent, d'autre part, que le coût des maladies imputables au tabagisme excède le total des recettes qu'on peut attendre du commerce du tabac. Quand on a les comptables avec soi, on est sûr de vaincre. La sauvegarde de la santé publique par la prohibition du tabac ne peut plus donc être qu'une question de stratégie. Le respect du citoyen, même déviant, impose seulement d'attendre, pour agir, que la majorité soit convaincue.

On devine aisément les étapes de cette stratégie. Les interdictions de fumer dans les théâtres, les bibliothèques, les musées, répondaient autrefois à un souci de sécurité et n'étaient ni ne se voulaient vexatoires. Aujourd'hui les limitations le sont, délibérément. Et il est impossible de supposer qu'après les wagons ou compartiments « réservés » il n'y aura pas des restaurants, des cafés, des hôtels, des coiffeurs, des magasins, peut-être des quartiers pour fumeurs et non-fumeurs. Ensuite devrait venir l'interdiction totale et définitive, ou alors il faudra admettre que la minorité, et une minorité coupable, puisse faire la loi, continuer à ruiner la société, et la santé des autres. Est-ce, en démocratie, imaginable ?

En ce qui concerne l'alcoolisme, le problème est un peu différent. L'État en tire des bénéfices qui le rendent vulnérable aux pressions. Les intérêts économiques des producteurs, des commerçants sont considérables et leurs « lobbies » puissants. Ce sont des électeurs de poids. Et leurs arguments ne sont pas sans fondement : on ne peut pas réduire à la famine d'immenses régions consacrées à la culture de la vigne (pour ne parler que d'elle). Les boissons alcoolisées structurent la vie quotidienne des Français. Elles en font partie. Il y a les civilisations du vin, de la bière, de la vodka ou du saké. Les bistrots ne sont pas seulement des lieux de perdition. Ils sont aussi le lieu de la convivialité, de la communication, de la chaleur sociale.

Les campagnes antialcooliques ne datent pas d'hier. Mais que les enfants trinquent n'a jamais empêché les parents de boire. Et contrairement à ce qui se passe avec les fumeurs, on n'arrive même pas à faire honte aux buveurs. Boire, « tenir le vin », « être un solide buveur », savourer un cognac se porte plutôt bien, alors que personne n'ose défendre le tabac. On vante volontiers le vin et ses vertus. Les fumeurs revendiquent au mieux le droit d'avoir tort.

Pourtant, les dégâts provoqués par l'alcool sont tels qu'on ne peut décemment pas continuer à les tolérer. On peut penser que la malheureuse expérience des États-Unis a définitivement condamné toute nouvelle tentative de rationnement ou de prohibition. Mais cette mesure a été prise là-bas sans aucune préparation psycho-sociale ou médicale. Elle a été inspirée par la morale chrétienne et les ligues de vertu, et non par la morale médicale, autrement convaincante.

Plus qu'un péché, en effet, l'alcoolisme est une maladie individuelle et sociale très grave. Les conséquences sanitaires, sociologiques et économiques en sont réellement dramatiques. Est-il besoin de rappeler à qui que ce soit les dangers multiples qu'il représente ?

Un père ou une mère alcoolique peut, à tout jamais, détruire l'équilibre matériel et mental de toute sa famille. L'alcool favorise les accidents du travail ou de la route, les rixes et les bagarres, les drames familiaux. Sous l'effet de l'alcool on terrorise, on torture, on maltraite et on tue plus facilement. Socialement, les méfaits de l'alcool sont infiniment plus graves que ceux du tabac. Un père ou un conducteur qui fument ne sont pas forcément un mauvais père ou un mauvais conducteur. Mais s'ils boivent !

Par les maladies qu'il provoque directement, comme la cirrhose hépatique, les polynévrites, le delirium tremens, les troubles mentaux, ou qu'il favorise, comme un certain nombre de cancers, les maladies digestives, les accidents cardio-vasculaires, l'alcool coûte très cher en vies humaines et en souffrances individuelles et collectives. Il aggrave toutes les maladies, de la pneumonie classique au paludisme. Il accroît les risques de toutes les interventions chirurgicales. Des médecins consciencieux ont même calculé les dépenses dont il est responsable. Mais peu importent les chiffres : ils ne veulent rien dire pour personne, sinon, peut-être, pour quelques spécialistes. Il suffit de savoir que, de toute façon, ils sont impressionnants et faits pour impressionner.

Si, à la description de tous ces méfaits, que personne ne songe à nier, on ajoute la description fidèle de la déchéance morale et physique de l'alcoolique — et la littérature en est riche —, si on fait appel à l'autorité des médecins, des prêtres, des économistes et des législateurs, la mise en condition de la population ne devrait nécessiter que du temps et de la patience. Et du talent de la part des publicitaires à qui sera confiée cette mise en condition.

Quand cette campagne aura démontré que l'éthylisme est un péché mais aussi, et surtout, un crime médical et économique, tout permet d'espérer qu'un consensus général sera là aussi obtenu. Avec l'appui de toutes les personnes raisonnables, l'alcoolique, moralement hors la loi, ne devrait plus avoir qu'à s'incliner.

Cela sera sûrement long et difficile : permettre aux viticulteurs et aux cafetiers de se reconvertir et de survivre, et en même temps, dissuader les buveurs n'est pas chose facile. Mais le gouvernement, s'il a le sens des responsabilités, n'a pas le choix. On ne peut pas laisser les gens s'empoisonner, ni accepter sans intervenir que l'équilibre de la Sécurité sociale soit gravement compromis. Ce serait un crime de non-assistance à personne et à institution en danger. Pourquoi, en effet, interdirait-on la drogue si c'était pour autoriser cette drogue majeure : l'alcool ? Les campagnes anti-alcool et anti-tabac ne peuvent trouver leur aboutissement logique que dans la prohibition résolue de ces fléaux. Celle-ci ne devrait plus rencontrer que les résistances que rencontre habituellement la lutte contre le crime, et qui relèvent de la police et des tribunaux. Il faut bien se résigner à ce que tout le monde n'ait pas de sens moral, ni civique.

Ce qui est vrai de l'alcool et du tabac est encore plus vrai des erreurs alimentaires. Les dangers en sont tout aussi établis, et des mesures autoritaires devraient être encore mieux acceptées. Il ne s'agit plus ici en effet de priver, de prohiber, mais de promouvoir une « meilleure » alimentation. Il n'importe pas de manger *moins,* d'imposer la famine, mais seulement de manger *mieux.*

Il est vrai que nous mangeons trop. C'est un fait indiscutable. Et c'est indécent, inesthétique et dangereux.

Indécent parce que notre alimentation est scandaleusement surabondante. Nous ne connaissons plus de la faim qu'un sentiment agréable : on dit « j'ai faim » en souriant de plaisir. Comment n'en aurions-nous pas honte quand des centaines de millions de personnes souffrent encore de famine ou d'une alimentation insuffisante ou déséquilibrée.

Inesthétique : ceux ou celles qui osent arborer leurs rondeurs ou leur plénitude avec bonheur déconcertent et scandalisent. Cela ne se fait pas. Il n'est que de considérer la classe politique ou les représentants les plus connus des classes sociales. Les bourgeois et les riches en général sont, à de rares exceptions, plutôt maigres ou minces. Les dirigeants communistes et, en général, les ouvriers et les paysans, ont longtemps, au contraire, « fait » dans la rondeur. C'était le signe de l'accession au bien-être, à la prospérité, comme cela a toujours été dans les pays pauvres le signe de la puissance. Les militants communistes devraient peut-être s'inquiéter aujourd'hui de voir que le Comité central est peuplé de silhouettes minces et élégantes. Ne serait-ce pas là un signe d'embourgeoisement ? En tout cas, cette diffusion, du haut vers le bas de l'échelle sociale, de la loi de la minceur témoigne de sa force en tant que signe. Chaque semaine, les chroniques diététiques des journaux féminins prodiguent des conseils, détaillent des régimes, calculent les calories, proposent des recettes et des trucs. Une femme ne peut plus, si elle « dépasse le 42 », s'habiller en confection. Et il ne fait pas bon s'y risquer. Les vendeuses regardent les « grosses » avec dégoût ou commisération, leur répondent à peine, refusent d'emblée de leur montrer quoi que ce soit. Elles sont hors la norme, devraient le savoir et ne pas se donner le ridicule de vouloir s'habiller selon une mode faite pour les autres.

Et qui oserait encore protester quand cet ostracisme fondé sur la mode s'appuie, en outre, sur un puissant allié : ce qui pouvait passer pour un préjugé social ou un arbitraire esthétique s'est trouvé confirmé par la médecine. Les compagnies d'assurances, les premières, ont mis l'accent sur les risques liés à l'obésité et ont imposé une surprime à ceux qui dépassaient le poids « normal ». Les statistiques étaient formelles : l'espérance de vie diminue avec les kilos. « On creuse sa tombe avec sa fourchette. » Tous les examens systématiques (de la Sécurité sociale, de la médecine du travail, etc.), les bilans, les « check-up », comportent obligatoirement, à côté de la prise de tension artérielle, une pesée et la mesure « du pli cutané », qui permet, *grosso modo,* de faire la part de la graisse horrible et du muscle noble dans le poids mesuré. Avertis, les gros n'ont donc plus d'excuse.

Pour témoigner qu'on a une alimentation rationnelle et saine, il ne suffit pourtant pas de ne pas être gros. Il faut aussi pouvoir se présenter devant la médecine avec des constantes biologiques normales. Là aussi, les mises en garde, les rappels à l'ordre sont impératifs, et là encore les statistiques ne laissent aucun doute : la pathologie liée à la consommation des graisses saturées et des sucres à absorption rapide tue. Tout bonnement. Les édulcorants de synthèse et les margarines, les huiles de tournesol ou de maïs ont vu leur chiffre de vente augmenter vertigineusement. Les masses ont compris où étaient l'intérêt et la morale. Mais pas suffisamment pour que le danger soit écarté. Trop d'obstacles s'opposent encore à l'adoption, par tous, d'une alimentation décente, rationnelle et saine.

On sait bien, en effet, que l'immense majorité de ceux à qui on impose un régime pauvre en graisses et/ou en sucres ne le respectent pas ou, pis encore, le respectent mal, le déséquilibrent. De plus, les habitudes alimentaires de tous les pays occidentaux constituent un sévère obstacle : le beurre, la charcuterie, les pâtes, la pâtisserie, les pommes de terre ou les fromages, les viandes en sauce ou le chocolat, ne sont pas facilement abandonnés. Ils font partie de la vie quotidienne, des mœurs, des traditions familiales. En plus du goût qu'on peut avoir pour eux, il faut tenir compte de toute la charge affective qui s'y attache. On préfère ce qu'enfant on a connu.

Il faut aussi avouer qu'il n'est pas si facile de s'y retrouver dans la multitude d'injonctions dont le public est submergé. On finit par tout confondre : ce qui est agréable ou désagréable, digeste ou indigeste, agressif ou bienfaisant pour le tube digestif ou pour le « foie » et ce qui peut augmenter le risque de maladies cardio-vasculaires ou métaboliques comme le diabète, la goutte, le cholestérol. Quand certaines personnes croient devoir se priver de pain, de sel et de conserves, de beurre et de fromages, de sucres, d'artichauts, de melons, d'épinards ou de crudités, on ne sait plus si elles le font pour ne pas grossir, pour lutter contre la « cellulite », parce qu'elles digèrent mal, pour éviter un taux trop élevé de glucose, d'acide urique, de cholestérol ou de triglycérides, ou, tout simplement, parce qu'elles n'aiment pas ça. Et quand on n'a pas de notions précises, quand on ne sait plus ce qui est « bon » et ce qui est « mauvais » (pour quoi et pourquoi ?), on renonce. Ne sachant plus en fin de compte à quel saint se vouer, on mange de tout, en fermant les yeux, avec plaisir et mauvaise conscience, comme les enfants qui ont volé (c'est du moins ce qu'on raconte toujours) des confitures.

Il faut pourtant manger moins et mieux. L'expérience de la guerre en a fait la preuve : à cause des privations, l'obésité avait presque disparu, et, avec elle, un grand nombre de troubles digestifs et métaboliques. On ne pratiquait pas encore systématiquement de dosages rigoureux, mais on a toutes les raisons de penser que la disette avait amélioré le taux des constantes sanguines ou urinaires. D'ailleurs, dans les pays où la ration alimentaire est, par la force des choses, restreinte, on n'observe pas de maladies liées à la suralimentation (le contraire surprendrait).

Comment s'y prendre quand l'éducation est si difficile et les habitudes alimentaires si fortes ? On ne peut tout de même pas décemment attendre une nouvelle guerre pour revenir à une alimentation plus saine. Puisqu'une vraie politique de santé implique la rigueur en matière d'alimentation, ne devrait-on pas plutôt, dès maintenant, avec le consentement de tous, et pour le bien de tous, revenir aux cartes de rationnement ? Il ne serait pas si difficile, en vérité, d'enregistrer sur ordinateur les constantes biologiques, le poids et les habitudes de chacun d'entre nous, et de personnaliser ces cartes. Cela n'irait peut-être pas sans problème pour les ménagères. Mais on a bien créé un corps spécial de surnuméraires pour surveiller le stationnement. L'alimentation est au moins aussi importante. On peut fort bien imaginer la formation rapide d'un corps de diététiciens qui guideraient et surveilleraient l'achat, la préparation et la consommation des aliments.

On y verrait enfin clair. On n'aurait plus à se demander ce qui est « bon » et ce qui est « mauvais ». On mangerait la conscience en paix. Des tricheries seraient inévitables ? Le marché noir renaîtrait ? Peut-être ! Mais que pèseraient ces bavures en face du mal que l'ensemble de la population s'inflige en mangeant comme elle le fait ? Et les contrevenants sauraient au moins, en toute clarté, qu'ils se mettent hors la norme, hors la médecine.

Quant aux avantages que l'économie nationale pourrait en tirer, ils seraient incalculables : moins de malades, moins de dépenses, une planification enfin possible des cultures et des importations de produits alimentaires. On connaîtrait *a priori* et non pas *a posteriori* la consommation des Français : tant de pommes et tant de beurre, tant de viande maigre et tant de céréales.

On ne voit vraiment pas quels inconvénients majeurs une telle réglementation pourrait, au contraire, entraîner. Le plaisir de la table (un des sept péchés capitaux) n'est pas incompatible avec une alimentation rationalisée. Déjà des cliniques et des restaurants diététiques rivalisent d'imagination. Les soufflés à la fraise sans fraise, sans sucre, sans beurre, les omelettes sans œufs, les fromages sans graisses existent déjà, et le café sans caféine, le thé sans théine. Aux États-Unis, on trouve partout des boissons sucrées sans sucre, des salaisons sans sel. Pour une raison mystérieuse, on n'a pas encore inventé le vin ou le whisky sans alcool. Mais c'est un autre chapitre (le précédent).

Le contrôle qualitatif et quantitatif de l'alimentation n'implique donc absolument pas une punition. Il permet simplement de se faire du bien en se faisant plaisir. Tout concourt à l'établir. Rien ne s'y oppose. Alors ?

Par la bouche nous sommes dans une relation particulière avec le monde. Il est donc normal que notre imagination l'investisse fortement de « bon » et de « mauvais ». Mais il ne faudrait pas croire que nos fautes ne concernent qu'elle : fumer, manger et boire. Toutes nos conduites peuvent être répréhensibles, et chacune de nos erreurs aggrave les effets nocifs des autres. Il est d'autant plus dangereux, par exemple, de boire et manger trop qu'on prend moins d'exercice. La sédentarité, elle aussi, est une faute grave, connue et admise par tous. Pour faire cent mètres, on prend sa voiture. Les chairs s'affaissent, les muscles s'atrophient, la digestion se fait mal, le cœur devient paresseux, ce qui est inconfortable et dangereux. Et laid.

Certains s'étonnent de l'envahissement progressif de nos rues, de nos quais, de nos bois, par les adeptes du « jogging ». Ils devraient plutôt se scandaliser du contraire. Qu'on puisse vivre dans un corps qu'on n'exerce pas défie tout simplement la décence et le simple bon sens. La population entière devrait faire de la gymnastique, du sport, du cross ou du jogging.

Tout le monde, médecins compris, est d'accord pour dire qu'il faut se réconcilier avec son corps et l'exercer. Le seul problème est donc de savoir comment convaincre les récalcitrants. On ne peut certes pas le faire sans discernement. Il faut moduler les efforts selon les capacités de chacun. Mais cela ne devrait pas être impossible. On peut sans peine imaginer un système de tickets, de primes, d'exemption d'impôts, de réduction de la cotisation à la Sécurité sociale. (Les assurances automobiles accordent bien un bonus aux bons conducteurs.) Grâce à la démographie médicale, devenue galopante, il y aura bientôt bien assez de médecins pour prescrire à chacun un exercice physique personnalisé. L'assiduité à une salle de culture physique ou sur un terrain de sport pourrait facilement être contrôlée. On pourrait mesurer sur la musculature, le poids, le cœur, le souffle, la réalité des efforts accomplis. Leurs effets sont trop bien connus des médecins pour qu'on puisse s'y tromper.

Il ne s'agit là que des quatre grandes fautes commises, par ignorance ou mauvaise foi, par la majorité des citoyens. La « bande des quatre » en quelque sorte. Mais elles ne résument pas tous nos comportements erronés. Nous nous habillons en dépit du bon sens, nous dormons sans aucun respect de l'horaire naturel, nous travaillons mal et trop, nous utilisons mal nos loisirs, nous nous accouplons sans réflexion, nous nous reproduisons au petit bonheur. Nous négligeons en somme, et avec une légèreté consternante, tout ce que nous pourrions apprendre d'une science médicale qui, pourtant, grâce à de patientes recherches, est en mesure de nous guider avec une sûreté sans défaut.

La médecine sait en effet ce qui provoque les maladies, elle sait comment il faut vivre, selon quels rythmes et quels horaires. Elle sait que l'hygiène dentaire et corporelle, le sommeil, la surveillance des différentes fonctions organiques constituent des facteurs de santé, qui ne sont pas négligeables. On doit déjà beaucoup aux progrès qui ont pu être réalisés dans ce domaine. Et pourtant, ce que les études de marché nous apprennent, par exemple, de la consommation de brosses à dents, de dentifrice, de savon, du nombre des salles de bains, et ce que nous pouvons deviner du comportement hygiénique des Occidentaux, nous laisse confondus. La saleté et la néglicence semblent la règle, pas la propreté ni la tenue.

La chronobiologie est à même de nous apprendre, de son côté, les horaires les plus favorables ou défavorables à chacune de nos activités et de nous prodiguer les conseils qu'une propagande bien faite pourrait diffuser sans peine. Il ne peut être question actuellement d'organiser comme dans l'armée ou dans les pensionnats des heures de coucher et de lever, des extinctions de feux, etc. Il est probable, en effet, qu'une population beaucoup plus hétérogène que ne le sont les militaires et les lycéens supporterait mal des horaires uniformes de sommeil, de repas ou d'exercice. De plus, une synchronisation trop rigide poserait des problèmes de transport, de consommation électrique, etc. Il n'est heureusement pas impossible que les rythmes biologiques puissent être, au moins partiellement, acquis ou modifiés avec le temps. On aurait sans aucun doute intérêt à découper la population en tranches horaires, à regrouper ceux qui ont tendance à avoir les mêmes rythmes et « dresser » progressivement chaque tranche à travailler, à se déplacer et à dormir aux moments qui seraient devenus biologiquement les siens. Ainsi seraient réglés des problèmes pratiques qui semblent insolubles. Alors qu'aujourd'hui tout le monde fait tout en même temps, et souvent en violation des rythmes naturels ou acquis, au grand dam de l'organisation pratique et de la santé. La solution rudimentaire adoptée actuellement pour les vacances scolaires n'est qu'une ébauche maladroite. Un découpage purement géographique est inhumain, mêle des groupes biologiques et socioculturels très différents. Un découpage biologique serait beaucoup plus satisfaisant pour la morale et pour la raison. Et, encore une fois, on voit mal ce qui pourrait s'y opposer. Il n'est pas déshonorant d'appartenir à une tranche biologique bien déterminée et de se plier à des horaires favorables à la santé et à l'organisation sociale.

Demander aux pouvoirs publics une réglementation stricte de la vie individuelle et des groupes sociaux, attendre d'eux qu'ils mettent les populations à l'abri des fléaux auxquels on attribue aujourd'hui la responsabilité des maladies les plus graves, est donc tout à fait légitime.

Une fois le tabac interdit, l'alcool prohibé, l'alimentation rationalisée, l'hygiène réglementée, ces pouvoirs ne seraient cependant pas au bout de leurs peines. L'homme est aujourd'hui victime d'agressions multiples dans lesquelles sa responsabilité individuelle n'est pas engagée. Les pollutions de toutes sortes, de l'eau, de l'air, des aliments, de la vie relationnelle et psychique, ne sont pas aussi coupables qu'une certaine propagande écologique voudrait le faire croire mais elles jouent un rôle néfaste. Il est impérieux de lutter contre elles. Rien ne permet de penser qu'un gouvernement soucieux du bien de ses citoyens laisserait les usines tuer les rivières, empoisonner l'atmosphère, autoriserait qu'on conserve ou colore les aliments à l'aide de produits indiscutablement cancérigènes. Il serait inimaginable qu'on vienne jusque dans nos bras tuer nos mers et nos campagnes ! En toute impunité !

On peut, bien sûr, se demander pourquoi une marque française qui construit, pour les États-Unis, une automobile conforme aux exigences américaines de non-pollution ne généralise pas ses procédés à toute sa production et pourquoi l'État français n'impose pas à toutes les marques des règles semblables. Mais peut-être les méfaits de la pollution ne sont-ils pas les mêmes ici que là-bas ? Ou peut-être les frais seraient-ils trop lourds et supérieurs même aux économies escomptées ?

Il était naturel, en tout cas, de commencer par ce qui est le plus facile, le plus efficace et le moins coûteux : les modifications de la conduite individuelle, la correction de nos erreurs, la punition de nos fautes. Il n'y a pas de raison d'aborder en premier lieu des problèmes dont la solution coûterait le plus cher pour les résultats les plus douteux. Ce qui est bon pour l'équilibre budgétaire de la Sécurité sociale et de l'industrie est forcément bon pour l'équilibre de la santé.

Il ne faut pas oublier, en effet, que ce sont les préoccupations économiques qui, au travers de la solidarité nationale (les dépenses de santé), fondent la légitimité de toutes ces mesures médicales.

Ces préoccupations ont, en outre, inspiré une nouvelle pensée médicale et elles ont fait faire des progrès à la médecine. Grâce à elles, la consommation des médicaments, la durée de l'hospitalisation, les moyens diagnostiques et thérapeutiques sont l'objet d'une vigilance nouvelle. Les patients ne sont plus les victimes impuissantes des entreprises médicales. Les économistes sont là pour veiller sur eux, les guider et pour contrôler l'activité des médecins.

On leur doit aussi la fortune nouvelle et une conception plus intelligente, plus nuancée, plus individualisée des examens de dépistage. Il ne suffit pas en effet d'empêcher que les maladies surviennent en combattant les conduites fautives qui en sont responsables. Une bonne prévention suppose aussi qu'on puisse dépister les maladies qui auront, malgré tout, surgi.

Or ce dépistage précoce obéit, bien naturellement, aux lois de la rentabilité. Comment ne comprendrait-on pas que c'est parce qu'un cancer est moins facilement curable mais aussi plus coûteux quand il est dépisté tardivement qu'on est si anxieux de le détecter le plus tôt possible ? Mais, en même temps, il n'est pas imaginable de soumettre toute une population à un dépistage aveugle et onéreux. Le plus coûteux va avec le moins efficace, le moins coûteux avec le plus efficace. Heureuse concordance des intérêts.

Quand on veut lancer une campagne de dépistage, il faut donc comparer son coût aux résultats mesurables qu'on peut en attendre. Grâce aux préoccupations économiques, l'« optimisation » d'un dépistage aboutit inévitablement à la définition de catégories « à hauts risques » ou « à risques modérés ». Du fait de leur hérédité, de leur mode de vie, de leur race, de leur âge, certaines personnes auront plus que d'autres tendance à « faire » des cancers ou d'autres maladies. Ce sont elles qu'il faut surveiller de plus près. On ne peut, bien sûr, jurer de rien, mais c'est là le seul moyen de moduler, d'individualiser la détection et de faire qu'elle soit rentable. Ce mode de penser est devenu la règle. De plus en plus, les bilans ou « check-up » sont donc soumis à un examen sévère des coûts et des rendements. Ils subissent, de ce fait, un profond remaniement.

Des découvertes incessantes devraient, elles aussi, permettre de sérieuses économies. On peut, par exemple, prévoir très tôt dans l'enfance qu'une sensibilité héréditaire au sel condamnera certains individus, s'ils ne sont pas privés de sodium, à faire plus tard une hypertension artérielle grave. Ceux-là seront l'objet d'une sollicitude toute particulière, comme les enfants de diabétiques, d'hypertendus, d'obèses, comme tous ceux qui sont plus particulièrement menacés. On a ainsi, depuis longtemps, établi une « carte de risque » de l'infarctus. La presse l'a largement diffusée. L'âge, le mode de vie, l'alimentation, le poids, la tension artérielle, le tabagisme, les maladies associées, etc., c'est-à-dire tout ce que la médecine sait être responsable de l'infarctus permet de classer les citoyens en catégories différentes de risque.

Cette méthode modulée de dépistage préventif des maladies et des « facteurs de risque » laisse espérer que les dépenses n'excéderont jamais les économies faites grâce à elle. La détection n'est plus grossière et applicable à tous. Il deviendra probablement nécessaire d'établir une carte d'identité sanitaire individuelle précisant les risques, les nécessités diététiques, etc. Ainsi tout le monde ne serait plus soumis à la même loi absurde et aveugle. Mais on aurait aussi, du même coup, moins de scrupules à imposer la Loi à tous, et elle serait encore mieux acceptée.

Parvenue à ce stade, la prévention ne peut cependant plus éluder un grave problème. Il ne suffit pas d'éliminer les agents pathogènes extérieurs, ni les facteurs de risque liés à des comportements erronés. Il faut bien reconnaître que nous sommes inégaux devant eux et qu'ils n'agiront sur nous que si des facteurs génétiques nous y prédisposent. Ni le tabac, ni les microbes, ni les virus, ni le sel, ni aucun agent pathogène n'agira gravement sur nous si quelque chose en nous ne leur prête main-forte, et nous ne leur résisterons efficacement que si quelque chose en nous est prêt à se défendre contre eux.

Et il est bien évident que, une fois ces facteurs génétiques définis, le plus sage serait, tout compte fait, de les supprimer. A quoi servirait en effet de combattre les causes exogènes si on laissait persister les causes endogènes ? Supposons, par exemple, que le tabac ne puisse favoriser l'apparition du cancer des bronches que chez certains individus porteurs d'une certaine enzyme. On peut aussi soupçonner que cette enzyme est capable de fabriquer un cancer avec des facteurs cancérigènes autres que le tabac. Ne serait-il pas illogique de laisser se reproduire les hommes qui en sont porteurs ?

A vrai dire, si on ne peut pas imaginer une politique sanitaire qui ne serait pas préventive, on peut encore moins envisager une prévention qui ne s'accompagnerait pas d'eugénisme. Ce serait d'autant plus absurde qu'une politique eugénique est tout à fait possible.

En juillet 1978, naissait en Angleterre le premier « bébé-éprouvette ». Un sondage d'opinion devait révéler que pour beaucoup, et surtout parmi les générations les plus jeunes, cet événement avait été le plus important de l'année. Les jeunes savent reconnaître ce qui compte.

Un biologiste et un gynécologue anglais sont donc parvenus à vaincre la multitude d'obstacles qui, curieusement, s'opposaient à ce que le laboratoire fasse aussi bien que la nature. Du prélèvement de l'ovule et des spermatozoïdes et de leur rencontre dans un tube à essai où se déroulent les toutes premières phases du développement, jusqu'à l'implantation de cette ébauche d'embryon dans l'utérus maternel et à la poursuite de son développement *in utero,* toute une série de problèmes se posaient, souvent inattendus et déconcertants, qu'il fallait, l'un après l'autre, résoudre. Il s'agit moins d'une « découverte », d'une révolution conceptuelle, que de l'accumulation patiente de solutions ponctuelles.

Normalement, *in vivo,* l'ovule pondu par l'ovaire va, dans

la trompe, à la rencontre des spermatozoïdes. Là, ils se « marient ». Tout en commençant sa division, cet œuf fécondé se déplace vers la cavité utérine où il s'installe (il se « nide »). Pour peu que les trompes ne soient plus « perméables » — et c'est une éventualité fréquente (conséquences d'infections locales, d'avortements, de malformations) —, la migration et la rencontre deviennent impossibles. La femme est stérile.

Le « bébé-éprouvette » est donc présenté comme étant, avant tout, la solution apportée à ce douloureux problème. Mais là ne s'arrêtent pas les conséquences de cette « première », et tout le monde l'a bien senti. S'il ne s'était agi que de guérir la stérilité par obturation tubaire, l'événement n'eût pas été aussi retentissant. D'autres procédés sont quotidiennement mis en œuvre pour reperméabiliser les trompes, soit en les débouchant, soit en les reconstituant par des greffes, et il naît plus de bébés grâce à ces interventions qu'il en naîtra jamais par la méthode du bébé-éprouvette. On avait aussi, grâce à cette expérience, découvert ou, le plus souvent, précisé certains détails des mécanismes de la reproduction. Mais ce qui était nouveau, spectaculaire et riche de conséquences, c'était l'étape nouvelle franchie dans la maîtrise de cette reproduction.

Déjà on avait su « planifier » les naissances grâce aux différentes méthodes de contraception. La séparation entre sexualité et reproduction, trop longtemps confondues, ouvrait la voie à une vie sexuelle libérée de toute préoccupation génésique et à une reproduction indépendante des besoins et désirs sexuels. En même temps, grâce à la contraception, la vie sexuelle était à l'abri de toute interférence sociale, morale et même affective. Ainsi s'accomplissait, en fait, une triple séparation : la sexualité était libérée à la fois de la vie socio-affective d'un côté et de la reproduction de l'autre. Du même coup, vie affective et reproduction n'avaient plus aucun lien.

Il subsistait cependant une liaison de fait, sinon d'obligation, entre ces différents domaines. Il fallait que deux personnes aient des relations sexuelles, et cette entreprise commune arrivait à établir des liens, affectifs et légaux, entre les parents et, surtout, entre les parents et les enfants. La reproduction restait « naturelle », avec quelques conséquences d'ordre social et affectif.

Grâce au bébé-éprouvette, on peut enfin espérer briser ces derniers liens. Rien n'oblige plus, pour créer une nouvelle vie, à aucun rapport, d'aucune sorte, sinon médical, entre les fournisseurs de gamètes, et entre eux et leur progéniture. La reproduction reste sexuée, mais elle devient indépendante des personnes et de leur sexualité.

Ainsi, on peut programmer beaucoup plus rigoureusement ce qui avait été jusque-là, par nécessité et aussi par légèreté, laissé au hasard. On faisait des enfants parce qu'on faisait l'amour ensemble et parce qu'on voulait, pour des raisons compliquées — se prolonger, s'affirmer, se prouver quelque chose —, procréer. Et n'importe qui, sans contrôle, pouvait le faire et donner naissance à n'importe quoi. Tout cela n'était admissible que parce que le pouvoir n'avait pas été donné de faire mieux : on n'avait pas les moyens de maîtriser une activité reproductrice qui restait, en outre, dominée par le désir sexuel et l'affectivité, et influencée par les impératifs sociaux et économiques. Il n'y a plus de raison, de toute évidence, pour qu'il en soit ainsi.

Dans l'immédiat après-guerre, la découverte du « facteur rhésus » avait déjà été une révolution. Cette caractéristique du groupe sanguin avait une conséquence malheureuse : si le sang de la mère ne la possédait pas et si elle était léguée par le père à l'enfant à naître, sa présence dans le sang fœtal provoquait une réaction de rejet par le sang de la mère. Celui-ci sécrétait des facteurs anti-rhésus qui détruisaient les globules rouges du fœtus.

On pouvait déjà espérer que, disposant de la « carte génétique » de chaque individu, on aurait été en mesure de définir avec précision les compatibilités et les incompatibilités entre les reproducteurs. Des tares héréditaires qui ne se seraient pas manifestées dans la descendance de A et B avaient au contraire toutes les chances de frapper les descendants de A et C (on connaissait déjà les risques des mariages consanguins). Si donc on connaissait bien les caractères héréditaires de chacun, on était en droit de déconseiller à des couples de procréer ensemble. Éventuellement de le leur interdire.

L'hérédité ne détermine pas seulement, en effet, ce que tout le monde peut observer : la couleur des yeux, la taille, l'aspect physique en général, etc., et les maladies héréditaires. On devait découvrir, peu à peu, que pouvaient être transmises héréditairement des caractéristiques qui n'étaient plus, à proprement parler, des « maladies » mais qui étaient des « facteurs de risque » de maladie : tolérance ou intolérance à l'égard de certains éléments pathogènes du monde extérieur (tabac et enzyme, sodium et hypertension) mais aussi comportements alimentaires (goût pour le sucre et le sel), propension à abuser de l'alcool et du tabac, aptitude à inscrire les stress de la vie dans les maladies somatiques, etc.

Notre pathologie est l'effet de notre rapport avec le monde. Pasteur a fait longtemps, trop longtemps, oublier l'importance du terrain. On le définit de mieux en mieux et, puisqu'on peut en décrire scientifiquement les mécanismes, on y croit et on découvre chaque jour davantage son importance. Il était déjà déraisonnable de laisser se reproduire des individus porteurs de tares héréditaires, et encore plus, de laisser se marier des individus dont les tares ne pouvaient que s'additionner. Il est absolument inconcevable de permettre aux porteurs de facteurs endogènes de maladies graves, pénibles pour l'individu et coûteuses pour la société, de se reproduire et de peser sur la santé de la collectivité et l'avenir de la société.

On sait depuis longtemps qu'il y a des familles de diabétiques, d'obèses ou d'idiots (au sens banal du mot). On sait que le cancer ou les maladies cardio-vasculaires sont plus fréquents dans certaines lignées que dans d'autres. Or, maintenant que nous avons vaincu la plupart des maladies infectieuses, ce sont là les maladies qui tuent.

On devrait donc, en attendant que les biologistes soient capables de modifier le programme génétique des individus, ce qui semble actuellement difficile, organiser rationnellement la reproduction humaine. Il suffirait de sélectionner les individus dépourvus de tares et porteurs, au contraire, des facteurs génétiques les plus favorables, tant du point de vue des qualités humaines que des qualités médicales. On pourrait alors nourrir l'espoir de voir peu à peu disparaître les tares et les faiblesses constitutionnelles qui provoquent la maladie et la mort et gênent l'épanouissement de la race humaine.

Les botanistes et les zoologistes ont d'ailleurs montré la voie. Quand on veut produire un meilleur blé, un maïs au grain plus gros, quand on veut inventer un nouveau fruit, on opère les choix ou les greffes qui conviennent. On n'hésite pas à sélectionner, à croiser des animaux pour obtenir de nouvelles races. Les Argentins ont montré récemment des chevaux qui ne sont pas plus grands que des petits chiens et qui, de surcroît, vivent plus longtemps (45 ou 50 ans au lieu des 25 années de vie accordées aux chevaux ordinaires). Certains chiens sont, on le sait, de pures créations de l'homme.

On fait mieux encore. Il y a belle lurette que quelques taureaux sélectionnés assurent à eux seuls la reproduction de presque toute la race bovine. Le sperme de chacun d'eux féconde des centaines de vaches.

Mais encore faut-il sélectionner ces vaches aussi. Certaines ne pondent pas des ovules dignes d'un aussi noble sperme. Le plus simple est donc de distinguer entre les deux fonctions habituellement associées par la nature dans une même femelle : la ponte d'un ovule par l'ovaire et le développement de l'ovule fécondé, l'œuf, dans l'utérus. Il suffit de prendre les ovules des bonnes vaches, de les féconder avec les spermatozoïdes des bons taureaux et de n'utiliser les vaches médiocres que pour porter cet embryon de rêve. Les veaux-éprouvette commencent donc leur carrière dans un tube mais la poursuivent douillettement dans un utérus de location qui est, pour le moment, l'endroit le plus sûr, le plus facile et le meilleur marché pour son développement.

On voit les perspectives que la réussite, dans l'espèce humaine, de l' « opération éprouvette » peut ouvrir à la reproduction. On pourrait permettre aux femmes donneuses d'ovules de porter elles-mêmes, de temps en temps, leurs enfants, pour leur plaisir, mais on leur demanderait surtout de fournir leurs ovules pour que, fécondés par des spermatozoïdes de qualité, ils aillent poursuivre leur carrière dans des ventres d'emprunt. Les femmes, indignes de reproduire, devraient être heureuses cependant : on imagine sans peine la joie que serait, pour une porteuse, de sentir se développer dans son ventre un enfant parfait, son enfant malgré tout, pour qui elle n'aurait plus à craindre qu'il soit laid, bête ou malade, comme elle-même ou un partenaire choisi pour des raisons non médicales.

Du côté masculin, il suffirait de stériliser les hommes dont le sperme serait taré et de demander aux autres de confier leur sperme à des banques. Congelé, il pourrait servir à féconder des centaines d'ovules sélectionnés. On pourrait même le conserver pour féconder des ovules longtemps après le décès du donneur. Quand on songe au nombre de spermatozoïdes de génies qui au cours des siècles ont été perdus alors que se reproduisaient impunément des imbéciles (et même ceux-là, comme on le sait, plus que quiconque) !

A la dissociation entre l'affectivité, la sexualité et la reproduction, s'ajoute donc, à l'intérieur des processus de reproduction eux-mêmes, la dissociation entre fournisseurs de gamètes et porteuses, entre la conception et la grossesse. Il était temps que l'esprit humain mît un peu d'ordre. Grâce à la pilule et au bébé-éprouvette, un eugénisme bien compris peut, enfin, être envisagé.

On voit mal, une fois de plus, ce qui pourrait s'opposer à cette évolution et qui pourrait bien insister pour mettre au monde des enfants de qualité inférieure alors que la possibilité serait offerte à tous de donner naissance à des enfants sans défauts.

L'amniocentèse élargit encore ces perspectives. Elle est actuellement pratiquée pour détecter les malformations éventuelles (le mongolisme en particulier) chez les femmes à « hauts risques », c'est-à-dire, en gros, chez les femmes ayant plus de trente-huit ans. Mais elle permet aussi de connaître très tôt le sexe de l'enfant. Étant admis que ces examens seront perfectionnés, rendus moins dangereux et plus précis, et que, d'autre part, les techniques d'avortement seront, elles aussi, moins risquées et moins traumatisantes, on devine les perspectives extraordinaires qu'ouvre à l'imagination et à la pratique eugénique la possibilité de choisir le sexe, sans risque pour personne, en toute tranquillité et certitude.

A vrai dire, le problème ne se posera pas seulement au niveau individuel, mais aussi pour la collectivité. On pourra décider en toute quiétude du nombre d'enfants mâles et d'enfants femelles nécessaire à l'équilibre social, et régulariser ces proportions. Il est probable que, pour ces choix, les besoins sexuels (plus d'hommes que de femmes) ou sociaux (quel sexe sera le plus apte à occuper les emplois indispensables) seront déterminants. Mais les différences sexuelles psycho-sociales, la répartition des tâches et des rôles ont toutes les chances de continuer à s'atténuer ou même à disparaître, et il deviendra peut-être socialement indifférent que les enfants naissent mâles ou femelles. Peut-être cette belle conquête de la maîtrise du sexe restera-t-elle sans emploi. Toutes les potentialités de la science ne peuvent pas être utilisées pour la seule raison qu'elles existent. Mais on peut, à coup sûr, prévoir une période intermédiaire au cours de laquelle il ne sera pas sans intérêt de programmer le sexe des anges.

Encore ne sont-ce là que les espoirs que permettent les découvertes actuelles. Tout peut être bouleversé par l'aboutissement de recherches en cours sur les manipulations génétiques. Très bientôt une politique eugénique plus audacieuse sera devenue si facile et tentante qu'elle posera sans doute des problèmes moraux. Il sera de plus en plus difficile de décider des intérêts de l'individu, de la collectivité ou de l'espèce. Le problème se posera en particulier de savoir *qui* devra prendre la responsabilité d'une stratégie eugénique cohérente. Mais, en attendant, ce qui peut être décidé en fonction des possibilités actuelles et qui relève de la prévention ne pose pas de tels problèmes. Les choix moraux sont d'une clarté absolue. Seuls quelques moralistes attardés, et que les savants trouvent bien irritants, s'obstinent à dénoncer des dangers imaginaires, à revendiquer des réglementations qui stériliseraient la recherche.

Mais l'homme n'est pas seulement un corps qu'il faut réparer et protéger. Il est aussi une personne sociale. La vie sociale agit sur lui. En particulier les relations entre les personnes et les groupes sociaux : rapports d'agressivité ou d'amour, de compétitivité ou de solidarité, etc. Les rapports sexuels et affectifs, par exemple, seront heureusement séparés l'un de l'autre et coupés, ensemble, de la reproduction, mais ils n'en exercent pas moins une action importante sur la santé physique et mentale des personnes.

Si elle n'est pas harmonieuse, la vie affective, en général, est source de maladies, aussi bien psychiques (dépressions invalidantes et coûteuses, conduites asociales, suicides, improductivité des individus aliénés dans les sentiments) que physiques. Personne ne songe à nier la psychogenèse de maladies dites psychosomatiques, comme l'ulcère de l'estomac, la rectocolite, des formes d'asthme ou d'hypertension, les migraines, et tout le monde est prêt à reconnaître au moins une participation psychique, « morale », à ces affections, et, en général, à toutes les maladies dites fonctionnelles. Il ne peut donc pas y avoir d'hygiène sociale sans hygiène mentale, et pas d'hygiène mentale possible sans équilibre des sentiments.

Déjà de nombreuses structures sont en place. Tous les enfants qui ne sont pas tout à fait conformes à la norme scolaire sont assurés du soutien médical, institutionnel (classes spéciales et établissements de cure spécialisés) et psychothérapique dont ils ont besoin. Des psychologues scolaires, des enseignants spécialement formés, des IMPP (instituts médicaux psycho-pédagogiques) fleurissent un peu partout pour dépister et prendre en charge les cas difficiles. Qu'importe que les hypothèses étiologiques diffèrent : que la cause soit héréditaire ou psycho-sociale, il faut séparer le bon grain de l'ivraie et, selon les cas ou les options, aider les plus défavorisés par la nature et/ou par la société. Sans parler des parents qui portent toujours une responsabilité (biologique ou psychologique) dans les troubles de leurs enfants et qui doivent être conduits soit, comme le propose le Pr Debray-Ritzen, à accepter les rudes mais justes lois de la nature, soit, comme l'espèrent d'autres, à reprendre le bon chemin et à redevenir de « bons parents », « normaux ».

L'hygiène psychologique des adultes n'est pas sans poser, elle aussi, des problèmes. A peine était-il ouvert qu'un centre de renseignements téléphoniques sur la planification des naissances était débordé par des appels concernant autant la vie affective et la vie sexuelle que la contraception. Fait plus surprenant encore, 40 % des appels étaient d'origine masculine.

Pour tous ces adultes perturbés, la politique de secteur représente déjà un très grand progrès. Afin de remédier à la dispersion et à l'incohérence de l'action psychiatrique, on a en effet divisé le territoire national en secteurs. Chacun possède sa structure psychiatrique qui va de l'hôpital classique aux dispensaires d'hygiène mentale et aux antennes mobiles. Les malades sont de plus en plus rarement hospitalisés et de plus en plus souvent traités dans leur milieu naturel, ce qui permet aux équipes psychiatriques d'aider en même temps les familles. L'entourage a toujours, on le sait, fabriqué son fou ou bien a souffert (et souffre encore) de la présence d'un fou en son sein. On peut espérer qu'ainsi l'ensemble de la population bénéficiera, de proche en proche, de l'action psychologique, destinée à faire que tout le monde fonctionne bien. On pourrait baptiser « orthopsychique » cet effort fait pour guider la population vers une vie psychologique plus équilibrée et plus saine (comme on fait de l'orthoptie pour rééduquer les yeux, de l'orthophonie pour le langage, de l'orthopédie pour la charpente osseuse, et de l'orthodontie pour les dents).

L'action orthopsychique dispose d'armes puissantes et sûres. Les thérapies d'inspiration psychanalytique plus ou moins lointaine, qui ont encore la faiblesse de compter sur l'autoguérison et sur le temps, sont longues, coûteuses et incertaines. Elles devront céder la place à des thérapeutiques plus brèves et plus actives. On sait déjà guérir des homosexuels mâles grâce à un déconditionnement accéléré : il suffit que l'érection provoquée par des images de nus masculins déclenche un courant électrique plutôt décourageant. Des chirurgiens allemands se vantent volontiers des prodiges qu'ils ont réalisés en opérant le cerveau détraqué de violeurs et d'exhibitionnistes qui, sans cela, auraient fait beaucoup de mal et passé leur vie en prison. Les médicaments psychotropes ont déjà fait des miracles. Avec la découverte des médiateurs chimiques du cerveau, tous les espoirs sont permis. Il n'y a pas si longtemps, on décrivait avec enthousiasme les miracles qu'on pouvait attendre de la bromocryptine dans le traitement de la schizophrénie (miracles douteux que le laboratoire lui-même ne revendiquait pas, mais enthousiasme révélateur).

Mais il ne s'agit encore là que des armes de traitement ou de prévention des désordres individuels. L'équilibre psychique est aussi une affaire sociale et on a toutes les raisons de penser que l'action orthopsychique ne trouvera toute son efficacité que si les relations interindividuelles et les sentiments qui les animent changent, ou sont changés. Il ne suffit pas de modifier les structures. Il faut aussi transformer les mentalités.

Le sentiment amoureux, par exemple, peut, sans beaucoup d'audace, être considéré comme une névrose. On devrait donc le traiter. Il n'y a, en tout cas, aucune raison de le respecter particulièrement : il entraîne les malheureux qui en sont victimes dans des conduites absurdes, infantiles, humiliantes. Personne n'a encore osé chiffrer le nombre d'heures de travail que ce sentiment fait perdre, les dépenses dont il est responsable, les malheurs qu'il entraîne, les vies qu'il coûte.

S'il est, comme on peut le penser, fondé sur le désir sexuel, il devrait, la sexualité étant complètement libérée et coupée des institutions comme le mariage, perdre beaucoup de son intensité. Quand le corps est satisfait, l'esprit ne s'engage pas dans des sentiments absurdes de possession, de jalousie, de dépendance (c'est-à-dire d'amour). On peut donc compter sur l'effet conjugué de l'évolution des mœurs et de la révolution biologique — ces deux facteurs agissant en outre favorablement l'un sur l'autre — pour éliminer progressivement le sentiment amoureux.

Un événement « médical » comme la « pilule » a eu sur les mœurs une action comparable à celle que les inventions techniques comme la machine à vapeur ont pu avoir sur les structures sociales. On n'a pas fini de faire le bilan de son action : libération sexuelle — et par voie de conséquence politique — de la femme, liberté accrue des relations sexuelles, et peut-être de l'homosexualité (la seule justification de l'hétérosexualité étant, en effet, la reproduction). Elle a fait de la grossesse et de l'enfantement non plus le résultat accidentel, plus ou moins voulu, de l'activité sexuelle, mais l'effet d'une préméditation, d'un calcul longuement mûri. On ne fait plus des enfants sans y penser, dans un mouvement imbécile de passion, mais après avoir réfléchi et décidé en toute connaissance de cause, en fonction des impératifs personnels et financiers, des obligations sociales, des études, du logement, des « convenances », etc.

Les conséquences de la révolution orthogénique ne sont, non plus, pas toutes imaginables. On peut supposer que la liberté sexuelle s'accroîtra encore : toute répression de l'instinct sexuel, ayant perdu tout son sens, disparaîtra. Même la notion d'inceste devra être reconsidérée. Elle suppose une filiation à la fois biologique, institutionnelle et affective. Elle n'aura donc pratiquement plus de sens. De qui l'enfant sera-t-il l'enfant : de la mère ovulatrice, du père spermatique, de la mère porteuse ? Seule celle-ci devrait être identifiable. Le seul obstacle qui subsisterait aux relations sexuelles susceptibles d'entraîner la reproduction serait d'ordre génétique. La connaissance exacte du patrimoine de chacun permettrait d'éviter que ne se reproduisent entre eux des frères et des sœurs, des mères et des fils.

Dans un monde enfin ordonné où le sentiment, privé de ses supports sexuels et sociaux, dépérirait, où l'activité sexuelle serait débarrassée de toute influence extérieure, où la reproduction obéirait à des lois purement sociales et biologiques, le couple et la famille n'auraient plus guère d'intérêt. Reste cependant le problème posé par l'élevage des enfants. La situation triangulaire classique, fortement (et indûment ?) exploitée par la psychanalyse, doit-elle être considérée comme nécessaire à la maturation de l'enfant comme on le croit actuellement, ou doit-on la juger nuisible et la détruire ? On ne peut, en tout cas, pas porter à son crédit l'état actuel de l'être humain, et la psychanalyse aurait au moins le mérite de nous montrer que, dans ce triangle, réside, pour une grande part, l'origine de tous les déséquilibres affectifs dont nous souffrons (et où, selon toutes les probabilités, l'amour-sentiment puise sa force). L'élevage collectif semble cependant poser quelques problèmes. A en croire Bettelheim, les enfants finissent tous par choisir dans une communauté adulte un « père » et une « mère ». Peut-être justement cette solution est-elle la seule possible, puisque de toute façon disparaîtraient les pères et les mères dits « naturels » et que tous les enfants seraient, au sens actuel, « naturels », de père et de mère inconnus.

Toutes ces propositions sont ordonnées par une logique rigoureuse. Des esprits rassis jugeront peut-être que cette logique est délirante. Ils auraient tort, cependant, de croire qu'elle est sans rapport avec la réalité.

Depuis longtemps déjà, notre vie quotidienne, en général, est encadrée par des obligations qui ne sont pas dictées par le souci de notre bien mais par le confort des institutions et de la société. Toute l'organisation rationnelle de la vie sociale, des activités productrices, du travail, de la consommation ou des loisirs obéit à cette loi. Il est impossible, dans la cité moderne, de rien improviser : il faut toujours prévoir et toujours savoir ce qu'il faut faire. Les vacances, les enfants, le restaurant ou le théâtre, tout doit être programmé. Prendre l'avion ou le RER, se déplacer, circuler dans les rues ou sur les routes, acheter, vendre, payer ses impôts et les multiples cotisations auxquelles chacun est astreint demande des connaissances multiples et complexes. Les tours, le travail à la chaîne, les signaux lumineux sont évidemment faits pour que « ça » marche et non parce que ça nous convient. Il arrive que les supermarchés plaisent à une certaine clientèle, mais leur organisation n'a pour fin que de restreindre le personnel, de standardiser les marchandises et les gestes dans un but d'économie, comme partout où les rapports humains et le personnel ont été remplacés par des machines.

C'est dans cette perspective, éminemment « moderne », que s'inscrit une politique de santé « moderne ». Ici aussi il faut que « ça » marche. La distribution des soins et la prévention des maladies sont dominées par le souci de rationaliser. Il est admis une fois pour toutes que la liberté, l'improvisation, la fantaisie sont des pertes de temps, des parasites.

Et, déjà, ce qu'on pourrait considérer comme une simple fantaisie de l'imagination, le fruit d'un parti pris, est en voie de réalisation. Il n'y a pas de cartes de rationnement, mais il est exceptionnel de sortir d'une consultation médicale sans un régime alimentaire. Le tabac et l'alcool ne sont pas interdits, mais des taxes de plus en plus lourdes les frappent, et il sera bientôt totalement indéfendable d'autoriser des activités dont on proclame à longueur de journées et par tous les moyens de diffusion qu'elles sont nuisibles, dangereuses, criminelles, et quand on traite avec mépris ceux qui en sont les victimes. L'eugénisme n'a pas encore imposé sa loi, mais la définition des grossesses à « hauts risques », la généralisation des inséminations artificielles et même tout simplement la contraception ouvrent le chemin. Il n'y a pas longtemps, un Américain proposait aux « prix Nobel » de recueillir leur sperme pour créer des génies en série. On ne corrige pas chirurgicalement ou chimiquement tous les déviants, mais un quadrillage de plus en plus serré ne permettra plus à personne d'être hors des normes sans être pris en charge. La criminalité, les conduites asociales, les échecs scolaires ou conjugaux, les déviances sexuelles et les problèmes affectifs relèvent déjà, tous, de l'aide médicale.

Pour que « ça » marche, il faut que l'homme « marche », qu'il soit une machine rentable, convenablement entretenue, avec soin. Avoir tort, se tromper, se conduire stupidement porte atteinte au fonctionnement de la société et ne peut plus être toléré.

Ces exigences paraissent d'ailleurs si nécessaires, si légitimes, si inévitables, que tout le monde est prêt à s'y plier. Ce que déjà les exigences de la vie citadine peuvent imposer chaque jour à des êtres humains (il suffit d'être à la gare Saint-Lazare, le matin ou dans la soirée, pour s'en faire une idée), comment la médecine ne l'imposerait-elle pas encore plus facilement ? On peut se révolter contre l'ordre social, on n'a aucune raison de s'opposer à l'ordre médical.

Pour ceux qui douteraient encore de l' « évolution des mentalités », voici quelques phrases prononcées, sous ce titre, par le Dr Michel Chartier, en introduction au 9e colloque de la commission conjugale du Centre catholique des médecins français (17, 18 janvier 1976) :

« La survenue d'une grossesse n'est plus laissée au hasard grâce à la *maîtrise* de la fécondité qu'a rendue possible ce que nous osons appeler maintenant la contraception. La grossesse est et sera de plus en plus *programmée...* » Le désir et la nécessité d' « affirmer avec certitude la date du début de la grossesse... nous conduisent donc et nous conduiront de plus en plus à *imposer* que toute femme qui souhaite une grossesse prenne sa courbe thermique ». « C'est la surveillance de la grossesse qui *impose* de plus en plus une *programmation...* Faute de quoi ce qui était considéré autrefois comme un incident *imprévisible* — " on n'a pas eu de chance " — est à mettre actuellement (j'insiste) sur le compte, je dirais presque, d'une *faute* professionnelle par insuffisance de surveillance ou manque de rigueur... Au total, la *programmation* a été rendue possible au couple grâce aux progrès de la technique, la programmation *s'impose* à nouveau aux gynécologues obstétriciens si nous voulons répondre aux exigences des femmes et de la *sécurité.* Il nous faut les moyens techniques pour remplir notre *mission. Il ne faut plus que nous laissions au hasard ou à la fatalité les problèmes de la fécondité, les problèmes de la vie humaine.* Il faut que nos connaissances progressent en ce qui concerne les conditions de la programmation, de la placentation, du développement, de l'hormonologie de la grossesse, du mécanisme de déclenchement des anomalies congénitales, des maladies héréditaires ; tout ceci nous est *impérieusement demandé* et nous devons mettre toutes les ressources de notre intelligence et de notre cœur pour y arriver. Nous allons donc très certainement augmenter les *pouvoirs de l'homme sur ce qu'on pourrait encore appeler — et sur ce que j'espère on n'appellera plus — le mystère de la vie humaine.* Et, pour ma part, je suis très sûr que ces pouvoirs, avec la sagesse humaine, seront utilisés dans l'immense majorité des cas, pour un mieux-vivre et un mieux-être... » Et à une question : « ... je vous répondrai que je n'ai parlé que de l'aspect technique. Cet aspect technique, il est absolument indispensable. Je ne vous ai pas parlé, en effet, de tout l'abord du comportement à avoir vis-à-vis des femmes enceintes. *Il serait très important, avant de donner aux gens l'autorisation d'avoir un enfant, de faire un test psychologique du désir et de la réalité de ce que représente le désir d'enfant pour M. et Mme Dupont.* Il faudrait en parler, je crois que c'est aussi important. »

Et, lui donnant la réplique, un autre médecin, Mme le docteur Odette Thibaut :

« Je crois que nous sommes tous d'accord : ces recherches, ces techniques nouvelles, artificielles, de reproduction ne sont pas un jeu gratuit mais nous permettront demain de *maîtriser* complètement, enfin dans la mesure du possible, ce phénomène de reproduction. C'est assez positif, si vous voulez, de nous permettre d'introduire enfin un peu de *rationalité* dans notre comportement reproducteur, faute d'ailleurs de pouvoir en *imposer* à notre comportement rationnel... Ces nouvelles connaissances nous *imposent* des responsabilités nouvelles. Qu'on le veuille ou non des recherches sont engagées, et refuser de se préoccuper de ces responsabilités est une *démission.* Ces techniques artificielles nous proposent en quelque sorte un modèle de contrôle du processus de fécondation : sélection des donneurs, détermination de la date de l'ovulation, de telle sorte que l'on puisse diminuer le risque d'anomalie génétique liée au vieillissement des gamètes. Quand je vois les précautions dont on s'entoure pour la fécondation artificielle, il me paraît que l'*inconscience qui a présidé jusqu'ici à la reproduction naturelle* est quelque peu étonnante, voire même scandaleuse. [... protestations diverses dans la salle...] Il s'agit d'envisager une véritable prophylaxie de la conception. Pour moi, tout cela ne me fait pas peur. »[1]

Pourquoi, en effet, cela ferait-il peur ?

1. Les mots en italique sont soulignés par moi.

LA MÉDECINE COMME MORALE

> Histoire connue.
> Au théâtre. Groucho Marx se lève, à l'entracte, en criant : « Y a-t-il un médecin dans la salle ? », pour demander ensuite, suavement : « Que pensez-vous, docteur, de la pièce ? »

La médecine est partout. Elle est censée avoir réponse à tout. Considérable est la place qu'elle occupe déjà dans l'esprit des individus et dans la culture collective. Les magasins qui vendent des produits de régime ou « naturels » se multiplient et font d'excellentes affaires. Les livres qui disent comment il faut vivre, manger, dormir, faire l'amour ou du sport, respirer, rester jeune et beau, se vendent admirablement. Des tenues de sport, des chaussures spéciales pour la course, des vêtements moins contraignants, des produits cosmétiques (crèmes et élixirs de toutes sortes), des médicaments, roumains ou autres, destinés à lutter contre le vieillissement, rencontrent un énorme succès. Les gens courent, font fanatiquement n'importe quel sport, s'adonnent à n'importe quel régime, surveillent leurs performances sexuelles et leur poids, veulent des bilans, des conseils, des garanties.

Et si le médecin, l'hôpital, la Sécurité sociale, les médicaments, sont l'objet d'une certaine méfiance ou même d'une franche hostilité, la Médecine, elle, a gardé une image irréprochable. Elle ne peut que vouloir le bien des autres et elle est la seule à savoir. En se déplaçant des médecins à la médecine, la croyance n'a rien perdu. Elle s'est purifiée des incertitudes qui l'encombraient encore.

Certains auteurs ont su prévoir cet avènement du règne de la médecine. Ainsi, Aldous Huxley peut à juste titre se vanter dans *le Nouveau Meilleur des mondes* d'avoir eu raison contre George Orwell. Alors que *1984* prédisait un univers essentiellement politique et autoritaire, *le Meilleur des mondes* annonçait le triomphe de la biologie et de la médecine.

Le mérite de Huxley et de Jules Romains (dans *Knock*) est d'avoir su prévoir ce triomphe. Avant même que la médecine et la biologie aient fait les découvertes qui fondent aujourd'hui leur gloire et leur règne, ils avaient prévu l'usage qu'elles en feraient.

Dès 1923, le Dr Knock, agacé « par cet être ni chair ni poisson que vous appelez un homme bien portant », exprime en une phrase le programme de la politique sanitaire contemporaine : « Vous me donnez un canton peuplé de quelques milliers d'individus neutres, indéterminés. Mon rôle sera de les déterminer, de les amener à l'existence médicale. »

Et Huxley : « En 1931, alors que j'écrivais *le Meilleur des mondes,* j'étais convaincu que le temps ne pressait pas encore. La société intégralement organisée, le système scientifique des castes, l'abolition du libre arbitre par conditionnement méthodique, la servitude rendue tolérable par régulières doses de bonheur chimiquement provoquées, les dogmes orthodoxes enfoncés dans la cervelle pendant le sommeil au moyen de cours de nuit, tout cela approchait, se réaliserait bien sûr, mais ni de mon vivant ni du vivant de mes petits-enfants. » Huxley se trompait sur un autre point : la servitude n'a même pas besoin d'être rendue « tolérable ». Elle est souhaitée, attendue. Et d'ailleurs Huxley lui-même précise : « La société décrite dans *1984* est dominée presque exclusivement par le châtiment et la crainte du châtiment. Dans l'univers imaginaire de ma propre fable, ce dernier est rare et peu rigoureux. Le contrôle presque parfait exercé par le gouvernement est réalisé au moyen du renforcement systématique des attitudes satisfaisantes, de nombreuses manipulations à peu près non violentes, à la fois physiques et psychologiques... » Il est difficile d'imaginer que ce « contrôle presque parfait » puisse aller à l'encontre des souhaits profonds de la société. Seul pourrait susciter la révolte et le refus un contrôle qui ne prendrait pas d'abord soin de s'assurer du consentement spontané de la population ! Qui même, le plus souvent, ne se contenterait pas d'obéir à sa demande pressante.

Huxley conclut l'énumération des moyens de contrôle du gouvernement par « ... et la standardisation génétique ». Là, il faut rendre à un autre prophète ce qui lui est dû. Depuis de longues années déjà Salvador Dali adore bruyamment cet Acide Désoxyribo Nucléique qui est aujourd'hui le dieu unique et souverain de tous ceux qu'exaspèrent l' « égalitarisme » et la liberté (comment pourrions-nous nier que nous naissons inégaux et déterminés ?) et dans lequel, plus sérieux, des savants voient l'explication de nos différences (en face de la maladie, plutôt que des différences entre les performances).

Il y a de curieuses rencontres : le mot par lequel on désigne Dieu en hébreu (Il ne peut être, à proprement parler, nommé) « Adonaï » s'écrit par les trois consonnes : ADN. Et un Jacob (François) a contribué à découvrir la structure, sous la forme d'une « échelle », de cet ADN. C'est une échelle que vit, en songe, l'autre Jacob quand Dieu lui annonça le destin, pour l'éternité, du peuple juif. Par quel étrange hasard ce qui décide génétiquement de l'avenir de l'homme et de l'espèce s'appelle-t-il ADN et est-il structuré par l'échelle de Jacob ? En tout cas, l'ADN, celui que tout bêtement connaissent et décrivent les biochimistes, distribue ou refuse, comme Dieu, la Grâce. Dieu décide qui sera sauvé ou perdu. L'ADN décide, dès notre conception, de ce que nous serons biologiquement. Il va souverainement décider de notre être et de notre réaction au monde environnant.

Pourtant, comme les chrétiens qui ignorent si la grâce leur a été accordée ou non, il va nous falloir nous comporter comme si nous avions à mériter notre salut. La Santé exige à la fois Grâce et Mérite : un bon patrimoine génétique et une bonne conduite. Il nous faut, en obéissant à la médecine, mériter un salut qui nous est, d'emblée, par la biologie, donné ou refusé. Nous ne pouvons échapper ni à l'une ni à l'autre. Notre vie ne peut être conçue qu'à partir de cette double exigence.

Quand, dans *les Frères Karamazov,* Aliocha se désespère de voir le corps du Staretz Zozyme pourrir comme n'importe quel autre corps (plus vite même), il se prend à douter de tout. Pourtant, la religion est prudente : elle se garde bien de rien promettre qui soit ici-bas vérifiable. Le Salut qu'elle nous fait espérer est intemporel. Malgré cela, la décomposition du cadavre d'un saint suffit à faire basculer la croyance.

La promesse médicale prend, elle, le risque d'être toujours démentie. Le démenti est même assuré. Quoi que nous fassions, nous mourrons, nous souffrirons, nous pourrirons. Elle ne peut nous promettre ni l'immortalité ni le bonheur, mais simplement une des conditions de ce bonheur : la santé. Même pas : une bonne conduite, selon sa loi, ne nous vaudrait, au mieux, que la chance « statistique » d'être moins malade et de vivre plus longtemps. Et, pourtant, rien ici ne semble pouvoir bouleverser aucune croyance. Contre toute attente, la médecine résiste mieux au doute que la religion.

En fait, elle ne risque rien. Tout son discours laisse implicitement entendre que la mort et la souffrance pourraient être vaincues, mais explicitement elle reste modeste. Elle ne demande qu'un peu de raison en échange d'un peu d'espoir. Et elle assortit sa promesse d'une exigence : il faut lui obéir. Si les hommes étaient sages et obéissants, peut-être pourraient-ils en effet lui demander des comptes, lui rappeler cet espoir qu'elle a fait naître. Mais ils ne le sont pas.

Et, de plus, elle peut, sans mauvaise foi, affirmer que, cette promesse, ce n'est pas elle qui la fait. Elle lui est imposée. Ce n'est pas parce qu'elle le désire ou parce qu'elle y prétend qu'elle passe aujourd'hui pour la seule réponse possible à la peur de la maladie et de la mort. C'est cette attente qu'elle n'a pas sollicitée qui lui confère un pouvoir qu'elle n'a pas, et qu'elle ne prétend même pas avoir. C'est elle qui la contraint à promettre plus qu'elle ne peut tenir.

Mais, en fait, c'est sa présomption initiale qui a suscité un tel espoir et elle n'a pas eu le courage de le démentir. A son tour, un espoir lui ordonne la réussite. Prise au jeu, elle laisse entendre, sans le dire, qu'elle peut tout. Qu'elle pourrait tout, en tout cas, si nous lui obéissions. Ses échecs ne sont jamais que provisoires et la promesse de nouveaux succès. Et de ces échecs la faute, toujours, nous incombe. Nous faisons constamment ce qu'il ne faut pas faire et presque jamais ce qu'il faudrait. Ainsi la boucle est fermée : pour répondre à une demande qu'elle ne peut pas satisfaire mais qu'elle ne veut pas refuser, elle culpabilise ceux que, inévitablement, elle déçoit.

Répondant au besoin de Salut, à l'angoisse du néant, de l'inconnu, elle devient donc une nouvelle religion. Mais cette religion est, plus qu'aucune autre, un leurre, une promesse impossible. Bénéficiant d'une croyance éperdue et d'une soumission sans réserve, elle éveille, parce que irréductiblement illusoire, une angoisse sans remède qui, à son tour, alimente la croyance.

Encore la médecine est-elle, d'une certaine manière, contrôlable. Quand elle prétend guérir ou prévenir, *hic et nunc,* des maux réels ou menaçants, on peut mesurer ses effets et éventuellement deviner les résultats qu'elle laisse espérer. Et elle ne peut agir qu'avec notre complicité. La biologie dispose, elle, d'instruments de contrôle et de décision bien plus puissants et secrets. Elle est capable de gouverner notre avenir sans même que nous le sachions.

Une « victoire » comme celle du « bébé-éprouvette » introduit dans notre univers physique, mental et social, une révolution dont nous ne pourrons probablement mesurer les conséquences que bien longtemps après que nous en aurons été les victimes ou les bénéficiaires. Nous ne sommes pas capables de décrire mais seulement de soupçonner ce que nous avons fait de la simple et banale pilule contraceptive et, surtout, ce qu'elle a fait de nous. Nous savons seulement que les processus qu'elle a engendrés, accompagnés ou exprimés sont déjà hors de notre contrôle, et plus sûrement encore du contrôle des médecins. Et ce n'est qu'un exemple.

Ainsi marchons-nous, triomphalement, et sans effroi, vers un « meilleur des mondes », peuplé de Knock souverains et adorateurs du dieu ADN, sans même savoir où nous allons et sans avoir le moindre espoir de rien contrôler.

•

Tout cela n'est que la nouvelle incarnation d'un vieux rêve. Déjà, au XVIIIe siècle, des médecins imaginaient une cité parfaite où tout serait régi par la science médicale, où la médecine définirait le bien et le mal. L'idée d'un salut par la médecine, d'une lumière médicale dans laquelle baignerait un monde apaisé, n'est ni plus nouvelle ni plus heureuse que l'idée du bonheur, ni plus progressiste que la sacralisation du progrès : nous sommes au siècle des lumières biologiques et médicales.

Même ceux qui aujourd'hui mettent la médecine en question et doutent de ses pouvoirs ne le font que pour se prosterner devant d'autres médecines ou devant une Nature forcément bonne. Ceux qui discutent les bienfaits du progrès, luttent contre les centrales nucléaires, l'automobile, le travail à la chaîne, l'alimentation en conserve, les grands ensembles ou les transports, le font, le plus souvent, au nom de la médecine et de la biologie. C'est parce que ces progrès mettent notre santé en danger que, malgré leurs avantages pratiques, économiques, politiques, ils doivent être combattus.

C'est que la médecine est, par nature, bonne. Il faut qu'elle le soit puisqu'elle seule peut nous guider. Elle en est elle-même si convaincue qu'elle ne supporte pas qu'on la mette en doute. Toute attaque contre la médecine rencontre de la part des médecins une stupeur incrédule. Comment pourrait-on les suspecter de quelque mauvaise pensée, de quelque mauvaise action ?

Comme science et comme pratique, quels que soient ses fondements et ses instruments, elle est, en effet, fondamentalement innocente. Les intentions qu'on peut lui prêter ne peuvent être que de soulager des souffrances et de sauver des vies. On n'imagine guère qu'elle puisse vouloir du mal. A peine accepte-t-on l'idée qu'elle puisse involontairement en faire, ou que, soumise à une autorité qui lui est étrangère (politique, militaire), elle puisse devenir mauvaise. Mais c'est un gage supplémentaire de sa fondamentale innocence puisque le mal, précisément, ne peut venir d'elle, mais seulement d'une volonté extérieure, qui lui est imposée.

Il est, par exemple, évident aux yeux de tous que les psychiatres soviétiques qui enferment les dissidents, les médecins qui prêtent main-forte aux bourreaux d'Argentine ou du Paraguay, les savants nazis qui expérimentaient sur les déportés, sont des traîtres à la médecine et à l'idéologie médicale. Ils ne sont plus des médecins. La médecine peut être utilisée comme un instrument coupable. Par elle-même et comme fondement de la morale, elle est irréprochable. L'exploit (médicalement discutable) de Pasteur sauvant de la rage le petit Joseph Meister reste le paradigme de l'action et des intentions de la médecine.

Mais on ne la crédite pas seulement des intentions les plus pures. Elle peut vouloir le bien parce qu'elle peut le faire. On se tourne donc vers elle en toutes occasions. On lui demande son avis sur tout. C'est d'elle qu'on attend la solution des problèmes quotidiens comme des drames planétaires ; on la veut omnisciente, omniprésente, puisque innocente, puissante et universelle.

Il semble aller de soi, par exemple, que la médecine fonde la légitimité des arrêts de travail, qu'elle décide des absences scolaires, qu'elle bénisse les mariages et les décès, qu'il faille passer par elle pour avoir le droit de faire de la gymnastique, de se baigner en piscine, de bénéficier d'un régime alimentaire particulier, d'avorter ou de prendre la pilule, qu'elle dise en somme, dans tous les cas, le Vrai et le Bon. La vie sociale et la vie affective, la sexualité, l'alimentation, l'habitat, l'éducation des enfants, la scolarité, le travail et ses rythmes, l'environnement, tout relève d'elle. Le certificat médical est sans doute le document officiel le plus fréquemment rédigé, et l'expertise médicale l'avis scientifique le plus souvent sollicité. Notre vie quotidienne est déjà régie par la médecine, marquée, jalonnée par elle.

La vie politique aussi. Quand des centaines de milliers d'hommes et de femmes se perdent dans les mers du Sud, y souffrent de la faim et de la soif, se noient dans des bateaux de fortune, meurent de misère dans les camps, éprouvent des souffrances morales, l'humiliation, la séparation, l'abandon, le désespoir, on trouve naturel qu'en face de ce drame toutes les énergies se bandent, toutes les réconciliations se fassent, autour d'un projet médical : « Un bateau pour le Vietnam ». Geste utile, capable de sauver des vies, d'aider, de soutenir, capable surtout de secouer les indifférences et de mobiliser les bonnes volontés mais geste symbolique surtout et qui, justement, fait de la médecine le symbole du bien et du vrai. Dans le désespoir, quand on ne peut rien faire de ce qu'on voudrait et devrait faire, c'est vers elle qu'on se tourne. La vie peut être un enfer, mais la médecine est là.

On ne s'étonnait déjà pas que dans toutes les tragédies qui bouleversent telle ou telle région du globe, les « médecins sans frontière » se précipitent, et souvent seuls, au secours de populations en détresse. Il ne venait apparemment à l'esprit de personne de se demander pourquoi il fallait que ce soient des médecins qui aillent en Argentine demander la grâce d'innocents emprisonnés ou torturés. L'Occident pouvait dominer des continents entiers. Le Dr Schweitzer était en Afrique et redonnait bonne conscience à tous les braves gens. Quand on veut désigner ou retenir de la Chine de Mao ce qu'elle a de sûrement bon, c'est aux « médecins aux pieds nus » qu'on pense. La médecine est la bonne conscience d'un monde qui doute.

Elle ne peut donc être que « du bon côté ». On la crédite d'une parfaite indépendance, d'un apolitisme sans restriction. En même temps on la félicite d'être toujours dans le bon camp, d'être toujours au service de la morale. A croire que la morale est forcément apolitique ou que tout le monde peut confisquer la médecine à son profit.

Et rien ne peut venir altérer cette bonne image. Tandis que la physique se compromettait dans l'aventure nucléaire, que la chimie était jugée responsable de la pollution, que la biologie effrayait par les manipulations génétiques, que la science se révélait incapable de protéger la faune de la planète et sa flore, tandis que toutes les sciences encouraient le reproche d'être au moins aussi nuisibles qu'utiles, et en tout cas irresponsables, incapables de prévoir et de prévenir les effets parfois désastreux de leurs découvertes, la médecine, elle, restait, pour l'immense majorité des usagers, vêtue de probité candide et de lin blanc (que les chirurgiens opèrent généralement habillés de vêtements de couleur n'empêche pas qu'on continue de les représenter en blanc, de les appeler les « blouses blanches » ou les « hommes en blanc »).

Il arrive bien qu'ici ou là quelques mauvais esprits jouent à la contester. Mais c'est par une espèce de « dépit amoureux », parce qu'elle n'a pas le droit de décevoir ni de tromper. Et s'ils protestent contre la médecine (la médecine officielle), c'est pour se tourner vers les médecines parallèles, et s'ils critiquent l'organisation et la distribution des soins et de ses injustices, c'est pour prôner des organisations où tout est prévu. Les uns et les autres rêvent de réglementer la vie de tous les jours plus sévèrement encore que n'oserait le faire la médecine.

Qu'ils défendent la médecine de groupe, les soins gratuits, l'autogestion de la santé, la socialisation des instruments thérapeutiques, la formation continue ou le contrôle des dépenses et des prescriptions, les partisans d'une « rationalisation » de la politique sanitaire en appellent toujours, en effet, à des réglementations qui pèsent aussi bien sur les malades que sur les médecins. Leur bête noire est le désordre.

Et tout le monde peut voir que les passionnés de régimes, de la culture physique et du yoga, des plantes et des aiguilles, les naturistes, les végétariens, les fidèles de la Christian Science, sont les plus attachés aux prescriptions minutieuses de leurs religions du corps. Ils ne se sont pas séparés de *la* médecine. Ils l'ont intégrée à leur conception du monde et de la vie. Ce que des médecines dites « douces » ont en commun avec la médecine, c'est justement le pouvoir qu'on lui prête de résoudre *globalement* les problèmes de la vie. Religions déguisées en médecines ou médecine devenue religion, elles obéissent aux mêmes exigences. Le but reste le même : définir une bonne conduite.

Les sciences se bornent généralement à rechercher le vrai. Pas la médecine. En elle, le Vrai et le Bien se confondent. Elle apparaît donc comme le moins contestable des fondements d'une morale possible. Et quand les sciences compromises veulent s'inscrire dans la réalité de notre vie, il leur suffit de passer par la médecine pour être blanchies. Les manipulations génétiques inquiètent, mais le bébé-éprouvette enthousiasme. Les irradiations affolent, mais la bombe au cobalt rassure. Les détersifs ou les colorants sont dénoncés, mais pas les médicaments, et, si parfois ils le sont, c'est au profit des plantes qui ne sont jamais, comme tout ici-bas, que de la chimie.

La morale médicale s'avance, et, devant elle, nous nous prosternons. La preuve en est que quand une contestation plus violente, plus fortement argumentée, plus « politique » surgit, la réponse est violente et agressive. On ne peut pas désespérer les croyants.

La *Némésis médicale* d'Ivan Illich a suscité une réaction d'intolérance dont la violence avait de quoi surprendre. Tout le monde veut si intensément croire à la médecine que toute critique susceptible de mettre cette croyance en péril est ressentie comme sacrilège. Que l'idée puisse venir à quelqu'un que la médecine pourrait être inefficace et même dangereuse paraît tout simplement aberrant. Ce n'était pas tant les arguments, discutables en effet, qu'on refusait d'entendre, que le message lui-même. La médecine, ça ne se discute pas.

La thèse centrale d'Illich est pourtant simple et acceptable : tout « progrès » finit par atteindre un seuil à partir duquel il se retourne contre lui-même, se nie et devient une oppression. Les difficultés de la circulation automobile en sont une éclatante démonstration : plus il y a de voitures en circulation, plus nombreux sont ceux qui veulent bénéficier des avantages que procure l'auto, et moins ils peuvent en bénéficier. La vitesse, la liberté de mouvement se transforment en une lenteur désespérante, un emprisonnement dans une boîte de métal.

Pour l'école, l'échec de l'instruction généralisée et obligatoire est moins évident, et un attachement légitime empêche qu'on porte atteinte à cette conquête. La critique illichienne, pourtant, était encore supportable et a été supportée. Après tout, des tas de gens détestent l'école et doutent de l'utilité de ce qu'on peut y apprendre. Surtout, il ne suffit pas qu'Illich l'attaque pour que tout le monde se sente menacé. L'école n'est pas pour le commun des mortels l'objet d'une foi mais seulement d'une certitude vulgaire. Elle ne répond pas à une angoisse mais simplement à un dessein de perfectionnement que tout le monde est prêt à relativiser.

Pour la médecine il en allait tout autrement. Le tort d'Illich a été double ; il a sous-estimé la croyance qu'il voulait combattre, et il a négligé la force de certaines évidences. Chacun peut douter que l'automobile soit indispensable et tout le monde peut imaginer une société sans écoles, mais il n'y a pas de société sans médecins, quelle que soit la forme que la médecine puisse prendre. Qui n'a pas eu, d'autre part, l'expérience d'une maladie guérie par la médecine ? Qui doute que la médecine ait été, puisse être, soit encore, efficace et bienfaisante ?

Or, au lieu de démontrer que l'évolution de la médecine la conduisait — inévitablement ou pas — à l'impuissance et même à la malfaisance, Illich a commencé par affirmer qu'elle était déjà inefficace et nuisible. Il a accumulé les statistiques et les citations, mais on avait la certitude, en le lisant, qu'on pouvait s'appuyer sur autant de statistiques, citer autant de témoignages pour démontrer exactement le contraire. Et d'ailleurs, comme pour prouver lui-même que la médecine est au moins capable de réfléchir elle-même sur ses buts et ses moyens, c'est dans la littérature médicale qu'il a puisé la plupart de ses références.

Quand les sanatoriums se sont vidés des tuberculeux qui les peuplaient, quand les établissements prévus pour le traitement de la poliomyélite et de ses séquelles doivent être reconvertis (comme les sanas), quand la plupart des maladies infectieuses ont disparu, quand on peut dire, même si ce n'est pas la règle, « j'*ai eu* le cancer », il est difficile de faire croire que la médecine ne sert à rien, ou qu'elle fait plus de mal que de bien.

En prenant à rebrousse-poil cette croyance (en la médecine comme recours, comme salut), en niant cette évidence (l'efficacité médicale), Illich se condamnait à être mal entendu. On ne peut pas impunément les braver l'une et l'autre. Ni même dénoncer les limites de l'action médicale. On ne peut pas démonter les mécanismes de la croyance sans que soit aussitôt opposée l'efficacité qui fonde la légitimité de cette croyance. « J'ai besoin de croire que la médecine peut m'aider à lutter contre la souffrance et la mort, donc elle le peut », et : « J'ai raison de croire à la médecine puisqu'elle est efficace. » Ces convictions se complètent et se renforcent.

Illich a donc lui-même empêché qu'on comprenne et accepte ce qui était sans doute l'essentiel de son message : prisonnière de son sentiment de toute-puissance et de la demande pressante qui lui est adressée, la médecine perd de son efficacité et court de plus en plus le risque de devenir dangereuse. Ce n'étaient ni l'instruction ni l'automobile qui étaient, par elles-mêmes, nuisibles, mais seulement leur saturation. Ce n'est pas la médecine qui est dangereuse, mais son impérialisme, le règne qu'elle instaure, la « médicalisation de la vie ». C'était ce mécanisme qu'il fallait dénoncer, sans peut-être s'embarrasser d'une critique laborieuse et peu crédible de son efficacité.

Il est, bien sûr, tentant (et Charles Dubos l'a fait avant Illich) de démontrer que la régression des grandes épidémies et de certaines maladies était surtout liée à des facteurs non médicaux comme l'amélioration des conditions de vie, l'hygiène, etc. Cela n'empêche pas que l'effet de la vaccination antipoliomyélitique a été spectaculaire : rien d'autre que le vaccin ne peut expliquer la disparition presque complète et quasi immédiate de la maladie.

Et quand on a attribué aux conditions de vie l'amélioration générale de la santé et l'allongement de l'espérance de vie, on ne peut pas, ensuite, comme on le fait souvent, accuser ces mêmes conditions de vie de détériorer cette même santé. Le confort, le bien-être, une alimentation riche, après avoir été un bienfait, après avoir fait reculer la maladie et la mort, deviendraient soudain des facteurs pathogènes. Nos maladies auraient pour origine cette manière de vivre qui les avait fait reculer.

Un même facteur peut jouer un rôle différent et même inverse selon les circonstances. Mais ici, les circonstances n'ont pas beaucoup changé. Ou alors il faudrait admettre qu'entre l'époque misérable et sans hygiène où sévissaient les grandes épidémies et l'époque moderne où sévissent la médecine et le progrès, se serait brièvement épanouie une civilisation faite d'équilibre, de bonheur et de santé. Quand et où ?

Il est tentant aussi de vouloir, avec Archibald Cochrane [1], distinguer entre efficacité et efficience, celle-ci n'étant, au fond, que l'inscription de celle-là dans une stratégie concrète, et montrer que la médecine, obsédée par l'efficacité, néglige l'efficience. La pénicilline détruit les streptocoques : elle est « efficace ». Pour savoir si le traitement pénicilliné des angines à streptocoques est efficient, il faut en comparer les avantages — l'élimination des complications graves comme la néphrite ou le rhumatisme articulaire aigu — et les inconvénients — les complications du traitement, son coût, ses risques, l'épuisement progressif de son action, les allergies, les résistances. Seule cette évaluation comparative permettra de dire s'il est « efficient » de prescrire de la pénicilline « efficace » à toutes les infections streptococciques. Autre exem-

1. Archibald Cochrane, *L'Inflation médicale*, Paris, Galilée, 1977.

ple : la radiographie permet de faire le diagnostic de tuberculose pulmonaire. Doit-on pour autant multiplier systématiquement cet examen? Ou doit-on, comme en Inde, lui préférer, parce que moins coûteux et plus sûr, l'examen systématique des crachats de tous ceux qui toussent, maigrissent et ont de la fièvre? La radio est efficace mais moins efficiente que la recherche du bacille.

Toujours les médecins ont su (ou auraient dû savoir) que le choix d'une thérapeutique n'était jamais que le choix entre deux dangers : celui de la maladie et celui du traitement. Prescrire un anti-inflammatoire majeur et dangereux pour une toux banale ou une douleur rhumatismale bénigne est évidemment absurde. Mais il est certain que, dans certains cas, il est difficile d'évaluer l'efficience d'un médicament efficace, de savoir comment il convient de l'utiliser. Les médecins s'en inquiètent depuis longtemps. C'est d'eux qu'Illich a tiré les données chiffrées qui soutiennent ses thèses. Et ce sont encore les médecins qui, aujourd'hui, se préoccupent d'un problème bien plus difficile encore : les interactions médicamenteuses. Au-delà de trois médicaments, une prescription est aveugle. On ne sait plus très bien comment ces médicaments vont agir entre eux et si leurs actions sur l'organisme vont s'unir (se potentialiser), se combattre ou s'annuler.

En fait, le vrai problème n'est pas là. Illich nous dit que la médecine, inefficace et inefficiente, ne cesse, pour compenser ses échecs et ses limites, de surenchérir sur ses pouvoirs et d'étendre son domaine. Mais la médicalisation n'est possible que parce que la médecine est efficace et crédible. Il eût donc été préférable, et il vaut toujours mieux, commencer par le procès de la médicalisation plutôt que par celui de la médecine. Plus juste, ce procès a plus de chances d'être entendu.

Le triomphalisme médical devient impérialisme et menace de médicalisation parce que la médecine satisfait, au moins partiellement, à ce qu'on attend d'elle. Efficacité et croyance se soutiennent réciproquement. L'une ne peut se comprendre sans l'autre. La croyance dans les pouvoirs de la médecine constitue une bonne part de ces pouvoirs et elle se fonde sur eux.

On dit communément qu'on « croit » ou qu'on « ne croit pas » à la médecine. Cela signifie qu'on la juge capable de résoudre les problèmes de l'homme et, en particulier, de répondre à ses peurs les plus fondamentales : la souffrance et la mort. Elles nous terrorisent, et elles sont l'objet de l'action médicale. C'est cette concordance qui fonde la croyance en la médecine et sa tentation impérialiste.

Il est vrai, bien sûr, que les masochistes tirent leur satisfaction des douleurs qu'ils s'imposent et qu'on compte, chaque année, quelques dizaines de milliers de tentatives de suicide, et plus de dix mille suicides réussis (on meurt presque autant de suicide que d'accidents de la route mais on en parle moins — et on peut supposer que bien des accidents de la route sont des suicides déguisés ou inconscients). Mais ces comportements, masochistes ou suicidaires, ne contredisent pas l'idée que la peur de la souffrance et de la mort oriente les conduites individuelles et que les cultures sont, pour une grande part, une réponse à cette peur.

Souvent, en effet, le suicide est, surtout chez les plus jeunes, l'expression d'un désir intense mais impuissant de vivre : un renversement de ce désir. On se tue parce qu'on n'arrive pas à vivre comme on le désirerait. Plus généralement, le suicide se présente comme le projet paradoxal de réaliser, par la mort, une aspiration vivante tout imprégnée de vie : trouver le repos, rejoindre un être cher, prendre une revanche, exercer un chantage, susciter enfin un mouvement d'amour. De donner corps par sa négation à un projet positif. Il est moins désir de mort que désir de quelque chose que, contre toute logique, on espère obtenir par la mort. Même l'espoir de soulager une douleur — morale ou physique — intolérable ne peut se représenter que comme le désir d'être là sans souffrance, mais d'*être là*. A défaut de le pouvoir, on annule l'être lui-même. Pour concilier ces besoins contradictoires, certaines personnes ne parviennent même à se maintenir dans la vie que grâce à des conduites destructives, symboliques de mort. Pour fuir la mort on la mime.

De son côté, le masochiste ne souhaite pas la souffrance mais la souffrance qu'il a choisie : *sa* souffrance. Pour lui, comme pour tout le monde, *la* souffrance en général est un mal. Il peut désirer être battu sans pourtant se réjouir d'avoir une rage de dents. Il peut aimer souffrir moralement, aspirer à l'humiliation, à la défaite et ne supporter ni le deuil ni la séparation.

Souffrir et mourir nous font peur. La médecine tire son pouvoir de cette peur qui pourtant n'est pas, au fond, d'ordre exclusivement médical. On consulte, on demande le secours de la médecine parce qu'on ne supporte pas d'avoir mal, parce qu'on craint d'être diminué, parce qu'on a peur de mourir. Mais la médecine ne peut répondre que partiellement à cette demande. Elle est impliquée du même coup dans des problèmes moraux et métaphysiques, que, bon gré mal gré, elle se croit en devoir, et en mesure, d'affronter. Elle va légiférer sur la souffrance et sur la mort, leur donner un sens médical.

Des esprits moralisateurs se disent scandalisés par notre incapacité à affronter la souffrance et l'angoisse. Un usage excessif de calmants — antalgiques et tranquillisants — témoignerait de cette lâcheté générale. Faudrait-il donc souffrir quand on peut l'éviter ? La souffrance serait-elle une expérience toujours formatrice ? Les religions l'ont pensé, qui l'ont toujours annexée et utilisée sans vergogne pour en faire le chemin de la sainteté et un instrument de rédemption. Mais les médecins savent bien qu'au-delà d'un certain seuil — tenant à son intensité, aux circonstances, à sa signification — la souffrance n'est pas enrichissante mais au contraire stérilisante. On lui doit plus souvent des cicatrices invalidantes que des âmes fortifiées. De quelqu'un qui a beaucoup souffert on dira plus volontiers : « ce n'est plus qu'une épave », « il n'est plus lui-même », « il en est resté définitivement meurtri », que : « il en a été transfiguré ». La « sagesse » qu'on tire de la souffrance est plus souvent amère que sereine, revendicative que généreuse. Leriche a même démontré que la douleur pouvait même constituer, à elle seule, la maladie. Il suffit de supprimer la douleur d'une entorse pour que les signes habituels de celle-ci — œdème, rougeur, impotence fonctionnelle — n'apparaissent plus, pour que, en fait, l'entorse n'ait pas lieu. C'est la douleur qui fait l'entorse. Les autres signes ne sont qu'une réponse malheureuse à la douleur.

A vrai dire, ces moralistes sont exigeants mais pas toujours cohérents. S'ils sont, en effet, sans indulgence pour ceux qui se dérobent à la souffrance morale, ils sont souvent encore plus sévères à l'égard des médecins qui osent laisser sans remède une souffrance physique. Un tranquillisant est une lâcheté mais le refus de pratiquer une injection de morphine est un crime. On ne sait pas très bien ce qui fonde cette différence. Faut-il penser qu'une rage de dents, une colique néphrétique ou les douleurs terminales d'un cancéreux sont plus dignes d'intérêt et de respect que les crises d'angoisse, la perte du goût de vivre, l'envie de mourir, le chagrin, le deuil, le désespoir ? Ou bien qu'elles sont d'une moindre valeur morale ou formatrice, ou bien qu'elles sont moins supportables, ou bien encore moins méritées ? Celles-ci sont-elles moins acceptables que celles-là pour des raisons morales, éthiques, pratiques, esthétiques ? Ou bien tout simplement la raison de cette discrimination vient-elle d'une méconnaissance totale, et bien légère, de la profondeur, de l'intensité des douleurs morales, négligemment attribuées à la seule complaisance. Il est vrai qu'il est difficile de dire « secouez-vous, que diable ! » à quelqu'un qu'écrase la terrifiante douleur d'un infarctus et qu'il est si confortable, au contraire, de le dire à ceux que la peine accable. (On sait avec quelle libéralité les « y a qu'à » sont distribués, par ceux qui baignent dans le confort de l'âme, à ceux qui ne savent pas vivre et être heureux.)

Mais, dira-t-on, si toute souffrance a des effets négatifs, c'est parce que nous n'avons plus de recours contre elle, parce que nous n'avons plus de signification à lui prêter, ni religieuse, ni éthique, ni même fonctionnelle. Réduite à elle-même elle ne peut en effet aboutir qu'à la peur : peur qu'elle ne devienne intolérable, peur qu'elle ne laisse des traces, peur surtout qu'elle ne soit menace de mort. Si on se hâte de la combattre, c'est moins pour la supprimer que pour se rassurer. Apaiser un mal de tête, c'est aussi se donner l'assurance qu'il n'est pas le symptôme d'une tumeur cérébrale ni l'annonce d'une « attaque ».

Si la souffrance n'est pas transfigurée par une fonction morale, elle n'a plus de signification. Elle n'est plus qu'un problème pratique, sans intérêt ou presque : au mieux un symptôme qui permet de soigner, au pis une douleur inutile qu'il faut soulager. La médecine ne peut que s'en servir pour comprendre ou la neutraliser par commodité.

Mais la médecine, dans sa bienveillance, ne va pas supporter ni permettre cette absurdité de la douleur. Elle va lui donner du sens en le puisant en dehors de son champ, en annexant une signification religieuse. Elle va, à son tour, faire de la souffrance la sanction du péché. Mais d'un péché médical, vis-à-vis de la morale médicale. Si on a mal aux dents, c'est qu'on ne les a pas convenablement et régulièrement brossées ; si on souffre de l'estomac, c'est qu'on s'alimente mal ; si les migraines vous accablent, c'est qu'on mène une vie mal équilibrée.

Ainsi la souffrance sert-elle deux fois la médecine, contribue-t-elle doublement à son règne. N'étant rien d'autre qu'un signal ou un parasite, elle ne relève que de l'action médicale et n'a pas de sens. Mais cette action lui constitue un nouveau sens : elle est la sanction de la désobéissance. Elle relève de la médecine comme objet de son action pratique et comme péché.

A travers la souffrance c'est aussi et d'abord la mort qui fait peur. Les maladies objectivement mortelles ne sont pas les seules à l'évoquer. Pour les malades, tout symptôme anormal peut faire penser à une mort possible. Comment pourraient-ils savoir, avec une absolue certitude, que le mal dont ils souffrent est anodin ? Qu'est-ce qui distingue, sinon le regard médical, une bronchite d'un cancer des bronches, une grippe d'une septicémie, une arthrose chondro-sternale d'un infarctus, un ganglion banal d'une maladie de Hodgkin, un bouton d'un épithélioma ? Comment être certain qu'on va se remettre définitivement de ce lumbago qui vous cloue au lit et qu'on ne va pas être condamné pour toujours, comme disent si volontiers les patients, à la « petite voiture » ? Comment une impuissance passagère n'annoncerait-elle pas la fin définitive de la vie sexuelle et un essoufflement circonstanciel le renoncement à tout effort ? Que demande un patient qui vient consulter pour un trouble quelconque sinon l'assurance, d'abord que ce n'est pas grave (qu'on ne va pas en mourir), que ça va passer (qu'on ne va pas rester diminué, invalide, à moitié « mort »), que ça ne va pas revenir (qu'on n'est pas « marqué », qu'on n'y est pas « condamné ») ?

C'est en ce sens que les médecins peuvent dire que la mort infiltre leur pratique quotidienne. Non comme mort réelle — toutes les maladies, heureusement, ne tuent pas — mais comme idée et peur de la mort.

Mais, en même temps, et sans doute pour se défendre contre l'envahissement de son expérience par le sentiment de la mort, la médecine veut ne considérer que la mort réelle. Elle fait sa préoccupation prioritaire, sinon exclusive, de la mort du corps, seule digne de son zèle et de sa puissance. Elle confisque tout ce qui, dans la conscience commune, est idée et peur de la mort, mais elle le fait au profit de son positivisme : elle seule sait ce qu'est la mort : celle du corps qu'elle connaît. Il y a, ici, rupture entre l'expérience médicale et l'expérience commune, entre la réalité concrète de la mort et la présence de la mort à la conscience, entre le corps objectif et le corps ressenti et imaginé.

« Quand la mort est, je ne suis pas. Quand je suis, la mort n'est pas. » La rencontre est impossible. La mort n'existe pas.

Dans la réalité du vivant, dans sa propre vie, elle est impensable. Si nous pouvons mourir, nous ne pouvons pas *être mort.* A peine peut-on s'imaginer mourant, se représenter son corps mort et les événements qui l'accompagnent. On se voit comme étant là, présent à sa propre absence.

De la mort réelle nous ne connaissons donc jamais que celle des autres, du dehors. Mais, s'il se nourrit de cette expérience, notre sentiment de la mort se construit aussi à partir de tout ce qui, dans la vie, symbolise la mort : la séparation, le vide, le froid, le silence, l'obscurité, l'immobilité, l'impuissance, la dégradation, l'oubli, la contrainte. Tout ce qui caractérise la réalité d'un corps mort est aussi ce qui est l'objet des peurs et des phobies les plus courantes : claustrophobie et agoraphobie, peur du noir, vertige devant le vide et le silence, angoisse d'être immobilisé, de ne plus « pouvoir ». L'angoisse de mort s'inscrit dans des sensations corporelles (de dissolution, de blocage, de froid, d'immobilité, de rupture avec le monde, le sentiment de s' « en aller », d'être déjà ailleurs, parti) qui sont celles d'une mort imaginée. Et les symptômes corporels viennent toujours, symboliquement, réveiller cette image de la mort.

Mais le corps dont il est alors question n'est pas le corps réel, anatomique, physiologique, physico-chimique qui est défini par la médecine, et dont, en principe, les médecins parlent. Il s'agit du corps fantasmatique que chacun imagine à partir de son expérience propre, et dont la représentation s'enrichit en empruntant au savoir vulgaire et à la connaissance scientifique les matériaux de sa construction et qui, même quand elle utilise cette connaissance médicale, le fait en fonction de sa valeur symbolique. Les médecins eux-mêmes n'échappent pas à cette vision non médicale du corps, aussi bien dans leur pratique de médecins que dans leur expérience de malades. Jamais un médecin qui soigne ne tient sur le corps un langage purement scientifique. Sa représentation du corps est simplement plus riche en éléments scientifiques et s'exprime dans un jargon. Mais son corps, imaginaire, est toujours présent. Et, dès que le médecin tombe malade et souffre, toute une imagerie, alimentée par l'expérience, les sensations et la peur, reprend le dessus. Celle de tout malade. Il n'y a jamais une représentation du corps qui soit totalement médicale ou totalement imaginaire. C'est toujours un compromis. Croit-on que le cœur soit pour quiconque ce muscle neutre qui fonctionne comme une pompe, le poumon un banal soufflet, les yeux et les oreilles de vulgaires organes des sens, et les organes sexuels de simples instruments servant à la reproduction ? Comment des gynécologues ont-ils pu croire qu'en montrant aux femmes leurs « intérieurs » ils les leur feraient mieux connaître et leur permettraient d'en mieux jouir ? Nous ne connaissons même pas notre corps du dehors. Seuls les acteurs de cinéma peuvent peut-être se voir comme on les voit. Et encore, peuvent-ils se regarder comme on les regarde, comme ils sont ? Il n'y a pas, pour soi, de corps objectif possible.

En ne voulant s'occuper que de la mort réelle de ce corps objectif, la médecine refuse donc le corps imaginaire et symbolique. Mais, en même temps, elle prend en charge la peur de la mort qui s'exprime symboliquement en lui et à partir de lui. Elle confisque et détourne l'imaginaire pour agir sur le réel et, ce faisant, renforce son pouvoir. Le divorce irréductible entre les deux représentations perpétue le malentendu : on se tourne vers la médecine pour lui dire notre peur et elle nous prend au mot. Au corps.

Elle joue, légitimement, le rôle qui lui est assigné par la morale et la science, et par notre demande : combattre la souffrance et la mort objectives avec les moyens matériels qui sont les siens. Mais, condamnée à combattre aussi, bon gré mal gré, la peur de la mort et de la souffrance, et à agir, aussi, sur un corps imaginé, elle le fait en s'attaquant non à la peur mais à l'objet de cette peur. Elle est donc irrémédiablement acculée, pour rassurer, à laisser croire que la maladie et la mort sont des problèmes pratiques et solubles, qu'elles ne sont pas inéluctables.

Les religions et les philosophies n'envisagent de répondre à cette peur qu'en donnant un sens à la vie et à la mort, en reconnaissant que l'une ne peut avoir de sens que si l'autre en a. En n'ayant d'intérêt au contraire que pour la mort réelle du corps objectif, la médecine réduit la vie à elle-même. Au lieu d'apaiser la peur, elle la renforce : nous n'avons que la vie pour justifier la vie, si nous la perdons, nous perdons tout. Et nous sommes condamnés à la perdre. Seul être vivant à se savoir mortel, l'homme a la chance d'avoir inventé la médecine pour ne jamais oublier qu'il l'est.

Donner un sens à la vie et à la mort, à la souffrance ou au plaisir, n'est pas son affaire, c'est vrai. Mais la médecine ne se contente pas de répondre par une apparente fin de non-recevoir à la demande de sens. Son intervention frappe de nullité toute tentative de construire ce sens. On ne peut en effet vivre et nier la mort qu'en fabriquant du sens, en construisant sa vie, en s'aveuglant contre l'évidence. Entre chacun de nous et cet homme qui, tombant du 50e étage, ponctue sa chute de paisibles « jusqu'ici, tout va bien », seule change la durée de la chute. A ceux qui, à longueur de temps, entendent les plaintes des patients et sur qui pèse une demande inquiète, la vie finit par apparaître comme un défi impuissant, un pari absurde : donner un sens à ce qui au départ n'en a pas. Nous ne pouvons, semble-t-il, nous poursuivre qu'à condition d'élaborer des « systèmes », toujours menacés, dont l'intention est d'apporter à l'existence de la densité et de la cohérence, et dont les matériaux sont aussi bien nos amours que nos travaux, nos souvenirs que nos espoirs, la famille, le métier, les autres, l'argent, la réussite, les lieux et les objets (et, parfois, la maladie). Tout le monde rêve d'atteindre l'heureuse suffisance pleine et opaque de la pierre. On sait bien, aussi, que l'autre est toujours celui qui habite tel endroit, exerce telle profession, gagne tant d'argent, est marié, père de famille ou célibataire. Nous sommes tous convaincus que ces attributs ne nous résument pas mais qu'ils sont nécessaires pour nous donner et donner aux autres l'illusion que nous existons. Et nous nous battons à longueur de vie pour les conserver ou les conquérir. Même ceux qui répugnent à se définir ainsi affirment leur marginalité par d'autres attributs qui ne sont, le plus souvent, que l'envers de ceux qu'ils refusent. Nul ne peut songer à affirmer son être sans signes.

La pratique médicale dévoile, tous les jours, la fragilité de ces constructions. Il suffit parfois qu'un des éléments en soit détruit ou menacé pour que l'ensemble s'effondre : le chômage peut ruiner les amours et stériliser la créativité, et un chagrin sentimental ou un deuil — ça se ressemble — peut à lui seul réduire à néant l'œuvre de toute une vie, disqualifier tous les plaisirs, révoquer toutes les réussites, annuler toutes les ambitions. Seuls ceux que Jean-Paul Sartre appelle les « salauds » semblent avoir atteint une irréductible et suffisante plénitude. Rien apparemment ne peut venir fissurer les constructions de béton qu'ils ont jetées sur le vide, rien ne peut venir à leurs yeux dévoiler ce vide.

Une vie sans obligations sociales donne ce même sentiment de construction aléatoire. Quand on se lève le matin sans avoir rien à faire que ce qu'on décidera de faire, sans que personne attende rien de vous, on est un peu comme un peintre devant sa toile qui crée *ex nihilo* ce qu'il peint. Le plus souvent ces vies « abstraites » sont insoutenables.

Le monde contemporain aussi, qui, ne jouant plus sur le réseau « naturel » de la famille, des amis, du voisinage, des compagnons de travail mais sur un monde fragmenté, et où les rapports humains sont constamment médiatisés (télévision, etc.), contraint les individus à maintenir par la volonté une vie sociale et affective. Il n'est même pas nécessaire le plus souvent de se couper des autres pour se retrouver seul, abandonné. Il suffit de ne pas entretenir les relations. Et les personnes âgées souffrent souvent de cette double déconstruction : l'isolement et l'abstraction.

Or cet effort qui nous permet de construire notre vie et de subsister suppose la possibilité de nous projeter dans l'avenir de notre propre vie. Elle implique que nous ayons au moins l'illusion d'être « durables ». Mais la médecine est là pour nous rappeler à l'ordre. Grâce à elle, nous ne pouvons jamais oublier que nous sommes périssables. Pour faire ou sentir quoi que ce soit, il nous faut d'abord être et rester en vie. Elle nous enjoint donc de conserver, avant tout, cette vie qui est la condition de tout le reste. Mais de condition nécessaire elle devient vite alors son propre but. On ne doit plus vivre pour pouvoir faire tout le reste, on doit tout faire pour survivre. Tout est subordonné à cette préoccupation, à ce souci, sur lesquels la médecine règne sans partage. Elle seule peut assurer des constructions qu'elle rend absurdes et invivables.

On n'a pas attendu la médecine pour trouver du plaisir à faire du sport et à jouer avec son corps, pour éviter ce qui rend malade et fait souffrir, pour avoir peur de mourir. Mais il a fallu que son pouvoir advienne pour que ces activités changent de sens et ne deviennent plus que des moyens de se maintenir en bonne santé et en vie. La peur de la mort n'est plus combattue par la foi ou par la dénégation, mais par un combat de tous les jours, et forcément vain, contre la mort elle-même. Les fins et les moyens se sont intervertis et tout s'est perverti : la vie et le goût qu'elle peut avoir, le sens qu'elle peut prendre.

Et là encore, la médecine exploite notre besoin pour assurer son pouvoir. De qui, sinon d'elle, pourrions-nous espérer secours et conseils quand l'essentiel n'est pas de vivre la vie qu'on se fait mais d'être et de rester en vie. Souveraine, elle exploite cette fragilité qui fait qu'un rien nous rappelle la vanité, face à la mort, de tout ce que nous faisons semblant de vivre et qui fait que le déprimé a et donne toujours le sentiment intense d'être irréfutablement dans le vrai.

Même le discours antimédical qu'on tient aujourd'hui sur la mort — il faut « assumer » la mort, dire toujours la vérité pour ne pas « voler » leur mort aux mourants — ne fait jamais référence qu'à la mort réelle, médicale. Il n'est pas question d'apprivoiser la mort, de la réintégrer dans notre culture, mais seulement d'aménager ce qui l'entoure, d'en améliorer les conditions matérielles, médicales, psychologiques. On veut « humaniser » la mort, comme on veut « humaniser » la vie. On sait que l'urbanisme, l'architecture, l'organisation du travail et du loisir prétendent ré-introduire de l'humanité dans ce qui a d'abord été conçu comme déshumanisé. Ainsi, la télévision a présenté comme une explosion de tendresse des cliniques anglaises bruissantes de prières, savamment décorées de fleurs, où ne circulent que des bonnes pensées et des bonnes paroles et où les mourants sont dorlotés, consolés, encouragés jusqu'à leur dernier souffle. On fait comme s'il était aussi facile de réhumaniser une mort et une vie déshumanisées que de réhydrater des légumes déshydratés.

Mais ces cliniques miraculeuses jouent sur du velours : la religion. Toute cette mise en scène ne marche que parce qu'elle suppose le problème résolu. Quand on est assuré de l'au-delà, la mort est moins effrayante. On peut la rendre plus agréable et renforcer ces certitudes. Mais quand on ne croit pas ? Quand ceux qui ne veulent rien savoir, qui nient l'évidence, sont exhortés à faire preuve de dignité en regardant en face leur propre mort, de quel secours peuvent leur être ces mots et ces gestes ? Et si, tout simplement, on ne *voulait* pas savoir parce que, pour quelque raison que ce soit, on ne *peut* pas savoir ! Faut-il alors faire violence au nom de la grandeur de l'homme ou s'incliner devant ses faiblesses ?

Mais, pour répondre objectivement à une peur subjective, on fait mieux encore. On veut prouver, aujourd'hui, l'au-delà. On interroge les morts pour connaître la mort. On demande à ceux qui ont été morts (coma prolongé, mort apparente) et qu'on a médicalement « ressuscités » de décrire en détail ce qu'ils ont ressenti et découvert (et qui, bien sûr, ressemble étrangement à ce que peut connaître quelqu'un qui perd connaissance). On fait parler les morts, les vrais, on les fait être présents dans la vie, pour qu'ils portent témoignage de leur présence paisible dans un au-delà qui communiquerait miraculeusement avec ce monde-ci. On réalise des films là-dessus, on écrit des livres. La mort est devenue une affaire rentable.

En essayant d'abattre les barrières qu'on croyait irréductibles entre la vie et la mort, on croit donner un sens nouveau à l'une et à l'autre. On rend du même coup la vie plus absurde et la mort plus insupportable, ou, si l'on veut, et si on veut y croire, on souligne cruellement ce qu'elles ont, ensemble, d'absurde et d'insupportable. De quoi sont donc faites cette vie et cette mort l'une à l'autre miroir ?

S'il n'y a entre les vivants et la mort que la médecine et si la médecine ne prend en compte que la mort réelle et ce qui, dans la réalité, est risque de mort, ces élucubrations sont inévitables. Elles témoignent de ce que peut avoir d'intolérable l'idée d'une vie toujours menacée par une mort à laquelle on ne pouvait opposer que des armes médicales.

En luttant contre la mort réelle et contre les facteurs réels de risque, la médecine peut, bien sûr, prétendre combattre aussi une certaine idée de la mort. On ne se soumet plus passivement à elle, on n'en est plus la victime impuissante et craintive. En menant une bonne vie, on peut espérer éloigner la mort et éviter des souffrances. Positivement.

Mais encore faudrait-il, pour qu'elle soit acceptable, que cette promesse puisse être sinon tenue, du moins relativisée. Même si l'ambition médicale était justifiée, elle ne le serait que dans une certaine mesure. Il faudrait donc s'assurer que, relative, elle se traduit bien, pour ceux qui lui font confiance, par un espoir lui aussi relatif. Or son discours est trop ambigu pour ne pas prêter à confusion. S'il est vrai qu'elle ne prétend pas vaincre la mort (comment le pourrait-elle ?), elle fait de la mort, tout le langage en témoigne, son adversaire privilégié. On dit et on écrit constamment qu'on peut « éviter des décès » et « sauver des vies », que, par exemple, le port de la ceinture de sécurité ou la disparition du tabac permettraient, en tant d'années, de sauver tant de vies. On se scandalise qu'on puisse encore mourir de telle ou telle maladie, de tel ou tel accident. Or, on ne peut jamais, au mieux, que reculer la mort, et, parfois, à un prix élevé pour ceux qui survivent provisoirement. L'espérance de vie passerait-elle soudain de 70 à 75 ans que les pompes funèbres ne s'en apercevraient guère. A peine quelques années difficiles, et le rythme reprendrait.

Parviendrait-on à retarder la date de la mort, à éviter des morts stupides, évitables et prévisibles, que cela justifierait déjà la mobilisation de toutes les énergies. Mais à certaines conditions. Pourquoi, d'abord, faudrait-il s'exprimer comme si on pouvait faire davantage ? Parce qu'on sait bien ce qu'on veut dire ? Mais le choix des mots ne relève pas du hasard ou de la négligence. « Sauver une vie » a une charge qu'on ne peut pas sous-estimer. En employant des expressions comme celle-là, on ne peut éviter de susciter l'espoir illusoire et inavoué, mais présent, que la mort peut être vaincue. Pourquoi ensuite faudrait-il subordonner toute la vie à la seule sauvegarde de la vie ? Même pas, à sa seule prolongation !

En face de la mort, la pensée médicale oscille ainsi constamment entre l'absolu et le relatif. Elle utilise des moyens relatifs pour combattre un mal absolu. Tantôt elle réduit la mort à un problème pratique, médical, pour évacuer l'absolu, et tantôt pour ne pas rester prisonnière de la relativité de ses moyens, elle se veut toute-puissante ou accepte de passer pour telle.

De la même manière, s'il n'y a à ses yeux qu'une seule mort, celle du corps, il y a cependant une hiérarchie des morts. S'il y a des bonnes et des mauvaises manières, de bons et de mauvais moments pour subir une inévitable fin, toutes les morts ne sont pas, en effet, équivalentes.

Pourtant, en même temps, la médecine s'interdit d'établir la moindre distinction entre les morts. Au nom de quoi le pourrait-elle ? Aussi toute menace de mort doit-elle être combattue, qu'elle frappe un vieillard ou un enfant, un débile ou un génie, un malade diminué ou un homme en pleine activité. Ce n'est pas à la médecine d'en juger. Pourquoi, en effet, et pour qui, la vie d'une jeune fille serait-elle plus précieuse que celle d'un vieillard et pourquoi un infirme aurait-il moins le droit de vivre qu'un athlète ?

Peut-être ne devrait-on mourir que de vieillesse ? Mais quand un chirurgien anglais a osé proposer que l'acharnement thérapeutique cesse au-delà de 75 ans, il a fait scandale. Ne savait-il donc pas que, même à cet âge-là et bien plus tard, on ne meurt jamais que de maladie ou d'accident ? Les morts de vieillesse sont si rares qu'on les décrit, qu'on en fait des « cas », et qu'on s'interroge sur leur mécanisme. Et on peut fort bien considérer la vieillesse elle-même comme une maladie. Toute mort est donc également scandaleuse puisque, toujours, elle est l'expression d'une maladie et met la médecine en échec.

Mais il ne faudrait pas être dupe de la modestie de la médecine. Cette contradiction apparente entre équivalence et hiérarchie, elle va la résoudre simplement en ne considérant plus les personnes qui meurent, mais la mort en elle-même. Il n'y a pas de bons et de mauvais morts mais de bonnes et de mauvaises morts. Ce que ni elle ni la morale ne sont en mesure de décider, la technique et la comptabilité vont le faire. Toutes les vies se valent, mais les « sauver » ne coûte pas le même prix, et n'a pas, médicalement, le même intérêt.

On comptabilise toujours la mort. C'est au nombre de décès qu'on évalue l'horreur d'une catastrophe naturelle ou d'un conflit. C'est ainsi qu'on mesure aussi la gravité d'une maladie, les succès et les échecs d'une thérapeutique. Seule la mort est vraiment quantifiable et permet de mesurer. Toute évaluation sérieuse, en matière de santé, se fonde sur elle. Exemple : « Dans une enquête prospective, on interroge d'abord les sujets sur leur consommation de tabac, puis on les suit et on note les décès (c'est plus simple que les maladies) et leur cause. » Mais « ... les enquêtes présentent une autre difficulté : pour obtenir un nombre suffisant de décès, il faut interroger au départ un nombre de sujets considérables [1] ».

Autre évaluation comptable : celle de l'action médicale, de sa rentabilité. Et la rentabilité réintroduit une idée de choix : si rien n'est trop cher pour opérer à cœur ouvert un enfant, on ne peut pas, par économie, offrir aux vieillards des services bien équipés et agréables. L'un en « vaut » la peine, l'autre pas. Et la médecine peut toujours dire que, si elle ne peut pas « sauver » également tout le monde, dans les meilleures conditions, c'est qu'on ne lui en donne pas les moyens.

En hiérarchisant les vies et les morts, par le biais de la

1. Daniel Schwartz, « Historique des recherches sur le tabac et leur financement », Colloque Bernard Gregory, *Science et décision,* numéro consacré au *Cas exemplaire du tabac.*

rentabilité, la médecine triomphe donc doublement. Elle laisse croire que si elle ne peut pas tenir sa promesse de sauver tout le monde, si elle est obligée de choisir, c'est parce qu'elle dépend des instruments qui lui sont donnés par la bonne volonté publique. Nous ne sommes pas seulement dépendants d'elle et coupables de nous mal conduire. Nous sommes aussi coupables de lui refuser les moyens de la toute-puissance que nous attendons d'elle.

La mort permet aussi, et elle seule, de hiérarchiser les dangers. Elle peut désigner à la médecine les ennemis à qui elle va accorder la priorité, à qui elle va consacrer ses plus grands efforts. Il y a les dangers mortels, donc sérieux, et ceux qui ne le sont pas et ne méritent qu'une bien moindre attention. Et là encore, la médecine va jouer sur deux tableaux. Pour être plus efficace, pour dominer davantage, pour obtenir plus facilement consentement et obéissance, elle va tantôt dramatiser et effrayer, tantôt banaliser et rassurer.

Le cas du cancer est, à cet égard, exemplaire. Pour rendre fructueuses les campagnes publiques, pour récolter des fonds, pour animer les comités, pour alimenter les centres de recherche et de traitement, on doit faire du cancer un spectre effrayant, citer complaisamment les chiffres les plus affolants, faire du cancérologue le héros des temps modernes. Mais, en même temps, on affirme que le cancer est une maladie comme une autre, qu'il ne doit pas y avoir un mythe du cancer, que c'est notre peur qui fait son pouvoir et l'échec de la médecine. On terrorise et on démystifie dans un même mouvement. On veut neutraliser une terreur que par ailleurs on exploite. Au lieu de limiter les raisons d'avoir peur, en reconnaissant honnêtement ces raisons, on oscille constamment entre un alarmisme démobilisant et un apaisement mystifiant.

Les livres des grands patrons et des vulgarisateurs, leurs articles, leurs interventions publiques et leurs déclarations obéissent presque toujours au même schéma : nous sommes sur le point de remporter la victoire, mais la mauvaise volonté des malades (ils fument, boivent, retardent les consultations nécessaires) et la mauvaise grâce des pouvoirs publics (ils ne donnent pas assez d'argent) sont responsables de notre défaite. Autrement dit : faisons peur aux uns, ranimons la mauvaise conscience des autres et l'honneur sera sauf.

Mais c'est toujours la terreur qui gagne. Tous ceux qui ont eu un de leurs proches tué par cette maladie sont convaincus que lorsque les cancéreux ne meurent pas rapidement, et dans quelles souffrances, ils ne survivent que mutilés et menacés. Si, par bonheur, un malade survit, intact ou à peu près, à une affection cancéreuse (et c'est relativement fréquent, par exemple, pour les cancers du sein et de l'utérus), et si on peut espérer que la guérison est « définitive », on a tout simplement tendance à oublier qu'il s'agit d'un cancer. Le cancer, c'est, pour notre sensibilité, la maladie qui tue, qui tue misérablement, et qui tue du dedans. Il apparaît comme la présence, dans un être encore vivant, de la mort en action. Il se nourrit de nous, tend à nous dévorer, à prendre notre place. La mort ne frappe pas la victime, elle l'habite, l'investit. Peu importe ce que la médecine en dit. Ce n'est pas elle qui définit le cancer, mais l'horreur qu'il suscite. Autrement, ce n'est pas un « vrai » cancer.

Aussi, pour neutraliser cette horreur, tout l'effort de la médecine est-il de réextérioriser le cancer, d'en situer la cause « dehors », de culpabiliser ceux qui en sont ou en seront atteints. « Tous les cancers sont exogènes : 80 % d'entre eux sont dus à des facteurs externes connus et liés aux conduites individuelles », a, un jour, affirmé un grand cancérologue anglais. Ses confrères se sont, dans l'ensemble, désolidarisés de cette affirmation qu'ils jugeaient excessive. Elle traduisait pourtant bien leur désir commun et irrésistible d'en faire effectivement une maladie comme une autre, c'est-à-dire qui frappe du dehors et qu'on peut donc combattre plus aisément. Si on sait ce qu'il faut faire et ne pas faire pour ne pas « attraper » le cancer, comment pourrait-on en avoir peur ?

Ce désir d'extérioriser la cause du mal, de désigner des ennemis extérieurs au corps, à la personne, n'est pas propre à la lutte contre le cancer, mais il est, ailleurs, moins rageur parce que plus crédible. Les maladies cardio-vasculaires et les maladies métaboliques tuent plus que lui, mais elles n'évoquent pas, comme lui, un ennemi intime, du dedans. On est donc plus porté à croire qu'elles peuvent être « dues » à des causes exogènes, aux modes de vie, à l'alimentation, au tabac, à la sédentarité. De plus, on en meurt plus « proprement » et, quand on survit, on ressemble à tout le monde. On n'est pas « marqué ». Moins paralysé par la peur, on est plus disposé à croire qu'on peut les combattre en se conduisant mieux.

La banalisation et la dramatisation semblaient contradictoires. En fait, grâce à l'exogenèse, les voilà réconciliées. Le cancer n'est pas ce qu'il semble être. Il suffit d'être sage pour l'éviter, comme, en se couvrant, on évite un coup de froid, comme on devrait échapper en ne fumant plus, en restant maigre, en faisant du jogging, à l'infarctus et à la vieillesse. Il suffit d'avoir peur.

La référence à la mort permet aussi de justifier les injonctions de la médecine et de les hiérarchiser. Si la médecine déconseille la consommation du tabac, ce n'est pas parce qu'il présente des désagréments immédiats (manque de souffle, mauvaise haleine, toux, brûlures d'estomac) ; si elle lutte contre l'usage des graisses, ce n'est pas parce qu'elles risquent d'être mal digérées ; si elle dénonce l'obésité, ce n'est pas parce qu'elle est inesthétique ou gênante ; si elle stigmatise la sédentarité, ce n'est pas parce qu'elle interdit le bonheur du corps. Ce qui l'intéresse dans ces « fléaux sociaux », c'est qu'ils sont des « facteurs de risque ». Ce qui est important, ce n'est pas la vie mais ce qui, en elle, est risque de mort.

On pouvait ainsi, autrefois, parler de « mort naturelle » comme si la mort était la conséquence « naturelle » de la vie, comme si elle allait de soi. Il suffisait qu'elle ne fût pas d'origine criminelle. Aujourd'hui toute mort est criminelle. Ainsi est réintroduite la morale. La mort se doit d'obéir à la logique médicale. Il serait insupportable qu'elle demeurât ce personnage fantasque qui frappe selon son caprice, sans obéir à aucune loi, en échappant à toute compréhension et à toute prévision. Elle doit être une conséquence. Elle doit avoir des causes. Si on meurt d'infarctus, c'est parce qu'on n'a pas assez couru, qu'on a trop fumé et trop mangé, parce qu'on s'est fait trop de souci. Si on meurt d'un cancer des bronches, c'est à cause du tabac ; d'un cancer du tube digestif, c'est parce qu'on préfère le pain blanc ; d'un cancer de la peau, parce qu'on s'est exposé au soleil ; de l'utérus parce qu'on a trop fait, et trop tôt, l'amour. Si on se tue en voiture, c'est parce qu'on est allé trop vite, parce qu'on n'a pas fixé la ceinture salvatrice ; si on est perclus de douleurs, c'est parce qu'on ne s'est pas fait assez de muscles ; si on fait mal l'amour, c'est parce qu'on ne « sait » pas. Il fallait comme des enfants, qui ont envie de faire pipi en classe, « avoir pris ses précautions ».

C'est de notre faute, toujours. Et s'il y a des morts injustes et des morts justes, c'est de ce seul point de vue. Pas de hasard là-dedans mais la faute. Les morts justes sont les morts méritées, et les morts injustes celles qui ne l'étaient pas. Un fumeur meurt justement d'un cancer des bronches. Un non-fumeur est victime d'une inexplicable injustice.

La mort n'est pas capricieuse, mais logique. Elle n'est pas injuste mais méritée. Elle ne naît jamais dans le corps, même si, comme dans le cas du cancer, elle en donne l'impression. Les maladies ne sont intéressantes que si elles sont menace de mort réelle. On ne peut rien mesurer, ni les dépenses, ni les échecs et les succès, ni la peur, qu'à la réalité chiffrable, quantifiable de la mort.

La bonne et innocente médecine confère donc à la vie, à la souffrance, à la mort, un sens médical. Et ce sens médical est toujours moral.

S'il arrive encore que des maladies nous accablent ou nous tuent sans que nous y soyons apparemment pour rien, sans que ni nos gènes ni nos conduites puissent être mis en cause, ce ne peut être qu'en raison d'une ignorance et d'une impuissance provisoire de la médecine. Bientôt elle saura et on pourra nous donner de nouveaux conseils. Tout ce qui pouvait apparaître comme des limites à son action, le non-sens de la vie, de la douleur, de la mort, est récupéré par elle pour servir ses desseins.

On aurait aussi pu croire qu'elle risquait d'être gênée ou impatientée par le poids des préoccupations économiques. Bien au contraire : si l'économie impose des choix et des hiérarchies, la médecine est trop heureuse de les entériner. Ils diminuent sa responsabilité et accroissent son autorité. C'est faute de moyens qu'elle ne peut pas tout.

On ne peut plus dire que la santé n'a pas de prix. Là-dessus, toutes les plaisanteries ont été faites. On ne discute plus le fait que la médecine coûte cher. Il est même entendu qu'elle coûte *trop* cher, qu'elle absorbe une trop grosse part du produit national. Les économistes savent sans doute pourquoi l'accroissement des dépenses de santé (partout, dans tous les pays occidentaux, quels qu'en soient le système social et le système de distribution des soins) est plus scandaleux que celui des dépenses consacrées au loisir, à l'automobile ou aux gadgets électroménagers. Elles sont, dit-on, improductives, même si elles font travailler des centaines de milliers de travailleurs et de nombreuses industries. Soit !

L'affirmation selon laquelle les dépenses de santé sont trop élevées n'est, de toute façon, acceptable que si ces dépenses ne sont pas justifiées. Si elles l'étaient, elles devraient de toute évidence être prioritaires et toute l'économie devrait s'organiser autour d'elles. Il faut donc comprendre que, si on dépense *trop,* c'est qu'on dépense *mal,* que la demande des soins n'est pas satisfaite et que les besoins rencontrent une réponse mal adaptée. A cause de la médecine ? Vous n'y songez pas ! A cause des malades et de défauts de gestion. On fait donc semblant de dire que des mesures politiques, administratives, budgétaires, économiques pourraient corriger cette inadéquation. Mais, en vérité, personne n'a l'air d'y croire vraiment. Et personne ne semble croire non plus qu'on pourrait dépenser moins en dépensant mieux, en pratiquant une autre médecine. En dernière analyse, toutes les solutions envisagées reviennent à une seule : il ne faut pas tomber malade. Et puisque la maladie et les échecs de la médecine sont imputables à notre inconduite, il faut, pour dépenser juste, obéir à la médecine.

Pourquoi la collectivité devrait-elle en effet supporter le poids du traitement de ceux qui, contre toute raison, boivent, fument, mangent d'une manière inconsidérée, contraire aux lois de la médecine. On l'a déjà dit : le droit à la santé est inséparable du devoir d'être bien portant. La médecine sait ce qui rend malade et tue. Il convient donc de s'en remettre à elle.

Et ce n'est sûrement pas de la politique que pourrait surgir une opposition quelconque à cette loi. La droite qui a le souci du destin des entreprises dont l'équilibre et la compétitivité sont menacés par les charges sociales, les syndicats ouvriers qui supportent mal le poids des cotisations ouvrières, les partis de gauche et les technocrates de tous bords qui aspirent à une rationalisation de la vie, les médecins et les consommateurs qui pensent que la médecine est une action codifiable et susceptible d'être mise en ordinateur, tout le monde abonde dans ce sens. Ceux qui prônent l'ordre et ceux qui font appel à la libre responsabilité de chacun, ceux qui aspirent à une structure autoritaire et hiérarchisée et ceux qui rêvent d'autogestion, tous renvoient le malade actuel ou potentiel à sa culpabilité, tous font référence à une médecine qui peut, qui sait, et qui est en droit de nous accuser. On reçoit aujourd'hui le diagnostic du cancer bronchique comme on recevait naguère celui de maladie vénérienne : dans la honte et le désespoir.

Puisque l'objet de la médecine est aussi celui de nos peurs les plus fondamentales, puisque ses méthodes sont conformes à notre époque et à notre culture causalistes et techniciennes, il est normal que tout soit fait pour que règne la « lumière médicale ». Mais, promesse de salut, elle ne peut sur ce plan affronter à armes égales les religions. A moins de se faire elle-même religion, de faire appel à la croyance. Et quand la croyance est trop facilement démentie dans la réalité immédiate, il ne lui reste plus qu'à surenchérir sur ses promesses et à s'imposer par la terreur et l'obscurantisme.

Pour l'esprit scientifique, jamais le dernier mot ne peut être dit sur rien, et une morale fondée sur la science ne peut jamais être que relative et incertaine. Une critique de la médecine ne peut donc être menée qu'à partir de cette exigence scientifique à laquelle, dans son désir d'omnipotence, elle est constamment tentée de se soustraire.

Même les tentatives, difficiles mais exigeantes, d'inventer une médecine qui prenne en compte tout ce qui, constitutif de l'être humain, définit son rapport à la vie, à la maladie et à la mort, sont toujours tirées du côté de la magie et de la croyance. A peine parle-t-on de l'esprit qu'on répond spiritisme. Évoque-t-on les traits de caractère, et surgissent les signes du zodiaque. Essaie-t-on de comprendre les rapports de l'homme à son histoire et au monde qui l'entoure, et aussitôt le cosmos et les forces du passé et de l'avenir, de la terre et des astres sont invoqués. Tente-t-on une thérapeutique de nature psychique, et immédiatement les prêtres et la confession, les mages et leurs pouvoirs, les guérisseurs et leurs fétiches se profilent à l'horizon.

La médecine ne connaîtra jamais et ne pourra gouverner qu'une partie de la vie. Elle n'est pas science de la vie mais seulement science de la maladie. Elle ne peut et ne doit être qu'un instrument. Mais, sommée de répondre à une demande qui la dépasse, elle se condamne à affronter des problèmes qui ne sont pas de son ressort, à fonctionner comme une religion. On ne peut même pas attendre des exigences scientifiques qu'elles limitent ses ambitions et ses pouvoirs. Elles sont absentes de sa démarche.

Rien ne s'oppose donc au pouvoir de la médecine, à la médicalisation de la vie. Tout, au contraire, les légitime et les renforce : notre culture, nos peurs, l'économie, la politique et la pensée magique spontanée. Et pourtant, rien n'est moins certain que le savoir médical, rien n'est plus discutable que la pensée médicale commune.

TROISIÈME PARTIE

DES FONDEMENTS « SCIENTIFIQUES »

Si, aux yeux de tous, et à ses propres yeux, la médecine incarne le vrai, le juste et le bien, c'est parce qu'elle sait. Sait-elle vraiment ? Et si son savoir n'est que relatif, en sait-elle assez pour qu'on lui fasse confiance et qu'on se soumette à sa loi ?

La médecine curative a fait ses preuves. Malgré des limites certaines, elle peut apaiser des souffrances et guérir des maladies. Mais il est de bon ton aujourd'hui de la considérer avec un certain dédain : on ne pourrait plus en attendre davantage, elle coûte de plus en plus cher, elle intervient trop tardivement. Et ce retard explique ses échecs et son coût excessif.

La médecine préventive recueille au contraire tous les suffrages. Elle est logique, progressiste parce qu'elle lutte contre les nuisances sociales, libératrice parce qu'elle sollicite la participation active des individus, efficace parce qu'elle s'attaque aux causes réelles.

Or cette distinction entre médecine curative et médecine préventive est déjà discutable.

Toute action curative est, aussi, préventive. D'abord, parce que le traitement d'une maladie est très souvent guidé par le souci de « prévenir » des complications dangereuses. Si on traite une angine par des antibiotiques, c'est pour éviter une néphrite ou un rhumatisme articulaire aigu. Si on se presse d'opérer une appendicite, c'est pour prévenir une péritonite.

Intervenir précocement sur une malformation cardiaque ou articulaire, c'est d'abord empêcher qu'apparaissent une insuffisance cardiaque ou une arthrose. Ensuite, parce que la médecine curative est toujours accompagnée d'une action préventive. Un médecin ne se contente jamais de guérir (quand il le peut) la maladie actuelle, celle qui justifie la consultation. Il profite, en principe, de cette consultation pour établir un bilan, pour dépister des symptômes et des conduites qui pourraient annoncer des désordres plus graves. A un patient venu consulter pour un ulcère ou une bronchite, une hypertension ou une migraine, il conseille toujours — à tort ou à raison, c'est une autre question — de maigrir s'il est trop gros, de moins fumer, de moins boire, de prendre de l'exercice. La direction de la vie des patients dans une visée préventive fait partie de son action quotidienne.

Faire comme si soigner c'était seulement soigner la maladie actuelle est donc une vue de l'esprit, commode mais fausse. Et inutile, sinon pour renforcer l'idée de prévention.

De la même manière, il est pratique mais inexact de nier que prévenir est aussi, le plus souvent, guérir. Prévenir les effets de l'alcool et du tabac, de l'obésité ou de la sédentarité, c'est, médicalement parlant, guérir l'alcoolisme, le tabagisme, les comportements alimentaires aberrants ou la paresse. Si tant est qu'on puisse les guérir. Et en n'oubliant pas qu'on a les meilleures chances de le faire efficacement en agissant justement dans le cadre d'une médecine dite curative. Si on peut désespérer des effets d'une campagne publique, abstraite, non personnalisée, sur les conduites individuelles, on peut, au contraire, attendre d'une action exercée à l'intérieur de la relation médecin-malade une prise de conscience et une personnalisation de l'effort nécessaire. Chacun a *ses* raisons de se mal conduire. Et l'action préventive n'a plus, dans ce cadre, son caractère répressif et global, impersonnel. Le malade, actuel ou en puissance, ne se verrait jamais imposer ce qu'il n'aurait pas reconnu comme légitime et qu'il n'aurait pas accepté en toute connaissance de cause. Prévenir, dans ce cadre, c'est aider le patient à *se* guérir.

Et peut-être la volonté, si souvent exprimée, d'isoler la

prévention de la médecine curative, pour en faire une action politique, démédicalisée (non pratiquée par les seuls médecins), relève-t-elle, en fait, paradoxalement, du désir plus ou moins conscient de diriger souverainement la vie de tous. C'est parce qu'on croit en des vérités médicales qui seraient universelles et absolues qu'on croit aussi pouvoir les arracher aux médecins et en faire les instruments neutres d'une bonne conduite. La prévention individuelle (et curative) renvoie à un processus en quelque sorte démocratique de concertation. La prévention collective passe par des mesures qui s'imposent à tous, et elle ne peut agir que par la contrainte, ou, dans le meilleur des cas, par la propagande. Elle est, qu'elle le veuille ou non, autoritaire.

Et si l'opposition entre médecine curative et médecine préventive ne prend pas son origine dans cette volonté de régir médicalement la vie de chacun, elle y aboutit inévitablement. Sous prétexte de démédicaliser la prévention en la politisant, on ne parvient, en fait, qu'à médicaliser la politique. Au nom de quoi en effet, sinon du savoir médical, une politique préventive pourrait-elle imposer ses options et que seraient ces options sinon médicales ? Arracher la prévention des mains des médecins, c'est en fait se mettre à leur service et accorder au savoir médical une universalité et un absolutisme que, dans leur pratique, les médecins lui supposent rarement. Ils sont, eux, constamment confrontés à ses limites, à ses échecs.

Il est, en outre, généralement convenu de distinguer, à l'intérieur même de la prévention, entre préventions primaire, secondaire et tertiaire. C'est-à-dire entre la suppression des conditions de vie pathogènes, le dépistage des symptômes ou des facteurs de risque et enfin le traitement des affections susceptibles de se compliquer. On concède généralement cette dernière action au médecin, on lui demande sa collaboration pour la deuxième mais on prétend lui arracher la première.

Mais, là encore, les partisans de la prévention ont une position pour le moins contradictoire. La modification des conditions de vie doit, disent-ils, être le fait de la population tout entière. Et, en effet, les citoyens en savent autant sinon davantage que les médecins sur, par exemple, les effets désastreux du bruit, de la promiscuité, des transports. Les travailleurs connaissent beaucoup mieux que les médecins les effets du travail à la chaîne, du travail posté, de l'intoxication par le plomb, par l'amiante ou par les poussières de charbon. Pourtant, les médecins semblent trouver naturel qu'on se tourne constamment vers eux pour leur demander d'intervenir dans des domaines où, justement, la population, les syndicats, les groupements de consommateurs pourraient fort bien agir de leur propre chef et sauraient beaucoup mieux ce qu'il conviendrait de faire, et surtout comment, concrètement, il conviendrait de le faire. Comment un médecin saurait-il, sinon abstraitement, ce qu'il faut corriger dans le travail en usine, la construction des HLM, l'organisation des transports, la distribution des aliments, la répartition des heures de travail ? Est-il vraiment indispensable de lui demander de dire que les horaires scolaires sont absurdes ? Les instituteurs et les parents seraient-ils aveugles ?

De toute façon, dans le cadre de son action proprement médicale, un médecin ne peut prendre en considération les facteurs sociaux qu'à travers son patient et non en eux-mêmes. Il a le droit et sans doute le devoir, en tant que citoyen, d'intervenir dans l'organisation de la société, mais il n'a pas à le faire, ne peut pas le faire, dans son cabinet. Il peut agir comme conseiller technique d'une action publique, ou comme thérapeute de l'individu qui est en face de lui. Il ne peut pas être, n'a pas à être, le conseiller technique de son malade, le thérapeute de la société, l'éveilleur de la conscience sociale.

A quoi pourrait bien servir, par exemple, de renvoyer un patient en lui disant que le bruit qui règne dans son atelier, la mauvaise humeur de son chef de bureau, les repas déséquilibrés qu'on sert à sa cantine, la longueur et l'inconfort des transports, le chômage menaçant, un mariage raté ou des enfants prédélinquants, sont responsables de son ulcère d'estomac ? Pour le bénéfice de qui faudrait-il lui tenir un beau discours révolutionnaire, et, tout compte fait, lui rappeler son impuissance, et celle de la médecine, à affronter ses problèmes ? Ne vaut-il pas mieux l'aider à surmonter ce sentiment d'impuissance ? Guérir un malade ce n'est pas, quoi qu'on en dise, le réintégrer dans le circuit de la production, mais plutôt, en l'aidant à se mieux porter, lui permettre de réagir, avec plus de justesse et de dynamisme, dans des actions politiques, syndicales ou personnelles, à sa situation.

Ce qui rend les uns malades satisfait les autres. La compétition, une vie facile ou difficile, n'ont pas les mêmes effets sur nous. Pourquoi faudrait-il forcer à se révolter celui que comblent les pesanteurs de sa vie sociale ou familiale, et pourquoi faudrait-il arracher à une vie professionnelle suractive celui qui y trouve sa satisfaction ? Pour trancher dans le réseau compliqué des « causes » de la maladie, il faudrait une subtilité et un détachement qu'on n'a aucune raison de prêter au médecin. Il ne peut, au mieux, qu'essayer de comprendre et aider celui qui souffre et lui permettre, en le soignant, de mieux assumer ses propres exigences. Pas celles du médecin, celles du patient.

Modifier les conditions de vie pathogènes suppose donc une double action : celle du médecin, avec son patient, ou éventuellement comme expert, et celle qui peut être exercée par la collectivité elle-même. Les confondre est dangereux et stérilisant. En se voulant leaders de l'action sociale, les médecins perdraient leur crédit : ils n'ont, en ce domaine, aucune compétence particulière, et ils risquent de confisquer au profit de la médecine, et de désarmer, la volonté collective de changement.

L'espoir de « prévenir » suppose un certain nombre de convictions qui, malgré les apparences, ne vont pas d'elles-mêmes. Il faut, en effet, être persuadé que :

— il est possible de prévoir,

— il est possible, ayant prévu, de prévenir,

— il est toujours souhaitable d'intervenir et même impérieux d'intervenir.

Pour poser concrètement la question, prenons un exemple très simple : les préventionnistes disent que 41 % des décès sont imputables à des affections cardio-vasculaires, elles-mêmes liées à l'artériosclérose due au tabac, au cholestérol, à l'hypertension et à l'obésité. Pour être plus explicites, plus « parlants », ils affirmeront qu'un homme de 40 ans qui fume beaucoup, a trop de cholestérol dans le sang, pèse trop lourd et souffre d'hypertension est condamné, s'il ne corrige pas ces « facteurs de risque », à avoir un infarctus dans les six années à venir. Plus exactement, qu'il a toutes les chances d'en faire un.

Cette affirmation suppose une double certitude : que les médecins peuvent vraiment, en tant que médecins, prévoir et prévenir cet infarctus.

Le premier abus consiste à passer des facteurs de risque à une liaison causale, des probabilités statistiques aux certitudes individuelles. Mais, surtout, que peuvent bien faire ces médecins, qui considèrent qu'aujourd'hui le devoir médical est de « ne plus avoir peur de faire peur », de cette « vérité » causale ou statistique ? Que peut faire cet homme maudit et que peut lui proposer son médecin ?

Il peut cesser de fumer. Il faut donc supposer qu'il en sera capable et être sûr que cet acte de volonté se traduira par un bénéfice certain sur le processus athéromateux et sera sans inconvénient pour son équilibre physique et moral. Il faut en plus espérer que le « stress » représenté par cette privation et, éventuellement, les conduites compensatoires comme les excès alimentaires seront sans la moindre conséquence défavorable sur le processus athéromateux lui-même.

Cet homme peut aussi, et en même temps, cesser de boire et de manger à son goût. Il peut, ce faisant, perdre du poids. On peut faire ici les mêmes réserves que pour la privation du tabac et se demander si on peut affirmer qu'il est, sinon facile, du moins tout à fait possible, de maigrir et que ce résultat peut être obtenu sans bouleversement de la vie et de la personnalité du patient.

On peut aussi, grâce au régime et à un traitement médicamenteux, faire baisser le taux du cholestérol et les chiffres de la tension artérielle.

Mais, même si tous ces objectifs sont atteints — et tous les médecins devraient savoir que ce ne serait pas sans peine —, que peut-on promettre en retour ? Une prolongation de la vie de combien d'années ? Qui peut donc jurer qu'en agissant sur ces facteurs de risque ou sur ces témoins du processus athéromateux on agit vraiment, en profondeur, durablement sur lui, au point non seulement de le ralentir, de le stabiliser, mais encore de l'inverser ? Et que sera la vie de cet homme qui luttera pied à pied, à chaque instant, dans chacun des gestes de la vie quotidienne pour conserver une vie qu'on aura déclarée menacée ? Pourra-t-il jamais oublier cette menace ?

N'y a-t-il vraiment pas de précautions à prendre, de transitions à ménager, de mensonges (ou plutôt de vérités plus exactes) à respecter ? Au lieu de dire « il faut », ne serait-il pas plus juste et efficace de dire « il vaudrait mieux » ? Au lieu d'affirmer « vous êtes sûr » (de mourir ou d'aller mieux), dire qu'il vaut mieux essayer de diminuer les risques (pas les certitudes) et augmenter les chances (pas les certitudes) ? En relativisant aussi bien les menaces que les promesses, en tenant compte de tous les obstacles et des incertitudes, serait-on vraiment moins convaincant et moins efficace ?

De tous les déterminismes qui conduiront, peut-être (le risque n'est que statistique), cet homme à l'infarctus, on a isolé quelques mécanismes. On ne sait pas si en agissant sur eux on agit vraiment sur le processus athéromateux. On ignore si les moyens qu'on emploie ne seront pas, par eux-mêmes, nuisibles. Et, au nom de ce savoir incertain, on devrait imposer à ce patient, par la terreur s'il le fallait, une vie radicalement différente de celle qu'il a menée jusque-là, lui demander une discipline de tous les instants ?

La première tâche serait donc de prévoir. Pour cela les médecins rêvent de moyens qui leur permettraient :

— de dépister précocement les signes d'une maladie grave, soit en soumettant la population à des examens réguliers (dépistage systématique), soit en mobilisant à l'occasion d'un symptôme tous les moyens diagnostiques (dépistage symptomatique),

— de désigner les causes ou les facteurs de risque qui sont à l'origine des maladies, de les détecter et de les combattre.

Ainsi on pourrait prévenir les maladies et n'être pas réduit à les soigner quand il est trop tard. Cette ambition est logique. Le seul tort des médecins est de croire qu'elle est déjà réalisée.

Ces différents modes d'action dépendent les uns des autres. Les limites de l'un imposent le recours aux autres. Ce sont, dans une certaine mesure, les échecs thérapeutiques qui conduisent à rechercher les moyens de dépistage précoce. Ce sont les difficultés de ce dépistage précoce qui incitent à imposer des mesures hygiéniques susceptibles, pense-t-on, d'empêcher qu'on ne tombe malade. On peut dire, en somme, que la médecine met d'autant plus d'espoir dans sa lutte contre les facteurs de risque qu'elle en a peu de dépister précocement, et encore moins de guérir.

La réussite du dépistage précoce est actuellement symbolisée (après l'abandon du dépistage radiologique de la tuberculose pulmonaire) par le dépistage du cancer du col de l'utérus. Des frottis réguliers (leur périodicité et les problèmes théoriques qu'elle pose seront examinés plus loin) devraient permettre de traiter ces cancers dès leur apparition. Mieux : on pense avoir établi qu'une lésion assez fréquente du col — une « dysplasie » — constitue un terrain de choix pour le développement du cancer. Cette liaison dysplasie-cancer est controversée mais elle sert de modèle. Prévenir l'apparition d'une lésion grave en traitant des lésions qui, par elles-mêmes, ne mériteraient pas d'être traitées constituerait un progrès assez remarquable.

On croit d'ailleurs pouvoir appliquer le même principe à la prévention du cancer du côlon par le traitement des polypes. On a, dans une ville des États-Unis, décidé de dépister systématiquement tous les polypes en multipliant les lavements barytés (radiographies du côlon) ou les côloscopies (examen direct du côlon par un tube souple ou fibroscope, fait de fibres de verre qui conduisent la lumière) et d'opérer systématiquement tous ces polypes, en eux-mêmes bénins et le plus souvent sans grande gêne. On aurait assisté dans les années suivantes à une chute très nette du nombre des cancers coliques apparus au sein de cette population. Il n'est malheureusement pas question de soumettre l'ensemble de la population — pour des raisons économiques et, aussi, de risque — à des examens systématiques de ce type. On a cependant pris l'habitude d'opérer tous les polypes découverts à l'occasion d'une investigation clinique classique (pour des saignements, des douleurs, etc.).

En dehors de ces exemples, notre arsenal de dépistage est, hélas ! extrêmement pauvre. La plupart des maladies, et les plus graves, arrivent sans avoir la politesse de s'annoncer. Sans qu'on puisse prouver leur approche, ni même la soupçonner. Et, dans la recherche de techniques de diagnostic précoce qui pourraient être généralisées sans risque, et sans coûter trop cher, la médecine se montre, au fond, d'une grande prudence et d'une grande modestie. Elle est moins présomptueuse ici que pour définir les conduites qu'elle se croit en mesure d'imposer à la population.

En plus des ressources assez maigres de ce dépistage systématique, de quels moyens la médecine dispose-t-elle, en effet, pour prévoir (et, éventuellement, pour prévenir) ?

On connaît l'histoire du patient qui, sorti rassuré de chez son cardiologue, meurt dans l'escalier d'un infarctus du myocarde. La plupart des maladies apparaissent ainsi comme des coups de tonnerre dans un ciel bleu. Mais la médecine voudrait justement, à l'instar de la météorologie, faire que soit détecté dans le ciel bleu tout ce qui pourrait annoncer le coup de tonnerre.

Elle est à l'affût de tout ce qui peut annoncer une maladie, des signes indirects comme, par exemple, l'hypertension, un amaigrissement inexplicable, une perturbation soudaine ou progressive des constantes biologiques. C'est le dépistage symptomatique. Elle se comporte comme n'importe quelle science qui vise à la détection-prévision, qu'il s'agisse du temps, des volcans, de la criminalité, de l'inflation, des récoltes, de n'importe quoi.

Or, on sait quelle est la fragilité de toutes ces activités prévisionnelles malgré tous les moyens dont elles peuvent disposer. La signification d'un événement isolé n'est jamais univoque. Le vent peut aussi bien annoncer la pluie que le beau temps, un bon appétit la santé qu'une boulimie névrotique, et l'accélération du cœur peut aussi bien être le signe de la fièvre, d'une bonne adaptation à l'effort ou de la nervosité que d'une maladie cardiaque. Ils n'ont de sens que dans un contexte connu. Or le plus souvent, les autres signes, qui permettraient de leur donner leur vraie signification, ne sont, pour la plupart, ni détectables ni même soupçonnés.

Le raisonnement se fait d'ailleurs généralement en sens inverse. Un spécialiste de la tuberculose, du cancer ou des maladies cardiaques pourra toujours dire que la maladie qu'il diagnostique actuellement s'annonçait incontestablement par les symptômes qu'on trouvait aisément dans le passé récent ou lointain du patient. Depuis quelque temps déjà ce malade atteint d'une tumeur des bronches toussait et s'essoufflait, et il avait perdu un peu de poids. On aurait dû ! Autrement dit : la reconnaissance des signes annonciateurs se fait plus facilement après coup. Si cette malade, qui présente aujourd'hui une tumeur du col de l'utérus, souffrait depuis quelques mois de douleurs pelviennes et de règles un peu bizarres, ce n'était pas l'effet du hasard. Et cet homme qui soudain s'effondre, frappé d'un infarctus du myocarde, ne se plaignait-il pas depuis quelque temps d'angoisses, de sentiment de fatigue surprenants ?

Et il est tout à fait légitime d'établir une liste des symptômes qu'on retrouve fréquemment dans les antécédents des patients qui souffrent de certaines maladies. Hélas ! ces symptômes sont généralement d'une grande banalité. Qui n'a jamais présenté de dérèglement du cycle menstruel, une fatigue inattendue, un amaigrissement inexpliqué, une toux passagère, un essoufflement léger, une sensation d'angoisse perçue dans le thorax ?

On peut certes, comme nombre de médecins, se sentir tenu, devant ce type de symptômes, qui « pourraient » être annonciateurs de « quelque chose » (et même si ce symptôme est le plus banal qui soit), d'éliminer l'éventualité de ce « quelque chose ». N'est-il pas logique de faire pratiquer un électrocardiogramme ou même une coronarographie à la moindre gêne thoracique, une radiographie du tube digestif devant une constipation inhabituelle, un « scanner » pour une céphalée, des examens multiples pour une fatigue, etc. ? Avant qu'il ne soit trop tard.

Le malheur veut que cette conduite n'est pas sans danger, et qu'elle est, en outre, généralement coûteuse et peu fructueuse. Un certain nombre d'examens ont leurs propres inconvénients. Ni les rayons X, ni les explorations artérielles comme la coronarographie ou l'artériographie cérébrale, ni même la banale cœlioscopie ne sont absolument anodins. On ne peut y recourir que si les risques de l'examen sont nettement inférieurs aux risques de l'abstention, c'est-à-dire au risque de perdre du temps. (Ce qui laisse supposer que, dans tous les cas, il importe de faire le diagnostic le plus précocement possible, qu'il y a un risque à attendre, et qu'on a, au contraire, la certitude de pouvoir agir efficacement dès le diagnostic établi.)

Or, rien n'est moins certain et toutes ces notions sont beaucoup trop indécises pour qu'il soit possible d'adopter une position systématique. Si, par exemple, un examen dangereux par lui-même permet seulement de trancher entre un trouble fonctionnel sans danger (on a donc couru pour rien un risque grave) et une maladie à laquelle on ne pourra, de toute façon, rien, pourquoi le pratiquer ? Un grand professeur fut un jour stupéfait de découvrir et de devoir reconnaître l'absurdité de son désir de faire pratiquer une biopsie du foie. Il voulait absolument savoir si les troubles allégués par la malade pouvaient ou non être rapportés à une stéatose hépatique, sur laquelle il ne pourrait, de toute façon, agir. Une biopsie, simplement pour savoir, et, en plus, chez une malade qui, atteinte d'une grave affection coronarienne, avait peu de chances de mourir de son foie et toutes les chances de mourir de son cœur !

D'un autre côté, les répercussions d'un tel comportement sur le malade et sur ses rapports ultérieurs avec son médecin sont loin d'être négligeables. Si, au moindre symptôme qui pourrait avoir une signification inquiétante (et c'est pour cela que le malade vient consulter), le médecin se croit obligé de demander tous les examens envisageables, c'est comme s'il disait à son patient : « En effet, votre symptôme est inquiétant. » A partir de là, rien ne pourra plus rassurer le malade. Qui pourra jamais attester que tous les examens, connus ou inconnus, ont été envisagés et pratiqués ? Si un symptôme est préoccupant, pourquoi cesserait-il de l'être simplement parce qu'on a opéré une vérification forcément incomplète ? Là encore, une attitude systématique n'est pas possible. L'hypocondriaque que rien, jamais, ne tranquillisera et le patient qui veut simplement, en passant, s'assurer qu'il n'a pas de raisons de s'inquiéter ne demandent pas la même réponse. Penser, dans tous les cas, comme le capitaine Dreyfus, qu' « il n'y a pas de fumée sans feu » conduit à transformer tous les patients (et tous les médecins) en obsessionnels de la maladie grave.

La notion d'urgence elle-même n'est pas très claire. On laisse toujours entendre que si les choses avaient été prises à temps... ! Et on le dit toujours comme s'il y allait de la faute de quelqu'un : du patient qui n'a pas consulté assez tôt (pourquoi ?), du médecin qui n'a pas tout fait quand il fallait (pourquoi ?).

Il y a les urgences vraies : elles sont assez rares et elles trompent rarement. Quand il faut arrêter une hémorragie, soulager une douleur intense (colique néphrétique, par exemple), porter secours à un organisme en détresse à la suite d'un accident, d'une intoxication aiguë (tentative de suicide, par exemple) ou de la défaillance passagère d'une fonction (œdème aigu du poumon, asthme dramatique, occlusion intestinale, etc.), l'urgence est évidente. Elle ne pose qu'un problème technique d'organisation. Encore le degré d'urgence et les chances de survie sont-ils souvent, hélas, proportionnels. Un infarctus qui aboutit à la mort dans les premières heures risquait fort d'être un infarctus qu'on aurait eu bien du mal à « rattraper » et qui aurait probablement laissé des séquelles graves. Mais, de toute façon, il serait impardonnable de ne pas tout tenter. Ce sont là de vraies urgences pour lesquelles le temps compte.

Ce ne sont pas ces urgences-là qui obsèdent les médecins et les malades mais l'idée, répandue partout, que bien des maladies pourraient être guéries sans mal et sans séquelles si elles étaient diagnostiquées et traitées rapidement. On semble croire qu'il faut toujours se presser ; on confond volontiers la gravité de la menaçe et l'urgence, comme si les maladies graves imposaient toujours une intervention rapide. Quand on fait le diagnostic d'un cancer ou quand on le soupçonne, on se précipite toujours comme si on voulait rattraper le temps perdu. Or, dans ces cas, ce n'est généralement plus une question d'heures ou de jours, ni même souvent de semaines. S'il est souhaitable d'établir le diagnostic le plus tôt possible, il n'est, le plus souvent, pas nécessaire d'intervenir d'urgence quand le diagnostic est posé ou soupçonné.

Il arrive même que les maladies bénignes ou chroniques suscitent la même réaction, la même hâte. A la moindre douleur banale, articulaire, par exemple, des patients réclament un secours d'urgence. Ils accepteraient, à la rigueur, de souffrir mais ils supportent mal l'idée de n'avoir pas alerté assez tôt le médecin pour éviter que cette maladie débutante ne s'aggrave. Ils sont convaincus qu'il y a quelque chose à faire et que, très vite, il va être trop tard. Toute la propagande médicale va dans ce sens. Or les médecins savent bien qu'il faut souvent attendre, temporiser.

Se précipiter au moindre signe pour tout vérifier repose aussi sur la conviction, discutable, qu'il est souvent possible de diagnostiquer une maladie avant qu'elle se soit constituée, à la période « infraclinique ». A quoi peut bien servir, par exemple, de pratiquer un électrocardiogramme systématiquement à la moindre gêne thoracique, alors qu'on sait bien que l'angine de poitrine est plus sûrement et plus précocement diagnostiquée par un interrogatoire patient que par un tracé électrique ? Il est rare que l'électrocardiogramme parle le premier. A partir de quel moment un tableau clinique quelconque doit-il déclencher le grand branle-bas des moyens diagnostiques ? Pratiqués trop tôt, donc négatifs, les examens complémentaires risquent d'apporter une sécurité fallacieuse et dangereuse. Ou alors il faudrait, pour ne pas se tromper, s'astreindre à les répéter régulièrement, aussi longtemps que persisteront les symptômes ? Peu de malades s'y résolvent, même si leur inquiétude reste entière, et peu de médecins osent imposer ces examens répétés, même si leurs doutes persistent et les tourmentent. Où se situe le « bon moment » ? Nous verrons plus loin qu'en fin de compte cette décision dépend beaucoup moins des arguments scientifiques que de la personnalité du médecin, de la pression exercée sur lui par le patient, de la manière dont le patient va à son tour réagir à la réponse qui lui sera faite, etc., c'est-à-dire de ce qu'on appelle communément la relation médecin-malade. C'est dans ce sens qu'on peut dire que l'acte médical est une construction dont le savoir médical et les symptômes du patient ne sont que les matériaux.

Les espoirs qu'on peut fonder sur le dépistage symptomatique précoce sont donc limités. Les symptômes « annonciateurs » sont équivoques, difficilement interprétables, les examens qui permettraient, peut-être, de leur donner un sens plus clair ne sont pas anodins : ils peuvent être physiquement dangereux, et leur effet moral peut être regrettable. Il n'est même pas certain, enfin, que leurs résultats ouvrent la voie à des certitudes et à une action efficace.

Faut-il attendre davantage du dépistage des facteurs de risque par les bilans ?

A mi-chemin entre le diagnostic et le dépistage, les examens de laboratoire sont de pratique courante. Ils font tout naturellement partie de l'examen général du patient qui consulte pour la première fois, ou qui n'a pas été vu depuis longtemps. Ils constituent aussi un des éléments de base de ces « examens systématiques » qui sont offerts, ou imposés, par la Sécurité sociale ou par les entreprises. Ces « bilans » ou « check-up » automatisés comportent plus d'examens que les bilans ordonnés par les médecins. Ils opèrent un balayage plus large et plus aveugle. Ils sont actuellement l'objet d'un réexamen, dont le but est de définir les tests rentables, et d'éliminer les autres. Ce qu'on se doit de chercher, ce qu'on a des chances de découvrir à travers eux, c'est, en effet, ou bien une maladie qu'il faut soigner, ou bien un facteur de risque qu'il faut corriger. Mais encore faut-il que la maladie puisse être soignée et le facteur de risque corrigé. Sinon, à quoi pourrait donc bien servir de les détecter ?

Que peut-on, en fait, tirer des examens dits « de routine » ? La « numération et formule sanguine » ne pose pas de problème théorique ou pratique majeur. Pas plus que la vitesse de sédimentation. Ils font partie de l'activité diagnostique banale.

L'intérêt est généralement beaucoup plus vif (tant de la part des médecins que des malades) quand il s'agit de savoir si on a « trop » ou « pas assez » de quelque chose qu'il faudra donc faire « remonter » ou « baisser ». L'exemple le plus connu, le modèle de ces désordres quantitatifs, est le diabète.

Découvrir du sucre dans les urines d'un patient ou un taux trop élevé de sucre dans son sang permet de faire le diagnostic de diabète, d'un diabète qui, en général, ne s'est pas encore manifesté par des signes cliniques et qui, espère-t-on, n'a pas encore entraîné de complications. C'est important en raison du caractère particulier de la maladie diabétique : trouble métabolique, elle pèse moins par les symptômes cliniques immédiats (dans le diabète banal, ils sont discrets) ou par les accidents spectaculaires (le coma diabétique est assez rare) que par ses complications. La majorité des cécités et des artérites, par exemple, lui sont imputables. Découvrir une glycosurie et/ou une hyperglycémie, c'est donc, à la fois, faire un diagnostic, détecter précocement une maladie chronique qui ne cessera d'évoluer et prévoir, pour les prévenir, les complications éventuelles qui en sont le plus grave danger.

Ce « modèle » du diabète banal pèse très lourd sur l'interprétation des autres troubles métaboliques, et sur la conduite qu'ils suscitent. La présence d'un taux élevé de lipides (cholestérol, triglycérides), par exemple, déclenche immédiatement le même mode de pensée : corriger les chiffres anormaux, symptômes biologiques de la maladie, pour prévenir les conséquences ultérieures prévisibles de cette maladie. De plus, les gestes à accomplir obéissent au même modèle : régime, médicaments, surveillance. Les médecins et les malades ont même tendance à expliquer de nombreux troubles par un mécanisme du même type — manque ou excès de calcium, de magnésium, de n'importe quoi — qui pourrait être ramené à la normale par le même genre de traitement. De là la fortune des diagnostics de tétanie, de spasmophilie, d'hypoglycémie, de déficit magnésien, etc.

Or, malgré son apparente simplicité, le « modèle » du diabète est déjà ambigu. On fait comme si ses complications étaient « dues » à la seule présence du sucre dans le sang et comme si elles étaient proportionnelles à ce taux. On en déduit que l'abaissement de ce taux est le moyen, nécessaire et suffisant, d'éviter automatiquement les complications. Et, pour abaisser la glycémie, on fait comme s'il y avait parallélisme absolu entre le régime et les résultats. On impose donc des régimes de plus en plus sévères. On fait enfin comme si ce régime et un médicament hypoglycémiant n'avaient que cette action hypoglycémiante et comme si leurs effets sur la maladie apparente (le taux des glucides dans le sang) étaient absolument représentatifs de leur action sur la maladie elle-même, c'est-à-dire sur le processus qui entraîne les complications.

Ces hypothèses en série, apparemment logiques, ne sont pourtant pas toutes vérifiées. Il n'est pas question d'entrer ici dans une discussion diabétologique mais de noter que certaines données d'expérience quotidienne et certaines études viennent relativiser ces hypothèses, sur lesquelles repose la thérapeutique habituelle du diabète banal (seul le diabète banal est ici en question).

La première observation est que des diabétiques qui suivent parfaitement leur régime, qui sont bien soignés et bien surveillés, dont la glycémie est efficacement stabilisée, feront cependant, irrésistiblement, des complications graves, tandis que des patients indisciplinés, qui mangent un peu n'importe quoi, qui prennent leurs médicaments en dépit du bon sens, qui, en raison d'un taux de glycémie instable et mal contrôlé, frôlent constamment un coma hypo- ou hyperglycémique, seront longtemps épargnés. Les médecins font souvent payer aux seconds, par des remontrances, des menaces, des prescriptions de plus en plus rigoureuses et de plus en plus mal suivies, la rage impuissante où les plonge l'injustice dont les premiers sont les victimes. Et peut-être ne gardent-ils leurs illusions sur la maladie et sur leur pouvoir thérapeutique qu'en rapportant inconsciemment aux fautes des uns les malheurs des autres. Les uns se conduisent mal, les autres sont frappés. Ce ne sont pas les mêmes mais la logique de la punition est sauve.

On a récemment établi, ce que la pratique quotidienne avait depuis longtemps démontré, qu'un régime libéral, modéré, donnait de meilleurs résultats (sur la glycémie) que des restrictions drastiques. Peut-être parce qu'il est mieux suivi, peut-être aussi parce que l'organisme y répond mieux. On sait en effet — on devrait savoir — que l'organisme ne répond jamais d'une même façon, selon son état, à une même action exercée sur lui. Pour prendre des exemples très simples, familiers, on sait bien qu'en desséchant une peau ou un cuir chevelu séborrhéiques, on ne fait que provoquer une hypersécrétion, et on sait bien aussi qu'en voulant neutraliser brutalement l'acidité gastrique on ne fait qu'augmenter secondairement cette acidité. La peau ou l'estomac surcorrigent la correction qu'on leur impose. Cette réaction « dialectique » entre l'état de l'organisme et l'action qu'on veut exercer sur lui n'a rien de surprenant. Seuls pourraient surprendre le refus généralement opposé par la médecine à la prise en compte de ce phénomène et son obstination à ne voir jamais, partout, que des relations univoques et causales. Les enfants savent qu'on souffle sur ses mains pour les réchauffer et sur le potage pour le refroidir, mais, adultes, raisonnables, ils l'oublient.

Il y a quelques années, une expérimentation réalisée aux États-Unis a fait couler beaucoup d'encre. On avait séparé en quatre lots équivalents (par le nombre, l'âge, la gravité de la maladie, les conditions sociales, etc.) 10 000 diabétiques. On avait soumis le premier quart au seul régime, le deuxième à un traitement par l'insuline et le troisième à un traitement par sulfamides hypoglycémiants. On avait laissé le dernier lot vivre sa vie habituelle. Les malades traités par les hypoglycémiants avaient présenté les complications les plus nombreuses. Ceux qui avaient bénéficié du régime et du traitement insulinique étaient les moins frappés. Ceux qui n'avaient rien fait se situaient entre les deux. On pouvait donc en conclure que l'insuline agissait favorablement non seulement sur le taux de glycémie mais aussi sur la maladie diabétique qui provoquait à la fois hyperglycémie et complications, tandis que les sulfamides, s'ils abaissaient le taux de sucre, aggravaient plutôt les complications, donc la maladie. En bref, cette expérimentation établissait que sucre et complications étaient liés entre eux, mais par un facteur inconnu. On ne pouvait pas espérer prévenir les complications en corrigeant la seule glycémie. Il fallait agir aussi sur le « quelque chose » qui semblait responsable des deux.

Depuis lors, cette étude statistique a été très discutée. On peut cependant en retenir au moins une interrogation : un médicament qui a un effet symptomatique favorable n'est-il pas capable d'exercer une action défavorable sur la cause commune de ce symptôme et de ses complications, sur le terrain par exemple ? En corrigeant un taux trop élevé de sucre dans le sang, soigne-t-on la maladie diabétique ou risque-t-on au contraire, dans certains cas, avec certains moyens, de l'aggraver ?

On a bien été obligé de se poser la même question à propos du cholestérol et des hypolipémiants. Et si le taux des lipides n'était que le témoin superficiel, et, tout compte fait, sans intérêt, d'un trouble plus profond responsable, lui, des complications reprochées aux lipides ? Si l'abaissement, par des moyens médicamenteux, du taux des lipides favorisait ce désordre fondamental au lieu de le contrarier ? Cela ne surprendrait guère et serait au fond plus conforme à la réalité d'un organisme vivant que les schémas simplistes qu'on veut lui imposer.

Or, les certitudes médicales à propos du « cholestérol » ont toujours été simplistes et absolues. Elles n'ont cessé de varier, mais seulement pour passer d'une certitude absolue à une autre, d'une mode à une autre. On lui a d'abord attribué des troubles (migraines, vertiges, bourdonnements d'oreilles) qui en faisaient une forme, parmi d'autres, et tout aussi fantaisiste, de l' « insuffisance hépatique » chère aux médecins français et à eux seuls. On a ensuite, progressivement, limité ses méfaits au risque qu'il présentait : favoriser l'apparition de l'athérosclérose et des accidents cardio-vasculaires.

Mais les chiffres à partir desquels ce poison des artères devenait malfaisant ont constamment varié, selon les auteurs, ou selon les époques. On a d'abord fixé la limite supérieure supportable à 1,60 g (certains imprimés de laboratoires d'analyses indiquent toujours ce chiffre comme « normal »). Puis on est devenu de plus en plus tolérant, et certains conseillaient de ne traiter que les cholestérolémies supérieures à 3 g. On est enfin revenu à des chiffres plus bas. On a surtout modulé les normes en fonction de l'âge, du sexe, du poids, etc. Il est moins grave d'avoir 2,80 g de cholestérol quand on est un homme de 60 ans que quand on a 20 ans ou quand on est une femme.

Mais, entre-temps, on avait découvert une autre fraction des lipides sanguins (l'ensemble des corps gras circulant dans le sang) : les triglycérides. Certains auteurs ont alors décrété que leur accroissement était plus franchement « corrélé » à l'apparition des lésions coronariennes que celui du cholestérol. Les classifications se compliquaient de plus en plus (cholestérolémie pure, triglycéridémie pure, formes mixtes, etc.), et les médecins praticiens ne s'y retrouvaient plus guère quand ils prescrivaient un traitement et un régime à leurs patients. Ils devaient toujours se demander s'ils n'étaient pas en retard d'un train et s'ils ne risquaient pas de faire plus de mal que de bien, s'ils ne privaient pas de corps gras ceux qui devaient être privés de sucre et réciproquement.

Et puis de nouvelles découvertes sont venues éclaircir le problème et le compliquer. L'éclaircir parce qu'elles expliquaient des anomalies patentes et le compliquer parce que le nouveau schéma faisait appel à des évaluations complexes.

Tout dépendrait de la quantité non plus du cholestérol lui-même mais des complexes « lipoprotéiques » qu'il constitue par sa liaison avec différentes protéines (A, B ou C). Les High Density Lipoproteines (HDL) contiennent surtout du cholestérol associé à la protéine A. Les Low Density Lipoproteines (LDL) et Very Low (VLDL) associent surtout des triglycérides aux protéines B et C. (Il ne s'agit là que de prédominances et non de composantes exclusives : chaque lipoprotéine contient de tout.)

On a alors découvert que l'élévation des LDL et des VLDL augmentait le risque athéromateux tandis que l'augmentation des HDL, au contraire, le diminuait. Grossièrement, on peut dire que les VLDL et les LDL apportent le cholestérol au niveau des parois artérielles tandis que les HDL nettoient en quelque sorte les artères du cholestérol déposé. Les graisses venues du tube digestif s'associent donc aux LDL et sont amenées par elles dans la circulation. Le rôle des HDL serait plutôt de s'associer à ce cholestérol déposé pour l'emmener.

Or il n'y a, bien sûr, pas de corrélation absolue entre le taux respectif de ces lipoprotéines et le taux de cholestérol total circulant (le seul qu'habituellement on dose). Il arrive qu'un taux élevé de cholestérol corresponde à un taux élevé de HDL et protège donc de l'athérosclérose. Il arrive qu'il corresponde au contraire à une forte participation du cholestérol dans les VLDL et les LDL. Il est alors, dans ce cas, le signe d'un processus dangereux. De même un taux très bas de cholestérol total peut être lié à un taux normal de HDL (donc à une épuration très faible) ou à un taux très bas du cholestérol lié aux LDL et aux VLDL (donc à une athérogenèse très basse).

En somme, on dose en même temps le cholestérol qui arrive aux artères et celui qui s'en va. Seule l'étude de la proportion entre les deux pourrait donner une idée du risque. S'il en part plus qu'il n'en arrive, tout va bien. Tout va mal si c'est le contraire. On exprime cela par le rapport :

$$\frac{\text{cholestérol HDL}}{\text{chol. LDL + chol. VLDL}}$$

Mais encore faudrait-il que cette vérité d'aujourd'hui reste valable demain, et que le dosage des lipoprotéines, devenu d'un usage courant, ne permette pas seulement de s'apercevoir que tout n'était pas aussi simple qu'on le croyait. En attendant, il est à la fois absurde de traiter toute hypercholestérolémie sans savoir à quoi elle correspond, et il est difficile de ne pas le faire. Le cholestérol est un ennemi. L'uniforme seul compte, pas les sentiments ni les intentions. Et peut-être cette distinction entre HDL et LDL, qui apparaissait comme une conquête, est-elle tout bonnement inutile — certains auteurs considérant que le taux de HDL ne pouvant jamais dépasser un certain chiffre (1 g) ne peut expliquer un taux élevé de cholestérol total. Tout chiffre de ce cholestérol total qui dépasserait 3 g serait donc, de toute façon, dangereux.

Mais ce n'est pas tout. Il faudrait aussi prouver la corrélation entre les taux de cholestérol total (ou HDL ou LDL, cela ne change rien au problème) et la maladie athéromateuse, c'est-à-dire savoir si un taux de cholestérol élevé (ou un mauvais rapport $\frac{\text{HDL}}{\text{LDL et VLDL}}$) est la *cause* du processus qui conduit à l'athéromatose, ou s'il n'est qu'une manifestation visible de ce processus. On peut continuer à se demander en d'autres termes si l'abaissement du taux de cholestérol (ou l'amélioration du rapport) a, à lui seul, une chance sérieuse de diminuer vraiment le risque de maladies cardio-vasculaires.

Il faut se rappeler sans cesse, en effet, que quand l' « épidémiologie », cette nouvelle science à la mode, établit une corrélation entre deux facteurs, elle n'établit qu'une corrélation et non un lien de cause à effet.

L'épidémiologie — recherche des relations entre les maladies et les conditions de vie, les climats, les races, etc. — ne cesse de raffiner ses procédés. Ses conclusions peuvent être d'une importance capitale. Il n'y a donc pas de raison de se méfier systématiquement des résultats qu'elle peut nous proposer. A une seule condition cependant : que des esprits trop pressés n'en tirent pas immédiatement des sanctions hygiéniques ou thérapeutiques et ne confondent pas allégrement corrélation avec facteur de risque, et encore moins facteur de risque et cause.

Or, nous le verrons plus loin, la pensée médicale opère constamment des glissements entre ces différentes notions, et toute la prévention repose sur eux. Alors que ces bilans devraient permettre, probablement grâce à un traitement informatique des données, d'établir des relations entre la pathologie et les « anomalies » relevées, on veut en faire d'emblée le fondement d'une politique sanitaire active. On se hâte tellement d'en tirer des conclusions définitives qu'on les fausse.

Calquée sur le modèle déjà complexe du diabète, l'étude de l'hyperlipidémie a ainsi abouti à des prescriptions diététiques et médicamenteuses si incertaines qu'il faut constamment les remettre au goût du jour. Seule est permanente l'inquiétude suscitée par ces prescriptions, inquiétude encore aggravée par les informations contradictoires mais péremptoires de la médecine.

Le rôle joué par l'hypercholestérolémie dans la genèse de l'athérosclérose (donc des affections cardio-vasculaires) serait-il établi de manière certaine qu'il nous faudrait encore rappeler qu'il ne s'agit là que d'un facteur de risque et non d'une cause. Nous devons en plus nous interroger sur les moyens dont nous disposons pour combattre ce facteur de risque et nous assurer que les résultats qu'on peut en attendre justifient à coup sûr la discipline qu'on exigerait des personnes menacées (mais bien portantes) et l'angoisse qu'on entretiendrait.

Les « facteurs de risque » ! Peu de notions médicales ont eu autant de succès. Mais, comme il est habituel, ce succès est fait de malentendus. A l'origine, pourtant, la notion ne manque pas de clarté. Si un passionné d'automobile, jeune, en bonne santé, jouissant d'une bonne vue et de réflexes rapides, doté d'un caractère paisible, part au volant d'une voiture solide, en bon état et bien entretenue, en direction de la Côte, il a certainement plus de chances d'y arriver sain et sauf que le vieux monsieur irascible, distrait, myope, pour qui la conduite est une corvée ennuyeuse, qui se moque de l'état de sa voiture aux freins défaillants, aux pneus lisses, à la direction incertaine. Et, pourtant, qui peut parier, à coup sûr, sur le premier ? Qui peut vraiment prévoir ? Individuellement, « un coup de dés jamais n'abolira le hasard ».

Sur des millions de kilomètres parcourus par des milliers de conducteurs, on peut, sans aucun doute, affirmer que ceux de la deuxième catégorie auront un pourcentage d'accidents plus élevé que ceux de la première. L'âge, la fatigue, le caractère, l'état des pneus, des freins et de la direction, mais aussi le temps, l'état de la route, son encombrement, les autres véhicules sont des « facteurs de risque ». Les uns sont mesurables, les autres ne le sont pas. Même ceux qu'on connaît n'ont jamais qu'une valeur statistique. Ils permettent de définir des probabilités, sûrement pas des certitudes. En aucun cas le facteur de risque ne peut être assimilé à une cause. Une cause est une condition nécessaire et suffisante pour qu'un événement se produise.

Il est normal qu'en connaissance de « cause » (non ! de facteur de risque) chacun veuille mettre toutes les chances de son côté et, s'il le peut, ne pas accumuler tous les risques. Mais, pour en rester à l'exemple de la circulation automobile qui, bien que complexe, est d'une lumineuse simplicité par rapport aux risques de maladie, ce souci légitime ne donne pas le droit d'interdire la route aux migrants qui rentrent chez eux, à quatre, avec une montagne de bagages, dans un véhicule vieux de quinze ans, et de ne laisser partir que ceux qui ont les moyens financiers et physiques de prendre la route dans les meilleures conditions. Surtout, il ne donne pas le droit de culpabiliser ceux qui, soit qu'ils en courent délibérément le risque, soit qu'ils ne puissent pas faire autrement, partent (ou vivent) dans des conditions considérées comme dangereuses.

Tout ce qu'on peut dire c'est qu'un facteur de risque augmente, dans des proportions variables, le risque que nous courons de mourir et d'être malade. Il ne le crée pas (sinon ce serait une cause). Le supprimer ne supprime pas *le* risque. Or c'est toujours ce qu'insinuent les informateurs et ce qu'entendent les informés, comme si la maladie, la souffrance, la folie, la mort, étaient évitables et ne faisaient pas tout simplement partie de la vie.

Si on se contentait de dire que chacun devrait *faire son possible* pour diminuer les risques qu'inévitablement il court, il n'y aurait rien à redire à la politique qui consiste à diffuser des consignes et des conseils. Mais ce n'est pas à cela qu'on assiste. Ce ne sont pas des informations prudentes et relatives qu'on répand partout, mais des certitudes, des menaces. Ce n'est pas un espoir relatif qu'on nourrit mais un espoir aveugle, à la mesure d'une peur absolue, constamment entretenus, l'un et l'autre. Le sacrifice consenti, par exemple, par ceux qui cessent de fumer prend des dimensions dramatiques : il ne s'agit pas seulement de mettre toutes les chances de son côté mais de gagner le droit à la vie et à la santé. L'effort consenti survalorise le danger, et ce danger, devenu sans limites, confère à l'effort des dimensions héroïques, et le rend encore plus difficile.

On ne se met plus à table sans que des regards inquiets et avertis viennent rappeler qu'il faut faire attention. On chipote, on s'inquiète de savoir si ce n'est pas trop lourd ou trop gras. On mange, dans le remords, une tarte, mais pour compenser on boit son café avec un édulcorant de synthèse. On comptabilise tout : la durée du sommeil, le poids, le nombre de kilomètres parcourus le dimanche matin. Tous les gestes quotidiens ne sont plus que des menaces ou des promesses. Ils ne sont plus neutres ou colorés de plaisir mais utiles ou dangereux.

Or la médecine est-elle au moins en mesure, par ses conseils, de tenir les promesses qu'elle fait et qu'on la force à faire ?

La prévention agit, pour le moment du moins, par deux canaux principaux : les médecins et l'information. Les médecins agissent, eux, en prescrivant des régimes, en donnant des conseils, en rédigeant des ordonnances.

« Pour conclure et voulant connaître d'où venait l'habitude du corps médical de proscrire graisses et beurre cuits, nous avons eu la surprise de ne trouver aucune documentation scientifique, ancienne ou récente, à ce sujet », avoue ingénument un auteur dans une plaquette consacrée aux « lipides dans l'équilibre alimentaire ». On peut pousser l'aveu plus loin : la plupart du temps, les médecins ignorent totalement les fondements scientifiques des régimes qu'ils prescrivent, ou, plus exactement, prescrivent des régimes alimentaires qui n'ont pas grand fondement scientifique et qui répondent à des notions aussi naïves que celles du public. Pour celui-ci il y a en effet des aliments qui sont « bons » ou « mauvais », sans qu'on sache exactement pour quoi, et pourquoi ils sont décrétés tels (voir Ire partie).

Ce qui était vrai pour l'alimentation de l'homme normal est encore plus vrai pour l'homme malade. Parce que les crudités c'est « bon » pour maigrir (ce qui est plus que douteux : voir les vaches dans les prés), on en mangera aussi pour faire baisser la tension ou pour être sûr d'absorber des vitamines. Mais comme elles sont « mauvaises » pour les colitiques, d'autres n'en mangeront plus, pour combattre les « crises de foie », pour se débarrasser de boutons sur la figure ou parce qu'ils n'aiment pas ça.

Le sucre, c'est « mauvais » pour tout : ça « donne » le

diabète, l'acné, l'artériosclérose, la carie dentaire. Et ça fait grossir. On n'en mange donc plus, on se précipite sur des régimes sans hydrates de carbone. Or un gramme de sucre ne fournit que 4 calories tandis qu'un gramme de lipides en fournit 9 et un gramme de protides 5. Mais ce qui est vrai, c'est que les sucres sont nécessaires pour utiliser les graisses et c'est sur ce principe que reposent les régimes sans hydrates de carbone. Grâce à quoi les graisses non assimilées font monter les lipides dans le sang à des chiffres ahurissants. On confond allégrement les sucres à absorption immédiate représentés par le sucre ou les sucreries avec les hydrates de carbone que sont les farineux, les féculents, le pain, les pâtes, le riz, etc. Le beurre, c'est « mauvais » pour le cholestérol, mais, comme on a décidé depuis longtemps que le beurre cru, c'est « bon », on croit que seul le beurre cuit favorise l'hypercholestérolémie. Comme les graisses végétales de remplacement sont prescrites dans les régimes hypolipémiants, on en déduit qu'on peut en manger autant qu'on veut quand on fait un régime amaigrissant. Les sauces et les plats cuisinés sont déconseillés pour les troubles digestifs, et, du même coup, ceux qui ont du diabète, ou qui veulent maigrir, ou qui ont des rhumatismes, les évitent.

Bref, la confusion est, dans ce domaine, à son comble et mêle constamment la valeur calorique, la digestibilité et le goût. Et tantôt on décrète que ce qui est bon et bien préparé ne peut être mauvais, tantôt on se méfie de tout ce qui est bon et ne peut donc être que mauvais. On mélange tout : l'effet sur le diabète, les calculs, l'hypertension ou le taux des graisses dans le sang et la richesse en vitamines ou en sels minéraux (ah, les épinards et le persil si riches en fer !), la vertu aphrodisiaque ou au contraire trop sédative (l'ail c'est bon parce que ça fait baisser la tension mais c'est mauvais parce que ça donne mauvaise haleine et parce que ça coupe les jambes et autre chose).

Et tout cela, le plus souvent, en fonction d'un sentiment analogique : la viande rouge et les tomates, ça donne du sang ; les navets, les endives et la viande blanche, non. Le sec est plus sain que le moelleux, le chaud que le froid, l'insipide que le sapide. Le bon au goût fait grossir, le sans-saveur fait maigrir.

On est aussi convaincu que, si une maladie interdit de manger un aliment, c'est parce que l'aliment est « mauvais » et parce que c'est lui qui donne cette maladie. Ainsi le sucre et son abus seraient à l'origine du diabète, le sel de l'hypertension, l'eau des œdèmes, le pain des flatulences. Or, bien sûr, le fait que la disposition spéciale d'un organisme le rende intolérant à un aliment ne prouve absolument pas que cet aliment soit mauvais en soi. Le sucre ne donne pas le diabète, ni le sel de l'hypertension si on n'y est pas prédisposé.

Un certain nombre d'aliments souffrent aussi d'un ostracisme général : le chocolat, le pain frais, les plats cuisinés, les abats. On n'en consomme plus que comme on boit ou on fume, en transgressant la loi et en se sentant coupable. Et il n'est pas rare effectivement qu'un aliment consommé dans ces conditions soit mal supporté. Cette attitude généralisée à l'ensemble des aliments — ces objets mauvais — fait que certaines personnes attribuent tout à leur alimentation : pour elles, manger c'est vivre dangereusement. Chaque repas est une aventure, chaque aliment un ennemi en puissance. Elles se lamentent de ne pouvoir même pas digérer un bifteck-salade ou une tranche de jambon de Paris avec des pommes à l'eau, pourtant réputés « bons », et s'étonnent toujours, avec effroi, d'avoir bien digéré une choucroute garnie ou un couscous, pourtant réputés « mauvais ».

L'alimentation est bien trop chargée de significations multiples pour ne pas... alimenter les convictions et les informations les plus fantaisistes. Les médecins n'échappent pas à cette confusion. Ils tiennent souvent pour « mauvais » les aliments qu'ils supportent mal ou qu'ils n'aiment pas, et finissent par prendre au sérieux les différentes intolérances de leurs patients. Ils en font une loi qu'ils sont tentés d'imposer à tous. L'enseignement de la diététique est pratiquement inexistant et se résume le plus souvent à la répétition, sans examens, de prescriptions traditionnelles. Il a fallu une véritable révolution intellectuelle pour faire admettre qu'une hépatite à virus n'interdisait que les boissons alcooliques et les médicaments (totalement inutiles). Il était classique de pratiquement tout prohiber. (On sait le rôle que joue le « foie » dans toute cette fantasmagorie de la diététique.)

Le seul principe indiscutable de la diététique ordinaire est que l'alimentation doit être équilibrée. Cela signifie simplement qu'elle doit comporter en quantités harmonieuses toutes les catégories d'aliments. Personne n'étant capable de calculer avec exactitude sa ration alimentaire, on peut donc penser que le meilleur moyen de ne pas se tromper est de manger de tout modérément et de varier le plus possible son alimentation. Ainsi on peut espérer qu'ayant mangé de tout, de la viande, du pain, du fromage, des légumes, des farineux, des fruits, des œufs, etc., on en aura eu son content et on aura obéi à la diététique. L'alimentation traditionnelle, qui comporte un peu de tout, aboutissait en gros à ce résultat. Et elle reste peut-être la meilleure, même si les habitudes alimentaires actuelles ne respectent plus cet équilibre et si la ration alimentaire moyenne d'un Français ou d'un Américain est trop riche en graisses et en sucres. Bien pires en effet que les mauvaises habitudes culturelles sont les préoccupations diététiques mal comprises. Elles sont plus souvent à l'origine de conduites alimentaires aberrantes que ne le sont les conditions alimentaires (disparition de la cuisine familiale) ou la gourmandise portant sur les sucres immédiats (sodas, glaces, gâteaux, bonbons, etc.) qui sont généralement mises en accusation.

Il faut en savoir très peu ou énormément pour manger juste. On sait le mal qu'ont les diabétiques, même éduqués pendant de longues années, à ne pas commettre de graves erreurs. On connaît surtout les étranges aberrations de ceux qui croient « savoir » et se nourrissent selon des règles puisées on ne sait où, qui ont la religion, tantôt du « complet », tantôt du « naturel ». Et encore jusqu'ici la chronobiologie n'avait-elle pas mis son nez dans cette affaire. Quand certains sauront qu'à tel moment de la journée un verre d'eau a une destinée tout autre qu'à tel autre moment !

Toute éducation, si elle est réduite à une simple information, inévitablement incomplète, perturbe les conduites habituelles plutôt qu'elle ne les améliore. Elle ne peut être efficace qu'intégrée à une connaissance très approfondie, que bien peu de gens possèdent, pas même les médecins.

Peut-être, en informant dès l'école, comme on tente de le faire avec un jeu astucieux de cartes qui permet de combiner des menus raisonnables, arriverait-on à éviter les plus graves erreurs. Mais il serait de toute façon faux de croire que tout le monde, tout le temps, commet ces graves erreurs et de croire qu'elles ne sont jamais dues qu'à l'ignorance. Qu'il suffirait de savoir pour se bien nourrir.

Des régimes plus spécifiques, qui visent à prévenir les complications des maladies métaboliques majeures, trouvent-ils au moins les médecins mieux armés et les patients plus dociles, plus « intelligents » ? Et peut-on en attendre une efficacité meilleure ?

Le diabète est une maladie connue depuis si longtemps que, si les médecins se trompent parfois, la médecine, du moins, sait ce qu'il faut faire. La réduction raisonnée des hydrates de carbone, et en particulier la suppression des sucres d'assimilation très rapide, est, pour le moment, une des armes essentielles, sinon l'arme unique, du traitement du diabète banal de l'adulte. On peut se résigner à n'en attendre qu'un effet limité et juger cependant que ce résultat (le seul sur lequel on puisse compter) légitime les contraintes et les disciplines qu'il impose. Là, au moins, tout est clair. Mais, là encore, le diabète peut-il jouer le rôle de « modèle » ?

Pour le cholestérol, les choses sont en effet moins simples. Et le régime est beaucoup moins bien codifié. Il ne suffit pas d'affirmer que l'absorption de graisses alimentaires favorise l'apparition de l'hypercholestérolémie. Il ne suffit même pas d'affirmer que les graisses saturées (essentiellement d'origine animale) sont nuisibles alors que les graisses insaturées (végétales) sont plutôt favorables. Encore faudrait-il que les médecins, et les patients, soient à même de savoir exactement quelle viande ou quel poisson contient tel ou tel acide gras, quelle huile est monosaturée (olive, arachide) ou polysaturée (tournesol, maïs, pépins, etc.) et dans quelles proportions il convient d'absorber ces différents corps gras. D'autant plus qu'une chose au moins est à peu près certaine : la quantité de cholestérol absorbé n'a que peu d'influence sur le taux de cholestérol circulant. Celui-ci n'est sensible qu'à la ration globale en corps gras, à son équilibre et à celui de la ration alimentaire en général. On peut seulement se dire qu'on risque de faire plus de bien que de mal en diminuant globalement la quantité de graisses-à-cholestérol (saturées) en général. Mais comment s'y prendre ?

Des auteurs condamnent globalement les graisses animales, donc toutes les viandes grasses, la charcuterie, le beurre, le fromage et le lait. D'autres affirment que seule la viande des ruminants est très riche en graisses saturées. Et voilà soudain innocenté le porc jusque-là sévèrement suspecté en raison de la richesse en graisses de ses tissus. Quant aux volailles, elles semblent (rien n'est clair) en général peu coupables mais, à tout hasard, et pour plus de sécurité, toutes les graisses de volailles sont proscrites dans la plupart des régimes.

Comme on n'ose pas demander à un malade dont le sang est trop riche en cholestérol la même rigueur qu'à un diabétique, on se contente en général de prescriptions sévères mais assez vagues : « pas de graisses animales », étant bien entendu qu'il est impossible de consommer quelque viande, quelque poisson ou quelque fromage que ce soit, même dits « maigres », sans absorber de la graisse animale. On demande aux graisses d'origine végétale (huiles, margarines) de fournir les corps gras d'assaisonnement, d'accompagnement et de cuisson. Ce qui revient à supprimer le beurre et toutes les graisses du lait.

Si l'on ajoute à cela qu'on ne sait pas très bien pourquoi et comment les corps gras insaturés diminuent le taux de cholestérol dans le sang (à quantité égale les graisses saturées l'augmentent deux fois plus que les graisses insaturées ne le diminuent), qu'on ne peut établir ni en théorie, ni à plus forte raison en pratique, les quantités respectives de saturées et d'insaturées souhaitables, si on se souvient qu'après avoir été absolument condamnée la cuisson des corps gras insaturés est aujourd'hui autorisée (ils n'atteignent jamais, même dans les fritures, la température qui les saturerait), si on tient compte de l'hostilité générale, ou, du moins, de la suspicion, dont les corps gras sont victimes (les œufs, la mayonnaise, la crème fraîche, les sauces, les crèmes, le chocolat, les pâtisseries sont globalement considérés comme « mauvais » parce que indigestes sans que rien vienne, scientifiquement, à l'appui de cette accusation), on devine la confusion dans laquelle les régimes sont prescrits et les méfaits dont cette confusion peut être responsable. Une réduction trop radicale des corps gras augmente en effet inévitablement la quantité de glucides absorbés et on voit tous les inconvénients que cet excès glucidique et, plus encore, le déséquilibre entre les deux catégories d'aliments peuvent entraîner.

On ne sait donc pas très bien ce qu'on fait ni pourquoi on le fait. On sait seulement qu'on veut « bien » faire. On se précipite sur des injonctions péremptoires, contradictoires et éphémères, qui ont pourtant le pouvoir de modifier profondément le comportement alimentaire des individus. Cette modification serait-elle à coup sûr utile qu'on pourrait déjà mettre en balance les avantages très limités qu'elle apporte et les troubles qu'elle entraîne dans les esprits, les comportements obsessionnels qu'elle suscite. Il lui arrive en plus, sans aucun doute, d'être inutile et même nuisible. On perdrait donc ainsi, par présomption, sur tous les tableaux.

On peut, bien entendu, espérer que ce qui est aujourd'hui confus, maladroit, deviendra bientôt clair. Il revient aux médecins de se tenir au courant, de mettre de l'ordre dans leurs connaissances et d'instruire leurs patients. L'incertitude des connaissances n'a, en soi, rien de grave ni de répréhensible. Ce qui est grave et a pour conséquence, entre autres, de paralyser la curiosité et la rigueur des médecins, c'est que toute vérité est toujours présentée comme absolue et définitive. Il est plus malaisé de passer d'une certitude totale à une autre que d'abandonner une approximation provisoire en faveur d'une autre. Tous les médecins, même les spécialistes qui sont loin d'être d'accord entre eux, sont tentés de tenir pour définitivement vrai ce qu'ils auront cru ou qui leur aura été présenté un jour comme tel. Et quand on croit, on a toujours raison.

Les conseils que donnent constamment les médecins sont-ils au moins mieux inspirés ?

Impuissants en face de la pathologie liée au travail et aux transports, et, en général, aux difficultés ordinaires et extraordinaires de l'existence, les médecins se vengent souvent en régentant autoritairement le reste de la vie de leurs patients : leur vie conjugale, familiale (« ne vous laissez pas bouffer par votre femme », « laissez vos enfants se débrouiller »), sexuelle (« il faut faire l'amour plus souvent » ou « à ce rythme-là, vous allez en crever ») ou sociale (« sortez davantage », « sortez un peu moins »). Mais surtout, après avoir ordonné de maigrir et interdit le tabac, le sel, les graisses, les sucres, le vin, l'alcool, les excès amoureux ou mondains, ou la solitude et l'abstinence, ils conseillent un bon sommeil et de l'exercice. Bien dormir et courir sont devenus les credo du bon médecin, les garants d'une bonne santé.

L'expérience montre pourtant que ceux qui se moquent de dormir « comme il faut » ont un sommeil sans histoire et que ceux qui, au contraire, sont toujours soucieux de dormir le temps « nécessaire » deviennent souvent insomniaques : ils dorment mal parce qu'ils ont peur de mal dormir. Or cette valorisation de la durée du sommeil, ces calculs obsessionnels n'ont aucun fondement. Un manque de sommeil d'origine externe (un enfant malade, des soucis graves, une maladie organique) peut, en effet, s'il dure très longtemps, épuiser. On peut même tuer un animal en l'empêchant de dormir. Mais, quand on n'est pas empêché de dormir, on dort généralement « assez » (et même souvent on dort « trop »).

Il est faux qu'après une nuit sans sommeil — une nuit de garde par exemple — on soit épuisé et incapable de rien faire. On est au contraire dans un état d'euphorie légère, d'excitation, comme on peut l'être sous l'effet de tranquillisants ou d'une fatigue bien supportée. Des patients recherchent d'ailleurs, inconsciemment, cet état. Ils se privent systématiquement de sommeil ou entretiennent leur fatigue, parce que être en pleine possession de ses moyens n'est pas toujours souhaitable ni souhaité. Quand on doit affronter des problèmes qui paraissent sans solution, la fatigue (ou le manque de sommeil) permet de les éluder, au moins provisoirement. (Il peut alors arriver, bien sûr, que s'amorce un inquiétant cercle vicieux fatigue-aveuglement : la fatigue servant à écarter des problèmes qui auraient pu être résolus et dont la présence accroît le sentiment de fatigue et son besoin.)

Le « manque » de sommeil a une fonction. On dort « assez » pour soi quand on fait exprès de se priver relativement de sommeil.

Il est faux aussi de croire qu'on ne dort jamais trop. L'observation montre, par exemple, qu'après une très longue nuit de sommeil (le plus souvent sommeil-refuge) les anxieux vont plutôt mal. C'est la fatigue bien connue du week-end. Ils flottent, ne se sentent pas bien, sont incapables de rien entreprendre. Le repos a laissé apparaître une inhibition que masquait la fatigue. Il est d'autre part de constatation banale que le dernier sommeil, celui auquel on se contraint un peu en se réfugiant sous les couvertures, est peuplé de rêves étranges, à la limite du rêve éveillé, qui laissent une pénible sensation de désorientation, de demi-réalité.

Un médecin serait donc bien en peine de décider de la quantité de sommeil dont chacun a besoin, de savoir ce que la personne qui est en face de lui fait de son rapport avec le sommeil et du sommeil lui-même. Dorment bien ou longtemps ceux que ça arrange de dormir, dorment mal ou peu ceux que ça arrange, d'une manière ou d'une autre, de trop ou de trop peu dormir. Il est bien présomptueux de vouloir intervenir autoritairement, au nom de normes abstraites, dans ce jeu compliqué[1].

L'exercice physique, lui aussi, est sacré. Depuis les Grecs, il est entendu qu'un esprit sain ne peut s'épanouir que dans un corps sain et qu'un corps ne peut être sain que s'il exploite

1. L'insomnie pose un autre problème. Elle est pénible parce qu'elle est un état qui n'est ni celui de la veille ni celui du sommeil, et non parce qu'elle a pour conséquence un « manque » de sommeil.

toutes ses possibilités musculaires. Mais que faut-il faire ? Du sport, de l'athlétisme, de la gymnastique, du jogging ?

Le sport est à la fois un exercice du corps et un jeu où peuvent s'exprimer la compétitivité, l'agressivité, et aussi un peu de rêve, de la passion en tout cas. L'athlétisme ne peut jamais être pratiqué que par des spécialistes. Et qui songerait à pratiquer longtemps le saut à la perche ou le relais 400 m ? Quant au goût des records, il relève de tout autres considérations. La médecine y concourt mais elle ne le recommande pas spécialement.

Mais la gymnastique ? Peut-on imaginer quelque chose de plus ennuyeux que la culture physique en chambre ? Alors que la marche ou la course, ou le vélo, ou la nage laissent l'esprit libre, le libèrent même, la culture physique, chez soi ou dans une salle, partage avec les bains de bouche et les gargarismes la rare vertu de vider l'esprit de toute pensée vivante et agréable, de l'astreindre à des comptes ennuyeux. Elle a d'ailleurs si peu d'intérêt que même les plus narcissiques, même les plus obsessionnels des candidats finissent la plupart du temps par s'en lasser et abandonnent. Les salles de culture physique qui se sont multipliées ces dernières années doivent leur équilibre financier à l'obligation qu'elles imposent de prendre des abonnements. Si tous les abonnés venaient aussi souvent qu'ils en ont le droit, les salles seraient submergées. Mais en règle générale on abandonne lâchement et honteusement l'argent versé et on trouve tous les prétextes pour « sécher ».

On est donc fondé à encourager ceux qui veulent et peuvent faire du sport. C'est une question d'opportunité, de goûts, de dons, de moyens. Les pouvoirs publics, les collectivités locales se doivent d'offrir à ceux qui en ont envie la possibilité de pratiquer le sport de leur choix, ou, pour un temps, de l'athlétisme. Mais on ne voit pas comment on pourrait obliger quiconque à faire de la culture physique. La contrainte a des limites !

Reste d'ailleurs à savoir si le sport (et la culture physique), c'est « bon » pour la santé. Cela semble évident et, pourtant, si on y regarde de plus près, ça ne l'est pas. Quand on a examiné de nombreux patients, on ne peut qu'être surpris et même, il faut bien le dire, scandalisé par l'injustice de la nature. Des hommes et des femmes qui se dépensent physiquement de toutes les manières possibles ont des corps à faire peur : bedonnants, avachis, mal foutus. Des corps merveilleusement équilibrés, musclés, secs se révèlent appartenir au contraire à de grands paresseux pour qui une raquette de tennis ou des skis sont une offense. Mais les uns sont-ils plus heureux dans leur corps que les autres ? Ils éprouvent sûrement du plaisir à se dépenser, et sans doute en tirent-ils une certaine joie. Quant à se mieux porter, rien n'est moins certain. Les grands sportifs deviennent obèses dès qu'ils cessent de pratiquer intensément leur sport. Les muscles acquis par la gymnastique fondent au repos comme neige au soleil.

Pour ce qui est de la longévité, la preuve reste, là aussi, à faire. Les anciens sportifs se cachent-ils si bien ou peuvent-ils à ce point se passer de la médecine qu'on ne les voit jamais en consultation ? Les vieillards qui viennent se faire soigner et qui atteignent des âges très avancés sont généralement des personnes qui n'ont pas bougé le petit doigt de toute leur vie. Les paysans ne vivent pas plus vieux et en meilleure santé que les citadins. On sait que ceux qui vivent le plus longtemps sont les instituteurs et les curés, et que ceux qui meurent le plus tôt sont les ouvriers agricoles. Faut-il en conclure que ceux-ci passent leur temps à méditer et ceux-là à faire du sport et de la gymnastique ?

En fait, la coïncidence entre la santé, la beauté du corps et l'équilibre nerveux peut être considérée comme l'effet d'une pure coïncidence, ou plutôt d'une concordance : ceux qui ont un beau corps ont un goût naturellement plus vif pour s'en servir que ceux qui sont patauds, laids et maladroits. Ceux-ci renoncent vite. Ils préfèrent ne plus être ridicules. Quant à être plus sains ou plus malades, à mourir plus jeunes ou plus vieux, bien malin qui pourrait le prévoir, à partir de la seule activité physique.

Quant à la mode actuelle du jogging, elle laisse, elle, pantois. Qui donc a décidé que cet exercice violent, incontrôlé, était bon pour la santé ? Le spectacle qu'il offre est pour certains exaltant, pour d'autres pitoyable. S'escrimer aussi pathétiquement à conjurer la mort ! On aura du moins, semble-t-on croire, fait ce qu'il fallait. Et la bonne conscience, c'est toujours bon à prendre.

A moins qu'il ne faille admettre une hypothèse qui a été avancée pour expliquer cette étrange vogue : au bout de quelques centaines de mètres l'effort physique entraîne un manque d'oxygène (anoxie), et l'anoxie cérébrale provoque une euphorie légèrement délirante. Le jogging aurait les mêmes vertus que la marijuana.

Il conviendrait que, là-dessus, les médecins disposent d'autres renseignements que ceux qu'ils tirent de convictions *a priori*. En général, ils ne font à vrai dire que proposer leurs propres goûts. C'est peut-être, en dehors de se taire prudemment, ce qu'ils peuvent faire de plus sensé, tant qu'ils ne savent pas vraiment.

De quelques études statistiques — aux États-Unis, bien sûr — il résulterait que, bien conduit, le jogging pourrait protéger le cœur, que ses adeptes feraient des infarctus moins graves. Statistiquement. Mais en même temps une rumeur se répand : on observerait des accidents de plus en plus fréquents ! Parce que le jogging est sauvage, non contrôlé ? Ou tout simplement parce que de toute façon on ne sait pas ce qu'on fait : on est seulement convaincu qu'en se faisant violence on ne peut jamais se faire que du bien.

Récemment un rude coup a été porté à cette croyance. Un grand champion de tennis, âgé d'à peine trente ans, a fait plusieurs infarctus. Il a dû subir un triple « pontage » (intervention qui consiste à améliorer la circulation des artères qui irriguent le muscle cardiaque et se bouchent en cas d'infarctus), grâce à quoi il pense reprendre la compétition. On lui souhaite un meilleur sort qu'à un footballeur dont le courage forçait l'admiration mais ne fut pas récompensé. Il devait mourir sur le terrain au cours d'un match.

A défaut de pouvoir, en toute clarté, avec une certitude scientifiquement ou, au moins, raisonnablement fondée, prévenir par des moyens hygiéniques et diététiques des maladies graves comme l'athérosclérose, les médecins disposent-ils au moins de médicaments préventifs qui soient sûrs ?

L'insuline est l'arme royale contre les diabètes qui dépendent d'elle (ils ne sont pas la majorité). Les hypoglycémiants (sulfamides ou autres) font incontestablement baisser le taux du sucre dans le sang, mais leur action préventive sur les complications éventuelles du diabète banal est pour le moins douteuse.

Là encore, on a voulu partir de ce « modèle » et découvrir des médicaments susceptibles de faire baisser le taux de la cholestérolémie. Leur succès a été inégal. Le *clofibrate* a nettement dominé le marché. Mais il a été récemment l'objet de violentes controverses. L'OMS en a déconseillé l'usage. L'Allemagne en a interdit la vente puis l'a réautorisé. On lui reprochait de n'avoir pas fait la preuve de son action préventive sur des maladies cardio-vasculaires et d'avoir, en revanche, manifesté une action « lithiagène » certaine. Des « malades » qu'on espérait, sans en être certain, protéger contre l'artériosclérore se retrouvaient avec une lithiase biliaire (calculs dans la vésicule). Cette lithiase pouvait imposer une intervention chirurgicale qui, à elle seule, présentait statistiquement plus de risques que le *clofibrate* n'était supposé en écarter.

C'est du moins ce que, pendant un temps, on a pensé. Mais il était difficile de priver et le corps médical et les malades d'une arme qui leur donnait le sentiment (scientifique ou illusoire) d'agir, de se défendre. Que cette arme soit suspecte, peu importe. Elle respecte un principe sacré : mieux vaut une mauvaise solution que pas de solution du tout. Partout, à propos de tout, s'il vous arrive de critiquer une solution stupide, on vous répondra : « Vous aviez mieux à proposer ? »

Les antihypertenseurs obéissent un peu à la même logique : il faut faire « baisser » la tension artérielle. Et ils peuvent susciter les mêmes réserves. Il n'est sûrement pas aussi anodin qu'on veut le croire de prescrire à longueur de temps des diurétiques (on est très sévère, en haut lieu, quand on s'en sert pour faire maigrir ou pour lutter contre la « rétention hydrique »), des béta-bloqueurs (qui, bien évidemment, agissent sur les béta-récepteurs de tous les organes et pas seulement sur les béta-récepteurs du cœur et des vaisseaux qui sont les seuls visés même s'ils se vantent d'être cardio-sélectifs), des vaso-dilatateurs, des dérivés d'une plante, la Rauvolfia (qui, venus des Indes, ont été très à la mode jusqu'à ce qu'on s'aperçoive que leur action neurologique et psychiatrique était dangereuse).

Du moins ces risques méritent-ils d'être courus si l'hypertension est réelle et si les doses prescrites ne grimpent pas désespérément à la poursuite des chiffres tensionnels déclarés « normaux ». Il suffisait, par exemple, d'un demi-comprimé de diurétique et d'un comprimé de béta-bloqueurs par jour pour maintenir la tension artérielle d'un patient à 150-95. Pour obtenir celle qu'il désirait (130-85), un spécialiste a froidement ordonné un comprimé et demi de diurétique et deux de béta-bloqueurs. Trois fois plus pour gagner un ou deux points, et sur la seule conviction, inexplicable, que le danger dépendait de cette infime variation des chiffres tensionnels !

La prescription d' « anti-agrégats » et d'aspirine pour combattre des menaces de thrombose n'obéit pas à une logique aussi simple mais répond au même besoin. Les anti-agrégats sont censés empêcher des plaquettes de sang de s' « agréger », de coller les unes aux autres, pour former la structure du caillot qui risque de boucher une artère ou une veine. De mauvais esprits, sans doute trop exigeants, doutent en effet de l'action anti-agrégat des médicaments généralement proposés aux médecins. Ils affirment que l'aspirine aurait, sur ce plan, une action plus convaincante. Elle exercerait, en outre, une action sur la coagulation en général, et une action anti-inflammatoire qui ne seraient pas négligeables pour prévenir les thromboses, ce qui n'est pas vrai des « anti agrégats ». Cela étant, on peut se demander quelles études statistiques, assez longues et portant sur des lots de malades assez nombreux, ont permis en quelques années de décider que la bonne dose d'aspirine, qui était de trois, puis de deux comprimés par jour, devait être aujourd'hui d'un comprimé tous les deux jours ? L'action préventive serait-elle à ce point efficace et si immédiatement visible qu'on puisse aussi rapidement fixer la dose efficace ? On peut se poser la même question à propos des résultats spectaculaires (sur la fréquence des accidents vasculaires) qui auraient été obtenus dans certains États des États-Unis par la seule modification de l'alimentation. En quelques années, quand on sait (ou croit savoir) la lenteur des processus qui conduisent à ces accidents !

Cela étant, quel médecin oserait rester les bras croisés quand on lui propose des moyens d'agir ? Il prescrit donc, en se disant qu'il ne fait pas de mal — ce que rien ne lui permet d'affirmer — ou en pensant, ce qui est plus raisonnable et fondé, qu'il est au moins assuré d'avoir agi comme il convient. S'il a tort, c'est dans les règles. Autre principe de base qu'on ne saurait trop respecter. Et quel malade supporterait qu'on le prive de moyens dont on proclame partout les vertus ?

Et si tout médecin est porté à agir de la sorte, c'est parce qu'on ne devient pas médecin par hasard. Être médecin, c'est être à la fois puissant et bienfaisant. Le médecin veut se convaincre qu'il y a une vérité de la vie à partir de laquelle il peut et doit agir, et que les instruments dont il use sont de bons instruments puisqu'ils sont au service du bien.

Aurait-il le soupçon que, quand il exerce son pouvoir au nom de vérités discutables, il se fait plus de bien qu'il n'en fait et aurait-il un respect soudain pour ses patients et un souci inattendu de leur liberté que le réseau des institutions qui décident de la politique sanitaire viendrait le rappeler à l'ordre et relayer son action.

Les institutions classiques de prévention ont une activité très strictement préventive. La distribution de soins leur est, le plus souvent, interdite. La prévention dont elles ont la charge est traditionnelle. Elle se résume pratiquement au dépistage systématique et s'exerce à travers toute une série d'organismes institués en fonction tantôt de la maladie (hygiène mentale, tuberculose), tantôt de la catégorie de la population qui est visée (protection maternelle et infantile ou PMI, médecine scolaire, médecine du travail), tantôt des pouvoirs dont ils émanent (dispensaires de la Sécurité sociale, comités inter-entreprises de l'industrie privée).

Ces institutions n'exercent pas de pression exorbitante sur les usagers. Elles décident seulement que des images radiologiques, des tracés électrocardiographiques, des dosages biologiques sont « anormaux ». Mais même si la liberté est souvent laissée à celui chez qui on les découvre d'en faire pratiquement ce qu'il lui plaît, taxer d' « anormal » le poids d'un individu, le chiffre de son cholestérol, sa taille ou son développement psychomoteur, c'est déjà exercer sur lui une pression très vive. Et plus encore la mention obligatoire des conduites fautives : « tabagisme important », alcoolisme, erreurs nutritionnelles, etc.

Et cette manière de considérer la population peut conduire à des déclarations assez surprenantes. On ne peut pas, sans inquiétude, entendre quelqu'un déclarer froidement, à la radio, comme ça, en passant, au cours d'une émission banale que : « 50 % des enfants de 18 mois à 3 ans ont un " comportement anormal ". » Il y a tout de même des « normaux » ? Ou encore que 3 millions de conducteurs ont une mauvaise vue. Ou qu'un Français sur deux a une alimentation totalement déséquilibrée, etc.

De telles déclarations ne sont pas sans conséquence. Ce ne sont pas de simples constats. En ce qui concerne les enfants « anormaux », on commence par affoler et culpabiliser les parents, mais plus tard c'est tout un appareil correctif qui se met en branle. On ne permet plus à un enfant dont l'adaptation scolaire est qualifiée de « mauvaise » ou simplement de médiocre de s'en débrouiller comme il peut, d'en faire un des éléments de son évolution et de sa personnalité future. Il est autoritairement, sans appel, dirigé vers des classes spéciales, confié à des psychologues, mis en fiche. Tout son avenir sera irrémédiablement déterminé par ces jugements initiaux. Et le risque est grand que cette attitude s'étende aux adultes et à l'ensemble de la population, aboutissant à une normalisation forcée, à une exclusion ou à une reprise en main de plus en plus rigoureuse de tout ce qui pourrait incarner la moindre déviance, la plus légère marginalité. On sait qu'on a de plus en plus tendance aujourd'hui à tout psychiatriser.

Tout dépend, bien sûr, de ce qui sert à définir les normes. La société est assez tolérante aux anomalies réelles, bien définies, même si cette tolérance est teintée d'un peu d'agressivité ou de moquerie (les sourds, les bossus, les « idiots », les « fadas »). Elle diminue nettement quand l'anormalité est moins claire, quand elle fait référence à un danger plus obscur. Et, malheureusement, les institutions ratifient et amplifient les tendances du corps social. Leur intervention, modeste et franche quand elle a pour but d'aider ceux que la nature ou la maladie ont exclus du fonctionnement social banal : un enfant qui pousse mal, qui entend ou voit mal, qui a une conduite brutalement asociale, un adulte ou un adolescent qui souffre d'une invalidité, devient plus sournoise et fait preuve de plus de présomption quand l'anomalie est plus vague, quand un enfant travaille mal, quand un adolescent n'est pas conforme, quand un adulte ne joue pas le jeu.

Ce qui domine alors, ce n'est plus la protection de l'individu, l'aide qui lui est apportée pour qu'il s'épanouisse selon ses dons et ses goûts, mais la protection de l'équilibre collectif. On risque de voir peu à peu s'accentuer la tendance actuelle qui consiste, au fond, à faire de toutes les différences des anomalies, de toutes les libertés des dangers sociaux. En s'exprimant à travers les institutions, la peur sociale devient de plus en plus interventionniste et autoritaire.

Il n'est bien sûr pas « normal » d'être nul en maths. Est-ce une raison pour être orienté vers des classes de bas niveau ? Il n'est pas habituel, quand on visite une exposition florale, de cueillir des fleurs et de les offrir aux hôtesses, mais de là à se retrouver hospitalisé d'office en hôpital psychiatrique fermé ! Il n'est sans doute pas convenable de se balader dans les couloirs du métro en exhibant ses organes sexuels, mais cela suffit-il pour que soit envisagée une intervention sur le cerveau ?

Mais à ces institutions classiques, déjà conduites, bon gré mal gré, à exercer, indirectement, une action normative et répressive sont venus s'adjoindre plus récemment des comités, des organismes chargés de l'éducation sanitaire de la population. De l'école aux entreprises, des journaux à la télévision, par tracts, affiches, « spots » télévisés ou radiophoniques, à travers des émissions et des articles de vulgarisation, on veut apprendre à tous comment il faut vivre pour se bien porter (et pour ne pas être une charge financière). C'était inévitable : les médias, la propagande et la publicité occupent une trop grande place dans notre vie pour que la médecine ne soit pas tentée d'y avoir recours.

Dans un premier temps ce sont les médias qui l'ont exploitée. Elle mobilisait plus qu'aucun autre sujet la curiosité passionnée du public. On sait le succès des émissions de Pierre Desgraupes, Igor Barrère et Étienne Lalou. Les rubriques médicales des journaux sont très lues. La santé n'a pas de prix, mais c'est un sujet en or — et qui paie bien. Les livres sur la médecine se vendent très bien pour peu qu'ils diffusent la « bonne parole », c'est-à-dire s'ils promettent le Salut, que ce soit par la science, par les plantes, le yoga ou n'importe quelle recette, toujours sûre, toujours universelle. En effet, ce qui marche et qui est diffusé, c'est, bien évidemment, ce qui est conforme à la bonne pensée médicale (qu'elle soit celle de la médecine dite officielle ou celle des médecines parallèles, c'est-à-dire ce qui, dans leur pensée, est commun : une croyance magique sous des dehors savants).

Quand la médecine a décidé à son tour d'utiliser les médias à son profit, elle a immédiatement adopté le ton de la propagande, de la dramatisation, du catéchisme : voici ce que tu dois faire et ne pas faire, car voici l'enfer de la maladie et de la mort, et voici le paradis de ceux qui obéissent à la loi. On parle d'éducation ou d'information, mais il ne s'agit jamais, à vrai dire, que d'endoctrinement. Ici la vérité est unique. Elle est affirmée sans réserve, elle est imposée aux esprits sans la moindre restriction. En attendant d'être inscrite dans les lois.

Une vraie, une honnête *information* médicale n'est certes pas une mince affaire. Allez donc expliquer au grand public ce que le médecin moyen n'a le plus souvent ni compris ni même appris. Allez donc raisonner quelqu'un qui tremble de tous ses membres, que la maladie effraie et que la mort terrorise. Pris dans ses espoirs et ses terreurs, celui qu'on informe n'entend jamais que ce qu'il veut et peut entendre. Le plus souvent, c'est peine perdue que de vouloir lui faire entendre raison. Il n'est que de voir comment se comportent les médecins. Ils sont « informés ». Même s'ils en « savent » peu, ils en savent au moins autant que ce que le gros de la population pourra jamais apprendre. Pourtant, souvent, ils ne suivent pas les commandements de la médecine (ils fument, boivent, se surmènent, ne prennent pas d'exercice) et, quand ils sont malades, ils se comportent comme n'importe qui. « L'émotion est une chute dans la magie », écrit Sartre. Comment la maladie et l'angoisse de la mort ne précipiteraient-elles pas les hommes, et donc les médecins eux-mêmes, dans la pensée magique ?

Il semble donc plus logique d'*éduquer* et de former que d'informer. Mais alors que l'information suppose au moins une certaine objectivité, qu'elle ne se donne pour but que de communiquer des faits et laisse ceux qu'elle a informés libres d'en disposer, l'éducation use de l'autorité morale. Elle veut influencer le jugement, agir sur les personnes elles-mêmes et non plus sur leur seul savoir, sur leur conduite et pas seulement sur leur raison. Alors on affirme sans vergogne des contre-vérités, ou bien on fait passer des vérités partielles ou provisoires pour des vérités absolues et éternelles. Nous sommes loin de ce vieux patron, grand médecin et honnête homme, qui disait à ses tout jeunes étudiants : « Ne vous scandalisez pas qu'on vous enseigne le doute avant même de vous enseigner ce dont vous avez à douter. Souvenez-vous de vous méfier et d'abord de vous. Quand on commence à croire qu'on sait quelque chose... ! La seule vérité est celle qu'on cherche. »

Au lieu de quoi il faut lire aujourd'hui, sous la plume d'un omnipraticien : « Les connaissances scientifiques sont suffisamment établies pour que les médecins en tirent des conséquences politiques... », « en l'absence de connaissances, l'homme peut donc s'engager sur de mauvaises voies, génératrices de risques. Ces chemins dangereux s'appellent suralimentation et obésité, tabagisme, alcoolisme, sédentarité, etc. Leur méconnaissance est source de souffrance, d'invalidité, de mort précoce, de coûts sociaux injustifiables car évitables » (Dr Chicou) et, le prolongeant (Dr Bouyer) : « Premier objectif : modifier les mentalités. Ceci sur deux plans : les patients devront infléchir leur attitude à l'égard de la maladie. Pour cela, il faudra les amener petit à petit à se considérer comme les premiers responsables de leur capital santé. Quel excellent thème d'éducation sanitaire ! »... « Les mass media auront un rôle essentiel à jouer, à condition qu'ils coordonnent leur action avec les professionnels de la santé » [1].

Ah ! Qu'en termes élégants ces choses-là sont dites ! Quelle suffisance dans le « suffisamment », quelle assurance dans le savoir, quel mépris pour les mentalités des patients qu'il va falloir « modifier », « infléchir », « amener petit à petit », quelle hauteur dans le traitement des médias, tout juste bons à répéter ce que leur dictent les professionnels de la santé.

Il fut peut-être un temps où invoquer la responsabilité des personnes c'était leur dire : « Faites ce que bon vous semblera. Vous en avez le droit. Mais vous serez responsable des conséquences éventuelles de vos actes. » Cette responsabilité-là, individuelle, n'est plus de mise. Ce serait compter sans le « capital-santé » — cela fait chic, et technocratique —, sans les « coûts sociaux injustifiables ». Dire aujourd'hui « vous êtes responsable », cela veut dire tout simplement « vous n'êtes plus libre de faire ce qu'il vous plaît. Si vous n'agissez

1. Introduction à une enquête sur *le Rôle du médecin généraliste dans la prévention,* Comité national de prévention médicale, Fédération nationale des omnipraticiens français, juillet 1979.

pas conformément à la règle médicale, vous allez indûment coûter de l'argent ».

Laisser entendre que la médecine en sait suffisamment pour dicter sa loi, et que les patients sont forcément coupables (responsables) de ce qui leur arrive, voilà, en fait, le message qu'on enjoint aux médias de transmettre. Et c'est, en gros, ce qu'ils font.

L'éducation se fait, comme il se doit, sur deux modes : la carotte et le bâton, la peur et la promesse. La peur n'a pas attendu la médecine pour exister et pour se chercher des apaisements. Mais la médecine a su l'exploiter « à mort ». Elle dit d'une part : « C'est parce que vous vous conduisez mal que vous êtes malade et que vous mourrez. » Et d'autre part : « Suivez les conseils de la médecine. » Le lien entre les deux affirmations n'est pas explicite mais il s'impose de lui-même : si vous obéissez, vous serez protégé de la maladie et de la mort. La maladie est la sanction du péché, et la mort la complication terminale de la maladie.

De même que la probabilité ne passe jamais que sous la forme de certitudes, l'éducation ou l'information sanitaires empruntent presque toujours les voies du dogmatisme, comme s'il était impossible de répondre à la peur autrement que par des croyances absolues en des pouvoirs sans faille, en des vérités sans nuance.

La propagande et les institutions, la prévention médicale et le dépistage, la lutte contre les facteurs de risque et l'hygiène, tout est animé de la même certitude (on sait et on peut) et de la même intention (faire le bien). Et tout est motivé par le même souci : ça coûte trop cher.

Or le problème se pose justement de savoir maintenant si cette politique est aussi rentable qu'on le dit, si son coût, sur tous les plans (social, économique, sanitaire, individuel, psycho-social), n'est pas supérieur aux économies qu'elle fait espérer.

On admet généralement en effet que, malgré ses incertitudes et ses limites, au-delà de ses erreurs, théoriques et pratiques, la prévention, forme la plus avancée de la médecine, est, tout compte fait, payante. Chacune des mesures qu'elle préconise ou applique, parfaitement fondée en science et en droit, ne peut qu'améliorer la santé de tous. Il convient seulement de veiller à leur rentabilité. Il est normal de demander à toute action d'avoir un bon rendement. L'action préventive ne saurait échapper à cette règle.

Or les campagnes dites d'éducation coûtent cher, très cher. Les résultats sont-ils à la mesure des dépenses ? Il n'est pas facile de répondre. Si, par exemple, la consommation du tabac, au lieu d'augmenter, s'est stabilisée, si même elle diminue, il est difficile d'évaluer les effets de cette évolution. Médicalement on peut espérer une morbidité et une mortalité moindres (cancers et maladies cardio-vasculaires) et, du même coup, une réduction des dépenses de soins concernant ces maladies. Mais les malades épargnés souffriront un jour ou l'autre d'autres maladies. Ou bien ils deviendront, dans la meilleure des hypothèses, des vieillards assistés, des retraités, des invalides qui coûteront cher. D'autre part, les recettes liées à la vente des tabacs diminueront. En fin de compte nul ne sait si on y gagne ou si on y perd. Et cette sinistre comptabilité n'est pas seulement insupportable. Elle est pratiquement impossible. Elle est absurde.

On se dit alors que peu importe ce qu'on dépense si on épargne des souffrances et si on sauve des vies. La campagne anti-tabac serait largement justifiée. On pourrait, en somme, raisonner à propos de la prévention comme on le fait pour la médecine curative qui pose aussi des problèmes de rentabilité mais autrement : le droit aux soins est considéré comme absolu, intangible, quel qu'en soit le coût. On ne distingue pas entre des malades qu'on soigne et des malades qu'on ne soigne pas. On ne tient même pas compte de leur responsabilité. Tout le monde doit être soigné et éventuellement guéri, à n'importe quel prix. On se préoccupe seulement d'obtenir les meilleurs résultats possibles aux prix les plus bas. On peut décider par exemple d'utiliser les médicaments les moins chers de la même catégorie, de limiter les examens au strict nécessaire, d'hospitaliser le moins longtemps possible, etc. Mais, si la rentabilité peut orienter le choix des moyens, elle ne saurait en aucun cas décider des fins.

Mais le devoir de soigner également tout le monde confère justement à la médecine le droit d'empêcher les bien-portants, fût-ce malgré eux, de tomber malades. Des devoirs inconditionnels de la médecine curative, la médecine préventive tire ses droits. Prévenir, c'est, pour la médecine, le meilleur moyen de dépenser moins. Il serait donc absurde que la prévention aboutisse à des dépenses plus élevées, avec des résultats médiocres.

Les préoccupations économiques interdisent à la médecine préventive de se contenter, comme c'est le cas pour le tabac, ou pour les soins, d'engager des dépenses sans avoir au moins l'espoir qu'à plus ou moins longue échéance ces investissements seront rentables, non seulement médicalement — par une atténuation des souffrances et un recul de la mort — mais aussi financièrement, par une diminution des dépenses de soins. Aujourd'hui les spécialistes de la prévention incluent donc toujours, dans leurs études, un calcul de rentabilité. Il fait partie intégrante de leur démarche. On évalue les morts épargnées mais aussi les journées de travail perdues ou gagnées, les dépenses engagées ou économisées, le pourcentage de cas dépistés par rapport aux dépenses, etc.

Le rythme auquel il convient de faire pratiquer des examens cytologiques pour dépister le cancer du col de l'utérus a ainsi fait l'objet d'un compromis « optimiste », l'« optimum » consistant à espacer les examens le plus possible sans pour autant faire baisser significativement le nombre de cas dépistés. On a vu qu'il en allait de même pour les radiologies pulmonaires qui coûtaient trop cher, devenaient, à la longue, dangereuses, et n'apportaient plus que des résultats négligeables.

De ces calculs, une nouvelle notion s'est alors dégagée, logique : puisque des dosages réguliers, des radiographies systématiques, des examens cytologiques répétés, appliqués à l'ensemble de la population, sont d'un rendement trop faible, il faut s'y prendre autrement. L'éventualité de telle maladie est très improbable chez certaines personnes ou dans certains groupes et, au contraire, très probable dans d'autres. Il faut donc faire le pari de réserver ces examens systématiques aux malades à « hauts risques ». C'est seulement ainsi qu'on a des chances d'obtenir la rentabilité optimale.

Quand on a vingt ans ou quand on a dépassé depuis longtemps l'âge de la ménopause, quand on appartient à une famille jusque-là indemne, le risque du cancer du sein est moindre que pour une femme âgée de 40 ans et dont la mère est morte de ce cancer. La tuberculose frappe moins souvent un adulte bourgeois bien nourri, bien logé, qu'un enfant vivant dans un bidonville. L'hypertension sera l'apanage de ceux dont les parents étaient hypertendus et qui présentent une anomalie du métabolisme cellulaire du sodium. N'auront une forte tendance à devenir diabétiques que ceux qui appartiennent à une famille de diabétiques. Ne devraient être victimes d'un infarctus que ceux qui ont une prédisposition à constituer un athérome, qui sont gros et hypertendus, qui fument et ont une vie difficile. Ce sont là des catégories à *hauts risques.* Pour obtenir un meilleur rendement, on module, on adapte. D'un point de vue statistique et médical, cette manière de penser est irréprochable. *Optimiser* la prévention, c'est la relativiser, montrer qu'elle n'est pas une panacée à appliquer systématiquement à tous.

Mais certains observeront, non sans raison, que la justification de cette ligne de conduite n'est que statistique. Individuellement, le fait de ne pas appartenir à un groupe à « hauts risques » ne garantit absolument pas qu'on sera épargné. Certains peuvent se juger en droit d'exiger tous les examens de dépistage possibles. On n'aime pas forcément, même si c'est rassurant, être écarté de la sollicitude médicale.

D'un autre côté, cette sollicitude peut apparaître comme bien pesante à ceux qui en sont l'objet privilégié. Quelle sera la joie des enfants intolérants au sel de savoir dès l'enfance que, même en ne vivant pas comme tout le monde, ils seront condamnés à vivre moins longtemps : s'ils sont très sages, leur espérance de vie sera un peu prolongée, mais elle ne sera jamais celle de tout le monde.

On connaît déjà cette angoisse avec les enfants diabétiques. On a aussi une idée de ce qui se passe à l'occasion de grossesses tardives. Sous prétexte que le risque d'accoucher d'un enfant anormal — et, en particulier, mongolien — croît avec l'âge de la mère — ce qui est une vérité statistique —, on a répandu dans le public l'idée qu'une femme qui a dépassé l'âge de 35 ans ne peut pas avoir un enfant sans prendre d'énormes risques. Or cette éventualité n'est tout de même pas si rare. Heureusement car, si on souhaite pour des raisons démographiques que chaque couple ait 2,7 enfants, on ne peut pas espérer qu'ils seront tous conçus réglementairement par de toutes jeunes femmes. Il faut bien se résigner à ce que quelques décimales d'enfant-par-couple soient conçues après 35 ans.

Si toutes les femmes enceintes âgées de plus de 35 ans se précipitaient dans les services spécialisés dans le dépistage de la trisomie par amniocentèse (ponction du liquide amniotique) et si ces services répondaient à toutes les demandes, ils seraient bien vite submergés. Il faut donc choisir, parmi ces grossesses à risques, celles qui courent les plus grands risques.

Mais qui doit choisir ? Les médecins ont décidé qu'ils étaient souverains juges en la matière et on voit mal qui pourrait leur disputer cette souveraineté. Eux seuls peuvent savoir si le risque d'une malformation est plus grand que le risque de l'examen lui-même. Statistiquement bien sûr. Provoquer involontairement, pour bien faire, l'avortement d'un enfant qui avait toutes les chances d'être indemne, et qui l'aurait été, n'a évidemment rien de réjouissant. Mais, en même temps, les mongoliens qui naîtraient coûteraient infiniment plus cher que tous les diagnostics prénataux imaginables. Comment ne pas souhaiter alors que, devenu moins dangereux, cet examen soit plus facilement généralisable ? Pour le moment, seules les femmes qui sont bien renseignées, qui habitent là où il faut, peuvent en bénéficier à coup sûr. Quand cela se saura davantage, il deviendra difficile de ne pas répondre à toutes les demandes. Quand l'idée s'est installée qu'on pourrait éviter le risque d'avoir un enfant anormal — et tout le monde finira bien par le savoir —, comment accepterait-on de n'être pas rassuré ?

Pour les femmes d'un certain milieu, l'approche de l'âge fatidique de 35 ans devient une obsession. Il faut à tout prix avoir eu un enfant « avant », ce qui entraîne souvent des décisions absurdes. Tout se passe comme s'il fallait, avant cet âge, avoir fait provision d'enfants.

Si bien que, si on devait faire un bilan comptable des progrès de la médecine concernant le mongolisme (détection mais aussi traitement et prise en charge des mongoliens nés malgré tout et qui atteignent, grâce à la médecine, des âges avancés), on s'apercevrait que le nombre de mongoliens vivants ne diminue guère mais que la peur d'avoir un enfant mongolien s'est beaucoup aggravée. Jadis, on n'y pensait guère, ils naissaient mais mouraient jeunes.

On ne maîtrise jamais tout à fait les effets psychologiques, sociaux, culturels et même économiques des progrès de la médecine. On pourrait ne considérer que l'aspect médical et ne pas s'occuper du reste, mais les préventionnistes sont généralement convaincus que leur intervention est un grand facteur d'apaisement. On peut prévoir et prévenir. Comment pourrait-on encore craindre ?

On oublie que pour offrir cet apaisement, il faudrait, dans tous les cas, pouvoir affirmer que :

1) chaque fois que nous dépistons un facteur de risque, nous sommes en mesure de le faire disparaître ou d'en corriger les effets,

2) en les supprimant, on supprime le risque lui-même,

3) l'idée même de risque peut disparaître.

C'est-à-dire que la peur de la mort pourrait être combattue par ces moyens.

Nous avons vu que la médecine n'est, en toute rigueur, capable de remplir aucune de ces trois conditions. Un facteur de risque n'est jamais qu'un facteur de risque. Même un vrai traitement étiologique — qui supprimerait une vraie

« cause » — n'est pas toujours efficace. Un effet ne disparaît pas automatiquement après la suppression de la cause. Il lui arrive d'acquérir son autonomie et de se poursuivre pour son propre compte. Une cirrhose du foie ou une brûlure continuent à évoluer même si on a supprimé l'alcool et le feu. Or, pour ce qui est des facteurs de risque (la liaison cause-effet y est encore moins assurée), nous n'avons l'espoir ni de les éliminer ni, en les éliminant, de supprimer à coup sûr leurs effets. Et pourrait-on annuler un certain nombre de facteurs, dont la responsabilité aurait été établie avec une certitude absolue, qu'on n'aurait pas forcément supprimé ces risques, ni, surtout, le risque.

Si bien que, tout compte fait, le désir de rentabiliser les actions préventives débouche soit sur une comptabilité impossible, soit sur la définition des hauts risques dont les conséquences ne sont pas négligeables. Il souligne ce qui, dans la prévention, constitue, à quelques exceptions près (la trisomie, par exemple), une impossible promesse de salut.

En fait, pour expliquer ses limites et ses échecs, la médecine est presque toujours obligée de revenir à deux notions : la maladie-sanction et le terrain, aujourd'hui exprimé en termes génétiques. Pour être vraiment efficace, la prévention ne peut pas se contenter d'agir, quand elle le peut, et comme elle le peut, sur le monde extérieur et sur nos conduites. Il lui faut aussi définir les facteurs génétiques et lutter contre eux. Le malheur de l'homme tient à la fois à sa malignité et à sa malchance.

Nous avons déjà vu que, en attendant de pouvoir modifier à volonté le patrimoine génétique des individus — ce qui n'est pas pour demain —, la prévention est inévitablement amenée à limiter la reproduction des tares génétiques connues. Cela lui permettrait peut-être d'agir d'une manière moins contraignante sur des facteurs externes qui auraient alors perdu de leur force. Pourquoi interdire le tabac ou l'alcool, imposer des régimes et des exercices, si ces fléaux ne peuvent plus faire de mal à personne ? Il n'est pas imaginable de pratiquer une prévention cohérente des maladies sans recourir à une politique eugénique. Avec le bébé-éprouvette, biologistes et médecins ont commencé à emprunter la voie que les zoologistes avaient tracée. Mais le chemin ainsi tracé n'est dépourvu ni d'obstacles ni de risques graves.

Il n'est d'abord pas si facile de maîtriser tous les processus de la reproduction humaine. Nous n'en sommes, dans ce domaine, qu'aux premiers balbutiements. D'autre part, une telle politique coûterait cher (recherche, manipulations, etc.) et, surtout, nous ne sommes pas sûrs de ne pas aboutir à un résultat inverse de celui qui est recherché : nous risquons fort de fragiliser les hommes et l'espèce au lieu de les renforcer.

En sélectionnant la « meilleure » plante, le « meilleur » animal ou le « meilleur » homme, on joue en effet un jeu dangereux. On sait qu'une espèce ne peut poursuivre son existence et la prolonger que si un minimum de diversité lui permet de résister aux variations du monde extérieur. La sélection artificielle, volontariste, ne coïncide pas forcément avec les nécessités de la sélection naturelle. A tous les gènes « regrettables » aux yeux des médecins peuvent être associés des gènes souhaitables par ailleurs et dont la disparition serait très dangereuse aussi bien pour l'individu que pour l'espèce. On a toujours les qualités de ses défauts et les défauts de ses qualités. Les plus intelligents, les plus forts, les plus beaux peuvent se révéler dans certaines circonstances particulièrement fragiles. Ce qui menace le plus dangereusement la survie des espèces, ce ne sont pas les maladies connues mais plutôt les modifications imprévisibles du milieu.

Il ne conviendrait donc pas seulement de définir avec précision les qualités dont il conviendrait de favoriser le maintien et les défauts qu'il conviendrait d'éliminer pour satisfaire à une idée assez élémentaire du « meilleur homme ». Il faudrait aussi pouvoir être sûr que l'acquisition d'une nouvelle qualité ne serait pas aussi celle d'un nouveau défaut et l'élimination d'un défaut celle d'une qualité insoupçonnée. Il faudrait que cette amélioration de l'espèce corresponde à une meilleure viabilité à longue échéance. Il faudrait accepter les risques considérables qu'implique une réduction globale et massive du capital génétique. Des tares cachées pourraient alors se révéler et des aptitudes, méconnues mais nécessaires, disparaître.

D'ailleurs les botanistes et les zoologistes le savent bien. Ils l'ont appris. Les espèces végétales ou animales qu'on crée artificiellement sont beaucoup plus vulnérables, souvent, que les espèces naturelles. En règle générale, nous savons très bien qu'en intervenant sur l'équilibre écologique nous jouons constamment aux apprentis sorciers. Le hasard naturel a, semble-t-il, moins de chances de se tromper que notre action raisonnée. Cette action repose sur des connaissances limitées, et la complexité des interactions naturelles dépasse actuellement et peut-être pour longtemps notre capacité de les comprendre et de les maîtriser. Cela ne signifie pas que la « nature » soit bonne par elle-même, et qu'il faille en faire une religion. Elle constitue simplement un ensemble, une totalité, dont les éléments sont trop interdépendants pour que nous puissions en modifier un seul sans courir un grand danger de perturber gravement et irrésistiblement l'équilibre de l'ensemble. Elle est, pour le moment du moins, plus intelligente que nous, comme le corps humain est plus intelligent que tous les médecins. Il n'y a peut-être pas grand mérite à cela.

Les médecins devraient toujours se rappeler, en effet, et en tant que médecins, que leurs interventions ne sont légitimes que si elles reposent sur la certitude, ou, du moins, une forte présomption, de faire plus de bien que de mal. Il n'est pas toujours facile d'en décider. Quand nous prescrivons un médicament, par exemple, nous ne pouvons honnêtement pas penser que nous ne faisons que ce que nous voulons faire, que nous savons avec certitude ce que l'organisme, dans son ensemble, va faire de notre intervention. Il est légitime de prescrire des antibiotiques pour guérir une infection mais il serait naïf et absurde de croire que cette prescription est innocente et que son effet se résume à ce que nous attendons d'elle. On peut seulement espérer que les bienfaits escomptés seront plus importants que les risques encourus, connus ou inconnus.

De cette maladresse de notre intervention par rapport à la cohérence, à l' « intelligence » des processus naturels, les champions anglais du bébé-éprouvette ont d'ailleurs fait l'expérience : ils avaient cru que, pour favoriser la ponte ovulaire, il était préférable de soumettre la future donneuse d'ovule à un traitement hormonal. C'était logique, et pourtant ça ne marchait pas. C'est seulement quand ils se sont contentés de la ponte ovulaire spontanée qu'ils ont réussi. Sous l'effet des hormones, quelque chose d'autre se détraquait qui empêchait la poursuite du processus. Autre exemple : l'action préventive dont nous nous flattons grâce au diagnostic prénatal par l'amniocentèse par exemple, la nature la réalise chaque jour en grand, bien plus souvent, bien mieux que nous ne saurions le faire. On a pu démontrer qu'un nombre considérable de grossesses ébauchées avortaient très tôt. Trop tôt même pour que personne en sache rien. Sinon les chercheurs qui, par extrapolation de constats opératoires ou de prélèvements de dépistage, ont pu l'affirmer (comme on sait, par l'autopsie des jeunes soldats américains morts au Vietnam, que le processus athéromateux et même des micro-infarctus, passés totalement inaperçus, frappent les hommes dès la fin de l'adolescence et peut-être même dès l'enfance). La nature élimine les grossesses non conformes. Les anomalies que nous connaissons et que nous essayons de prévenir ne sont que celles qui franchissent ce premier barrage. Le mongolisme est, hélas ! une anomalie qui ne provoque pas ce rejet.

Nous ne savons donc pas bien ce que nous faisons quand nous agissons sur les phénomènes biologiques ou écologiques. Nous ne le savons pas davantage quand nous intervenons sur les relations humaines. Peut-être pourrait-on s'interroger par exemple sur les conséquences possibles de la dissociation, déjà amorcée avec la contraception, mais très accentuée par le bébé-éprouvette, entre la sexualité, la reproduction, le sentiment amoureux et les rapports parents-enfants.

Dans un dessin de Claire Bretécher[1], deux dames, sur un canapé, bavardent sur le mode de la confidence rêveuse : « J'arrive pas à savoir si je veux un enfant ou pas. Il y a des jours où j'en veux un absolument, alors j'arrête ma pilule, le lendemain je m'engueule avec Raoul et je me rends compte qu'avec lui c'est pas possible, alors pendant trois semaines je meurs de trouille d'être enceinte, alors je somatise à mort, j'attrape un goitre, j'ai des migraines... alors je reprends ma pilule et crac : j'en re-veux un... alors je me dis : ouais... faire un môme dans cette société... et puis le soir... pour sortir, ça va être compliqué... et si je trouve un autre mec ça va faire des problèmes... et puis je me dis que c'est triste de vieillir sans enfants... et puis faut vivre cette expérience quoi... et puis pour mon boulot c'est pas le moment... ça fait dix ans que pour mon boulot c'est pas le moment ; en plus quand on en a un faut en avoir un deuxième pour pas que le premier s'ennuie et un troisième à cause de la compétition entre les deux premiers... bon, allez, je me décide, j'arrête la pilule... ça va encore être l'angoisse... L'IDÉAL SERAIT QUE J'EN ATTRAPE UN SANS LE FAIRE EXPRÈS ! »

De cette histoire, il serait tentant mais trop commode de conclure que toute liberté comporte ses contraintes et qu'il n'est pas de liberté, même conquise de haute lutte, qui ne soit un piège et ne risque de se retourner contre elle-même. Siège d'un conflit permanent entre des besoins contradictoires : liberté et sécurité, risque et confort, ordre et tolérance, nous n'avons souvent rien de plus pressé, surtout quand une liberté nous est « accordée » à laquelle nous n'étions peut-être pas assez préparés, que de la transformer en une sécurisante « servitude volontaire ». « Soyez libre » est aussi paradoxal que « soyez spontané ». Mais on ne peut pas, sous ce prétexte, renoncer à une liberté acquise. On peut seulement veiller à lui conserver sa fonction libératrice. Ce qui n'est pas souvent le cas en médecine.

Il ne faut pas oublier que la contraception est née,

1. Claire Bretécher, « L'appel de l'espèce », *Les Frustrés*, t. 2, p. 21, éd. par Cl. Bretécher.

d'emblée, non sous le signe de la liberté mais sous celui de la planification. On a créé des centres non de « libération de la contraception » mais de « planning familial » avec tout ce que ce mot de familial implique de conformisme bien-pensant. C'était là, sans doute, une concession habile, une manœuvre destinée à faire accepter une révolution. Mais l'hypocrisie est un hommage à la vérité. S'il fallait prendre ces précautions, c'était peut-être autant pour rassurer les usagères que pour désarmer les adversaires. Pour être acceptée, la liberté devait prendre le masque de la sécurité.

Et la contraception libère peut-être la sexualité, mais pas vraiment la conception. Programmée, calculée, préméditée, celle-ci n'est plus l'expression du hasard malheureux ou d'un désir libre, mais celle du calcul. De la sécurité. Pour avoir un enfant aujourd'hui il ne suffit pas d'en avoir un jour envie, ou de laisser faire. Il faut prévoir (arrêter la pilule ou se faire ôter le stérilet). Il faut, avant même de concevoir, réserver en outre une place dans une bonne maternité si on refuse d'accoucher n'importe où. Et il faut solliciter, bien avant de concevoir ou même d'y penser, une place dans une crèche de son choix (deux ans en moyenne). La possibilité de choisir est donc aussi l'obligation de prévoir. Il n'y a plus d'enfants mal acceptés. Il n'y a même plus d'enfants désirés. Seulement des enfants programmés. Que devient le désir quand il faut en aménager, si longtemps à l'avance, les conditions concrètes [1] ?

Si la pilule a suscité et suscite encore tant de résistances, ce n'est pourtant pas tant en raison de ces contraintes, des dangers que, médicalement, elle peut faire courir, et encore moins des réticences du corps médical. Ce ne sont là que des rationalisations *a posteriori*. Ce n'est pas, non plus, à cause de la morale chrétienne, et encore moins la morale dite judéo-chrétienne (les juifs n'ont jamais fait de la chair et du plaisir un péché).

Il est vrai que la dénonciation du risque médical est d'abord apparu de sous cette forme (le plaisir est un péché, il faut le

1. Cf. Nadine Fresco et Danièle Silvestre, « Faire un enfant », *Nouvelle Revue de psychanalyse*, n° 19, printemps 1979.

payer). Quand le risque de grossesse a disparu, il faut que le risque se loge ailleurs. Et les reproches, vagues, indécis — et partiellement justifiés par les dosages trop forts des premières pilules —, étaient, comme c'est curieux, la prise de poids, les nausées, l'apparition de plaques pigmentées sur le visage, de l'acné, ce qui, tout de même, rappelle quelque chose (la grossesse). La médecine n'est qu'ensuite venue au secours de cette réticence spontanée. On sait le cas qui est fait aujourd'hui des risques d'accidents thrombo-emboliques liés à l'usage des contraceptifs oraux (et aggravés, bien entendu, par la cigarette). Ce risque, statistiquement faible, est négligeable si on le compare aux risques entraînés par l'absence de contraception (grossesses non désirées, sexualité perturbée, avortements, stérilité consécutive aux avortements, etc.). Risques qu'on a aujourd'hui tendance à oublier. Le danger ne peut pas disparaître. Il ne peut que se déplacer.

On trouve la preuve que tous ces arguments — moraux, médicaux — sont des rationalisations après coup d'une peur « irrationnelle » dans le comportement pour le moins déconcertant de certaines militantes. Elles ont d'abord, pendant des années, accusé les médecins de tous les « machismes », parce que en insistant sur les précautions à prendre ils médicalisaient une pilule qui aurait dû être à la disposition de toutes, dans des distributeurs automatiques. S'avisant aujourd'hui de dangers connus depuis toujours, elles dénoncent dans la contraception orale un complot médico-masculin dirigé contre les femmes. Ce ne sont pas les dangers réels de la contraception (à mettre en balance avec les dangers encore plus réels de l'absence de contraception), mais le rôle symbolique joué par elle qui détermine les résistances ou l'acceptation. Elle apparaît comme le signe d'une liberté pour laquelle il faut se battre mais dont il n'est pas toujours facile d'assumer toutes les conséquences.

Il est difficile par exemple de ne pas lui supposer un rôle important — pas exclusif bien sûr — dans le « profil » assez particulier de certaines femmes qui ont aujourd'hui entre 30 et 40 ans et qui ont atteint leur adolescence au moment où apparaissait la pilule. Elles ont abordé la vie sexuelle et amoureuse sous ce signe. Elles sont, souvent, exemplaires de la difficulté qu'il y a à assumer une nouvelle liberté, à vivre, tout simplement, les contradictions qu'elles incarnent, entre des sentiments « anciens » et une situation nouvelle.

Cette génération — au moins dans une certaine catégorie sociale — a manifestement subi le contrecoup de la révolution culturelle liée à la pilule : une dissociation entre le plaisir, l'amour et la reproduction. La médecin a accaparé la reproduction et, à travers la sexologie, le plaisir, qu'elle a isolé de tout sentiment. Ce sentiment reste en l'air, inutilisable. Il n'est plus la condition d'une sexualité épanouie, ni le fondement de la conception. Il ne s'inscrit plus harmonieusement dans une réalité sociale ou physique. Il est totalement désorienté. Car il subsiste. Il ne suffit pas que l'amour ou la jalousie soient interdits pour ne plus exister. De n'être pas reconnu n'empêche pas le mariage de rester pour beaucoup l'ambition de l'amour. Le besoin d'enfanter peut être programmé ; cela ne l'empêche pas de répondre à un besoin fondamental. On ne sait plus comment vivre la situation créée par la pilule et par ce qu'elle a déclenché, on vit dans le désarroi des sentiments et des désirs qui sont restés les mêmes.

On peut donc craindre que la médecine, en prenant en main, avec les meilleures intentions, une reproduction rationalisée, n'ait engagé un processus dont personne ne peut prévoir les conséquences. Elle ne libère qu'au prix d'une dissociation peut-être périlleuse de ce que la culture, en réponse à des besoins naturels, a toujours associé. Elle met en danger l'équilibre des rapports humains et celui de l'espèce.

Dans cette course entre une mentalité plus ou moins prête à métaboliser une nouvelle liberté et la transformation que cette liberté peut apporter aux mentalités, il serait sans doute imprudent de laisser l'initiative à la seule médecine. Elle peut offrir ses instruments. C'est aux hommes et aux femmes de décider ce qu'ils en feront, non à elle.

Ainsi donc la prévention qu'on a voulu opposer à la médecine curative, dont on attend une action plus efficace et des économies substantielles, n'a pas les moyens de son ambition. Son savoir est incertain : elle ne peut pas vraiment prévoir, ni par le dépistage systématique, ni par le dépistage symptomatique, ni par la détection des facteurs de risque. Et quand elle peut de temps en temps prévoir, elle n'est pas souvent en mesure de prévenir. Pourrait-elle à la fois prévoir et prévenir qu'elle ne serait même pas certaine de faire des économies. Et quand, pour compléter son action, elle voudrait agir sur les facteurs génétiques, elle jouerait alors, dangereusement, avec des mécanismes qu'elle est bien incapable de maîtriser.

Comme toute science, la médecine découpe dans le réel ce que les instruments, dont elle dispose ou qu'elle se donne, lui permettent d'en appréhender. Sa démarche est, en plus, dictée par la demande des consommateurs, par les désirs et les refus de la culture à laquelle elle participe et qu'à son tour elle inspire. C'est une certaine idée de la maladie et de la mort qui oriente l'action médicale. Mais cette idée tire sa force des performances médicales.

La demande, cependant, n'est pas univoque et ne dicte pas à la médecine une conduite univoque. Tout en adhérant à l'idéologie médicale, aux vérités qui lui sont offertes, à la conviction qu'il y a, médicalement, des conduites bonnes ou mauvaises (elle les a souvent désignées comme telles avant même que la médecine apporte à son manichéisme l'appui de la science), la conscience commune reste convaincue que le destin est moins raisonnable qu'on ne le dit, et que tout n'est ni aussi maîtrisable ni aussi prévisible qu'on le voudrait.

Quand la médecine cesse de respecter cette ambivalence, elle se heurte à des résistances où elle ne veut voir qu'inconséquence et mauvaise foi. Elle s'impatiente à l'image qui lui est alors renvoyée. Elle supporte mal qu'on puisse avancer qu'une obéissance absolue, une soumission aveugle à ses impératifs ne permettraient jamais qu'un modeste allongement de la longévité moyenne et l'amélioration statistique de certains chiffres de morbidité et de mortalité.

Une joie vengeresse et libératrice accueille généralement deux classiques histoires drôles.

Un centenaire explique complaisamment qu'il doit sa longévité à sa sobriété et à sa sagesse. Quand on s'inquiète du vacarme qui éclate soudain dans la pièce voisine il explique, gêné : « C'est encore mon père qui rentre saoul ! »

Deuxième histoire : Un « malade » consulte un médecin pour s'assurer qu'il va bien et qu'il peut espérer vivre encore longtemps. Il ne fume ni ne boit ni ne fornique. Il dort et mange comme il convient et prend un exercice raisonnable. « Mais alors, demande le médecin, pourquoi voulez-vous vivre si longtemps ? », ou encore (variante) : « Voici ce qu'il faut faire pour vivre vieux. Je ne peux pas vous garantir que vous vivrez plus longtemps mais ça vous paraîtra sûrement plus long. »

On n'imagine plus guère un médecin qui dirait à un malade : « Nous ne savons pas très bien ce que vous devez faire, ni si vous en serez récompensé. Faites de votre mieux, vivez selon votre convenance. Si vous êtes bien dans votre peau, il y a quelque chance que vous y demeuriez longtemps. » Il lui faudrait reconnaître la différence qu'il y a entre avoir le goût de vivre et tenir à la vie. C'est un fait d'expérience : on est d'autant plus attaché à la vie qu'elle a moins de sens et d'intérêt. Ceux qui en font une aventure la risquent volontiers. Réduite à elle-même, elle devient au contraire le seul bien qu'on possède, elle ne vaut plus que par elle-même et on ne peut plus imaginer de la perdre.

Il n'est pas confortable (ou trop confortable !) pour un médecin de n'être que ce personnage qui passe son temps à ordonner et à reprocher, devant qui on est tenté de mentir pour cacher ses fautes, qui, dans le meilleur cas, confesse et absout. Pourtant, toute la médecine baigne de plus en plus dans cette ambiance moralisatrice et répressive. On vient demander au médecin son aide technique et il vous montre le bon chemin. Sous prétexte de vous protéger, il vous traite en coupable. Il mène l'enquête, juge et exécute la sentence.

On cumule ainsi la désobéissance et la mauvaise conscience. Faute de pouvoir prévenir la maladie, on prévient le malade. Il ne s'agit plus de construire un destin mais de conjurer le sort. Du nucléaire aux accidents cardio-vasculaires, de la route au cancer, des agressions nocturnes aux bronchopathies, de la pollution chimique aux cambriolages, le monde moderne apparaît encore plus périlleux que le monde des cavernes.

Même Skinner, pourtant si soucieux de « dresser » les hommes, si convaincu que l'homme ne peut user à bon escient de sa liberté, reconnaît que les récompenses ont plus de chances de succès que les menaces et les sanctions. La médecine serait bien en peine de suivre ses conseils. Elle est capable de menacer mais elle n'est pas vraiment en mesure de récompenser. Elle crée sans doute plus d'angoisse qu'elle n'évite de souffrances. Et cela avec la complicité — positive quand on lui obéit, négative quand on triche — de toute la population.

Mais peut-être est-il temps d'examiner maintenant les grands courants de pensée, les croyances qui fondent cette entreprise médicale et cette complicité.

DES IDÉES REÇUES

> Depuis que j'ai appris par les journaux que le tabac tuait, j'ai pris une décision : je ne lis plus les journaux.
>
> Propos authentiques d'un pêcheur breton

La médecine n'a fait que donner une consistance nouvelle et médicale à des dangers connus depuis longtemps. On sait bien qu'il n'est ni beau ni sain de boire et de manger trop, que fumer n'est ni bienfaisant ni très malin, que l'exercice physique donne du plaisir et a un effet favorable sur les fonctions du corps, qu'il est préférable de ne pas mettre au monde des enfants frappés de maladies graves ou d'invalidités. (Au début du siècle c'est l'hérédo-syphilis qui expliquait toutes les malformations possibles. C'était la malédiction absolue, liée au péché sexuel.)

Mais ce que la médecine a apporté de nouveau, c'est moins des preuves absolues qu'une manière de penser ces dangers, de les exprimer, de s'en servir. Elle ne dit pas seulement que nous avons raison de craindre les méfaits du tabac, des sucreries, de la paresse et de l'alcool. Elle dit que ce sont là les causes de nos malheurs. Elle leur fait jouer un rôle prépondérant et même exclusif. Elle feint de croire qu'il suffirait de le dire et de le répéter sans cesse, de faire appel à la raison pour nous sauver. Elle suppose que, dans le déterminisme des maladies et de la mort, le prévisible l'emporte sur l'imprévisible, le connu sur l'inconnu, et qu'elle est capable d'agir sur le prévisible. Elle fait appel à la solidarité en rappelant que la maladie de chacun pèse sur la collectivité. Elle est religieuse dans son positivisme causaliste, elle feint d'en appeler à la raison mais use du terrorisme de la propagande, elle se donne l'illusion de la science en ayant recours aux statistiques.

C'est quand elle se prétend « scientifique » que la médecine l'est le moins. Elle tend alors, en effet, comme une religion, à se constituer en certitudes closes.

Là encore elle n'est pas seule. Tout témoigne du renouveau de l'esprit religieux. Le pape est un propagandiste de choc. Il offre à des foules passionnées des « shows » de plus en plus efficaces. Des révolutions se font au nom de l'Islam. Les partis politiques qui se proclament les plus antireligieux se structurent, comme les Églises, autour de dogmes intangibles.

Tout se passe comme si le besoin d'une pensée religieuse restait constant, quelle que soit la forme qu'il adopte. Il ne fait que se déplacer, tantôt se manifestant sur un mode ouvertement religieux, et tantôt infiltrant profondément des pensées qui devraient lui échapper. Et on arrive à se demander si la croyance en Dieu n'est pas, dans ses conséquences, moins regrettable que la religiosité encore plus intolérante de certaines croyances.

La médecine traite de la mort et de la douleur. Comment ne serait-elle pas sollicitée par le besoin de « croire » ? Mais, en acceptant de répondre à ce besoin, elle s'enferme dans une contradiction assez redoutable.

Quand les religions répondent à notre refus de la mort, c'est en lui donnant un sens. Et, du même coup, à la vie qui n'est plus une parenthèse absurde entre deux néants. Quand on ne dispose pas de cette réponse ou quand on la refuse, on est condamné à donner un sens à la vie toute seule, à cette parenthèse qui semble dépourvue de sens. Et cela consiste presque toujours à réintroduire un semblant d'éternité dans l'éphémère. La passion amoureuse, par exemple, est un moyen pratique, à la portée de tous, de se donner pour un temps l'illusion de la pérennité. On peut toujours savoir que ce n'est pas pour toujours ! Des passions plus difficiles ou plus rares, comme la création artistique, ou plus plates, comme une collection quelconque, ne semblent pas seulement donner un sens et un prix à la vie mais aussi, d'une certaine manière, défier la temporalité, faire effectivement vivre plus longtemps. Les peintres, les musiciens vivent vieux. Même l'avarice conserve.

La religion, c'est plus sérieux. Ça donne vraiment une réponse. A la sérénité qu'elle permet ici-bas, à la félicité ou à l'autre vie qu'elle promet ailleurs ou dans un autre temps, elle pose bien une condition : que nous les méritions, mais même cette condition remplie, elle se garde bien de s'engager très loin. Les dieux éprouvent volontiers ceux qu'ils aiment et ne dédaignent pas de tromper ceux qu'ils n'aiment pas. Leurs desseins sont, on le sait, impénétrables. Seraient-ils totalement intelligibles qu'ils perdraient leur caractère mystérieux, donc sacré : seuls des mystères acceptables peuvent répondre à des mystères insupportables. Dieu, qui nous a faits à Son image, n'a pas, pour autant, prétendu qu'Il nous ressemblait et qu'on pouvait Le comprendre comme on peut comprendre son semblable. Il est, c'est tout. Et cela suffit pour que Sa Loi règne sur le monde qu'Il a créé. Mystère, Sens et Loi sont indissociables.

Sans mystère et sans promesse d'éternité, il est moins facile d'imposer la loi. Quand la médecine nous propose, et tente même de nous imposer, des règles de conduite, elle ne peut nous promettre pour prix de notre obéissance ni éternité ni bonheur ni même santé, mais seulement des probabilités statistiques. C'est bien peu pour fonder une morale. La santé, une vie plus longue, même si elles étaient assurées, ne seraient pas le bonheur ni la paix. Seulement une des conditions de ce bonheur et de cette paix. Sûrement pas suffisante. A peine, peut-être, nécessaire.

Mais il suffirait que la médecine rencontre le mystère ou redonne un sens à nos actions pour pouvoir tenir le langage de la morale. Elle y est parvenue grâce à la génétique et grâce à la définition de nos fautes. Entre le mérite et la grâce, la médecine a d'abord tranché. Que, malgré une inconduite notoire, certains se portent bien et meurent tard, et qu'à d'autres leur sagesse n'épargne ni peines ni malheurs, ne prouvait rien. La règle restait absolue : il fallait mériter la santé.

Quand, ensuite, la science médicale a dû reconnaître que la grâce génétique distinguait entre ceux que le malheur devait frapper et ceux qui seraient épargnés, c'est aux maudits qu'elle a réservé sa plus grande sollicitude. Elle a élu parmi les siens les sujets à « hauts risques ». Et ceux-là plus qu'aucun autre sont soumis à sa loi. Plus puissante ici que toutes les religions, la médecine est en mesure de lever la malédiction. Nul ne sera plus maudit et puni jusqu'à la centième génération, car ceux-là qui sont marqués ne croîtront ni ne se multiplieront plus au seul gré de leur fantaisie, mais selon la loi de la génétique.

Péché contre la médecine ou péché originel, trangression de la loi sanitaire ou malédiction génétique, la faute est dans tous les cas responsable du malheur.

Car le Bien et le Mal ne peuvent se confondre. Le Malin, quelles que soient ses ruses, ne saurait tromper la vigilance médicale. Les femmes, le miel et les zéphirs dont les musulmans peuplent et ornent leur Paradis nous sont ici-bas interdits. Ceux qui en usent seront frappés par où ils auront joui : les maladies vénériennes, les coups de froid et l'obésité les détruiront, leurs dents seront gâtées et leurs cœurs pervertis et lésés. Le tabac est dénoncé dans chacun de ses méfaits et ceux qui ne fument point n'auront plus, pour ceux qui s'adonnent encore à ce vice, que mépris ou compassion, et ils le diront tout haut à la Face de la Faculté. Les boissons fermentées et les sucres, les graisses et le repos seront objets d'opprobre et devront être dénoncés en place publique.

Il faut souffrir pour ne pas souffrir. Mais il faut aussi mourir dans la vie pour ne pas mourir. Nous sommes dans la main de la médecine et la médecine ne supporte pas que nous courions des risques. Et comme, dans son infinie sagesse, elle a compris que toute vie est un risque, elle a dit à chaque homme que vivre c'est courir un danger, et tous ceux qui ont entendu sa voix ne se mettent à table ou au lit, ne vont sur les chemins et dans la cité, ne pensent et ne sentent qu'en sachant qu'ils sont dans un danger permanent. Et ils se font un devoir de manger selon ce que les docteurs de la loi médicale ont prescrit, et de ne jamais rien faire, ni dire, ni penser, ni sentir qui ne leur ait été d'abord dicté et autorisé par eux.

Les desseins de la santé ne sont, en effet, pas impénétrables. L'éducation permet à chacun de savoir. N'ignorent la loi que ceux qui ont des oreilles et ne veulent pas entendre, qui ont des yeux et ne veulent pas voir. Le destin ne connaît point d'autre caprice que celui du hasard génétique et il se peut contrôler. Prévision, prévention et prévoyance sont les formes modernes de la Providence qui veille sur nous et interdit que rien ne nous arrive qui ne soit de notre faute. Le monde et la vie ne peuvent pas être un ordre qui se cherche dans le désordre. Ils sont ordre d'emblée et nous savons les lois de toute chose, et de leur passé et de leur devenir.

Et quand certains adorent encore des idoles et se prosternent devant elles, il ne faut pas s'y tromper : ce ne sont pas des âmes et des corps perdus mais simplement, un instant, égarés. A travers ces idoles, c'est encore la médecine qu'ils vénèrent. Ils ne refusent pas la loi mais choisissent seulement d'autres temples. Ils l'honorent encore mais ailleurs que là où, dans sa splendeur, elle se manifeste le plus hautement. Ils ne savent pas, ceux qui s'adonnent au culte des plantes ou du semblable (homéopathie), de l'aiguille et du Zen, qu'à ces dieux barbares ils adressent encore et toujours la même prière : vivre selon la loi médicale et trouver le Salut. Et ceux qui dans les astres veulent lire la trajectoire de leur vie, trop terrestre pour n'être pas guidée de là-haut, ils refusent, eux aussi, que rien puisse être imprévisible. Ils sont, eux aussi, saisis de crainte et de tremblements à l'idée que leur vie pourrait n'être pas écrite dans un livre de Science. Ils se trompent de livre et de science, mais leur croyance est juste. La parole n'est pas la même et les prêtres portent des habits différents, mais, robe de mage ou blouse blanche, le costume importe peu et peu importe le langage pourvu que ceux qui servent la certitude soient purs de toute souillure et de toute mauvaise pensée et qu'ils puissent être honorés. Ils ne devront point être des marchands et ne feront pas commerce de leur science divine. Ils n'iront point seuls et désarmés mais se grouperont et prieront ensemble. Et le peuple saura que, parmi les docteurs, il en est de meilleurs que d'autres, plus saints et plus savants. Et ceux-là se reconnaîtront car ils se réfugieront dans ces nouveaux monastères qu'on nomme hôpitaux, où ils seront protégés de la tentation et pourront élaborer et dire la loi grâce à saint Debré qui a fondé l'ordre du temps complet et du CHU. Et les autres devront écouter la voix des plus sages et aller vers le peuple qui ne sait pas, et ils devront distribuer la bonne parole afin que personne ne l'ignore et que tous lui obéissent. Car, en vérité, la médecine nous dit :

— Je suis ta loi, je t'ai fait sortir de la maladie et de la souffrance.

— Tu n'auras pas d'autre loi que la mienne.

— Tu n'auras pas d'autre croyance qu'en moi car je suis une vérité jalouse qui punit la faute mais qui fait grâce à ceux qui m'aiment en suivant mes commandements.

— Tu honoreras doublement tes médecins en les comblant et d'honneurs et d'honoraires afin que se prolongent tes jours et que tu sois bien-portant sur cette terre.

— Tu ne consommeras point de boissons fermentées.

— Tu ne fumeras point de tabac ni aucune autre herbe ni ne consommeras aucun produit que la loi interdit.

— Tu ne mangeras point en excès la graisse de l'animal, mais plutôt celle de la plante, de la graine et du fruit.

— Tu n'abuseras point des sucres offerts par la nature et par l'industrie de ton semblable. Chaque jour tu prendras soin de ton corps, tu le laveras, le pèseras et l'exerceras.

— Tu dormiras ainsi qu'il est convenu, travailleras ou chômeras, te reposeras et te distrairas comme on te l'enseignera.

— Tu ne prendras que des drogues prescrites, et celles-là tu prendras avec obéissance, respect et ponctualité.

— Tu ne consulteras point en vain ni ne refuseras qu'on te consulte quand ce sera le jour.

— Tu ne convoleras point sans avis et ne concevras de descendance que sur ordre ou permission de tes médecins.

— Tu ne forniqueras que selon le rythme de ton âge et de

ta condition, et avec celles-là seules qui y consentiront, mais avec elles tu ne concevras ni de fils ni de filles dont tu ne connaîtrais pas les gènes.

Et, surtout : lorsque ton fils te demandera : « Qu'est-ce donc que ces instructions, ces lois et ces coutumes que la médecine nous a prescrites ? », tu lui diras : « Nous étions dans la maladie et la souffrance et la peur de la mort, et la médecine nous en a fait sortir par sa main puissante »... et « la médecine nous a ordonné de mettre en pratique toutes ces lois afin de craindre la mort notre ennemie, d'être toujours bien-portants et de vivre. Elle fait périr sans délai celui qui la hait et c'est en sa propre personne et en sa descendance jusqu'à la plus lointaine génération qu'elle le punit. »

La caricature est facile ? Sans doute. Mais l'esprit religieux baigne si spontanément nos pensées, les craintes qui font le pouvoir des médecins sont si semblables à celles qui font la science des prêtres qu'on ne prend plus garde à ce qui, dans la médecine, est profondément non scientifique et religieux. Les médecins passent leur temps à dire, comme s'ils savaient, ce qu'il faut faire et ne pas faire. Et plus encore que les hommes médecins, trop au contact de la réalité pour ne pas ressembler à ces curés de campagne qui savent les accommodements nécessaires, les moines hospitaliers sont sûrs d'eux et ils ont su mettre les médias à leur service pour amplifier démesurément leurs certitudes. Et plus encore les pauvres mortels, qui ont peur et qui ont besoin de ces certitudes.

L'épidémiologie ne se présente pas comme une étude pratique et modeste de quelques-unes des conditions de la vie qui favorisent la maladie et la mort. Elle se comporte comme une Inquisition chargée de déceler, de traquer, de combattre le péché partout où il se trouve. L'interrogatoire du médecin commence inévitablement aujourd'hui par des questions sur le nombre de cigarettes fumées, le comportement alimentaire, les abus de boisson, l'exercice, le sommeil. Si le médecin s'est mis en effet à ressembler à un prêtre, c'est bien ici et non, comme on le prétend, dans son action psychothérapique. On va chez lui pour demander de l'aide mais ce nouveau confessionnal n'est pas un endroit où on peut se confier mais seulement avouer ses péchés. Les pilules ont remplacé les « pater ». Seule l'absolution est impossible. Mais pas le repentir.

On peut certes se demander en quoi ce qui se révèle d'esprit religieux dans la pensée médicale la disqualifierait. En quoi l'esprit religieux serait-il condamnable — fût-ce en médecine ? Et comment, surtout, pourrait-on s'en passer ? Présent partout : en politique, en philosophie et en amour, comment serait-il absent là où la peur est la plus grande ?

C'est que la religion est exactement le contraire de la science, du progrès et de la liberté dont se réclame la médecine. Les religions se veulent des réponses, et des réponses totales et définitives. C'est ce qu'on leur demande. Elles reposent sur une vérité révélée. En tant que telles, elles sont forcément « réactionnaires ». Elles résistent au changement, au progrès, elles ont peur du désordre. Les détenteurs d'autorité et de solutions savent bien que la vérité est un tout, qu'on ne peut mettre en doute un élément de l'ensemble sans que tout s'effondre. Toute contestation, toute question est une menace de destruction. De même que, sur le plan social ou politique, les puissants sont fondés à dire que « quand on donne le petit doigt, le bras y passe », de même en matière de pensée, si on accepte un compromis, le dogme cesse d'être vrai.

On pourrait penser que l'extrême activité qui animait la vie spirituelle des monastères, et qui habitait les talmudistes, constituait aussi un questionnement. Mais il fonctionnait toujours à l'intérieur du système, comme une espèce d'acrobatie sur place, sans autre but qu'elle-même. Et peut-être peut-on expliquer l'extraordinaire explosion conceptuelle de la fin du siècle dernier et la part qu'y prirent les juifs (Freud, Marx, Einstein, etc.) par l'exceptionnelle rencontre entre des esprits qui sortaient à peine du ghetto et en avaient probablement gardé une certaine forme de réflexion, et les mutations que subissaient à ce moment-là la science et la pensée. L'acrobatie, soudain, mordait sur une réalité à sa mesure et la transfigurait.

Les médecines parallèles fonctionnent aussi comme des systèmes clos. D'où leur succès. La médecine, elle, ne peut pas en être un. Si elle se borne à répondre scientifiquement aux questions que lui posent la maladie, la mort, les personnes malades, elle ne peut, à proprement parler, que poser les mêmes questions autrement et non donner, pour de bon, des réponses. A laisser la médecine s'imbiber de pensée religieuse, on perd donc sur les deux tableaux : la pensée médicale s'y pervertit sans pouvoir pourtant concurrencer la religion.

Mais apparemment les hommes ne résistent pas au besoin de croire. Que se creuse le moindre vide, et la croyance s'y engouffre. Or l'esprit critique et la liberté ont partie liée. On ne se bat pas pour la liberté seulement en se libérant des déterminismes sociaux et naturels, mais aussi en exerçant le doute sur ses propres pensées, même si elles sont, elles aussi, déterminées. Les certitudes sont des prisons dorées, mais ce sont des prisons.

Elles sont aussi le fondement de toutes les intolérances. On voit bien aujourd'hui avec quelle impatience des esprits peuvent se jeter sur la moindre découverte médicale ou biologique pour ressusciter des préjugés vieux comme le monde. La génétique, cette science des « différences », devrait aider à mieux défendre la liberté en définissant mieux ses limites, mais aussi ses fondements. Assoiffés de certitudes, les pseudo-savants en font les habits neufs du mépris et de la haine, un chant de gloire aux hiérarchies et à l'exploitation !

L'esprit religieux est donc un obstacle au progrès. Pas au progrès technique peut-être, mais au progrès de la pensée et de la liberté. Science sans liberté de la conscience n'est que ruine de l'âme !

Quand la médecine fonctionne sur le mode du péché, de la punition, de la rédemption, elle dénature sa recherche, son action, son savoir. De l'ensemble complexe et largement imprévisible de facteurs qui aboutissent à la souffrance et à la mort, la médecine ne peut isoler que quelques-uns et en maîtrise moins encore. Elle est bien incapable de dominer le tout. A tant que faire, croire en Dieu est moins contraignant et pas forcément moins efficace. La foi sauve, on le sait. Ou croire en soi, en ce qu'on fait, en son destin !

Qu'elle soit populaire ou qu'elle s'exprime par la bouche des médecins les plus savants, cette vision manichéenne et religieuse engage, en outre, la science médicale dans des impasses dangereuses et la politique de santé dans des aventures absurdes.

La « science » médicale à laquelle nous obéissons, celle qui veut nous dicter la loi, n'est en effet pas une « science », mais ce qu'il en reste une fois qu'elle a été interprétée et utilisée par les techniciens de la politique sanitaire et par les médecins technocrates qui peuplent les réseaux de décision.

Cette « science » est prise constamment entre son désir de proclamer sa toute-puissance et la nécessité de se justifier. Elle réclame les moyens qui constituent à la fois les signes et les instruments de sa domination, mais en même temps elle est contrainte de rendre des comptes. Dans tous les cas, il lui faut offrir ses vérités comme des dogmes. Cette rage d'avoir « raison » la conduit à d'étranges et dangereux courants de pensée, et l'empêche de voir des évidences. Sa vision de la causalité et l'usage qu'elle fait de la notion de probabilité sont des exemples caractéristiques de ces glissements de pensée et de son dogmatisme.

Les grandes découvertes qui fondent la médecine moderne ont été successivement : la mise en évidence, par Laennec, des corrélations entre les lésions anatomiques découvertes à l'autopsie et les maladies qui ont entraîné la mort, par Pasteur, de l'origine bactérienne de certaines maladies et, plus récemment par Reilly et Selye, des réponses de l'organisme à l'agression. Les mécanismes de cette réponse immunologique et, enfin, la génétique sont plus récents et en pleine évolution.

C'est le modèle de la deuxième découverte, celle de Pasteur, qui règne encore absolument, sans réserve, sur la pensée médicale commune : la maladie vient, du dehors, frapper un organisme innocent. Les médecins ont l'ambition de toujours désigner une cause externe (traumatique, toxique, météorologique ou infectieuse). Leur emboîtant le pas, les débordant même, les patients se lancent avec délices dans des explications causalistes de leur cru. Avant que les médecins aient eu le temps de leur demander quoi que ce soit, ils incriminent ce qu'ils ont absorbé la veille, le coup de chaud ou de froid, le médicament qu'on leur a prescrit, etc. Avant même de décrire les désordres dont ils souffrent, ils en suggèrent déjà l'explication. Ou bien ils proposent d'aller, de toute urgence, à sa recherche en pratiquant des « analyses », des « examens ».

Il n'y a pas d'effet sans cause. On ne peut agir efficacement que si on agit sur la cause. Il faut en priorité rechercher cette cause, la désigner et la combattre. Ce raisonnement semble obéir à la logique la plus élémentaire. Il repose, en fait, sur une croyance discutable : le traitement causal, plus sûr, est souvent possible.

Dans le monde physique déjà, la notion de cause n'est pas évidente. On ne parvient, au mieux, qu'à isoler dans un enchaînement cause-effet un chaînon causal relativement clair. Il ne peut, bien sûr, être question de rechercher des causes premières au-delà desquelles on n'aurait plus besoin de chercher, et des effets qui seraient les derniers, qui ne se prolongeraient par rien.

Mais un tel enchaînement, simple et linéaire, même découpé dans un enchaînement plus long n'est, en médecine, que très rarement rencontré. Les médecins les plus positivistes sont obligés d'admettre qu'on rencontre bien plus souvent des « causes multifactorielles » (même s'ils s'empressent d'appliquer à ces notions un peu complexes leur esprit causaliste et finissent par trouver l'enchaînement causal cher à leur cœur).

Ainsi, l'apparition de cancers bien étudiés parce que géographiquement très limités nécessite que soient présents en même temps un virus, un climat bien défini, le paludisme, des données ethniques et des conditions d'inoculation précises. Qu'un seul élément manque, et le cancer n'apparaît pas. Même le banal virus de la grippe n'agit que si certaines conditions sont réunies qui sont, au moins autant que lui, des causes : le froid, l'humidité, la contagion et la réceptivité de l'organisme. Mais ces faits laissent encore intacte l'idée de cause. Et on s'efforce toujours d'agir sur l'une des causes ou sur deux ou trois d'entre elles : le virus, ou le froid, ou le palu, etc. Et surtout on fait de ces causes multiples, interdépendantes, un paquet bien ficelé — qu'on constitue en « cause » unique, et que, par pure rhétorique, on veut bien qualifier de « multifactorielle ». On les considère comme un simple faisceau d'actions diverses agissant parallèlement et dans le même sens.

Or il arrive qu'il n'y ait pas seulement un faisceau de causes, mais que, en plus, les causes agissent les unes sur les autres. C'est la composante de leurs interactions multiples et non pas la seule addition de leurs actions qui déclenchera la maladie.

En se baissant pour débloquer le siège de sa voiture que sa femme a déplacé et bloqué, M. X attrape un lumbago. Il ne peut plus travailler. Il se bourre d'aspirine et se retrouve, au bout de quelques jours, avec une poussée brutale d'ulcère du duodénum. On doit lui prescrire des radios (de l'estomac et du rachis lombaire), ce qui contrarie beaucoup M. X qui « n'aime pas se soigner ». Mme X supporte mal les maladies de son cher époux qui sont l'occasion d'une grave crise conjugale que les enfants amplifient. Les vacances sont compromises. M. X va de plus en plus mal.

Dire ici que l'effort ou l'agressivité du mari envers son épouse, ou un début d'arthrose lombaire sont la *cause* du lumbago, affirmer que l'aspirine est la *cause* de l'ulcère, penser que ces maladies sont la *cause* de la mauvaise humeur de tout le monde et du conflit conjugal qui peut-être était la *cause* de l'ulcère, imaginer qu'ulcère, conflit et lumbago ont une même *cause* dans l'enfance de M. X ou dans celle de Mme X, supposer que celle-ci a probablement fait exprès de bloquer le siège parce qu'elle n'aime plus M. X depuis longtemps, évoquer le rôle des enfants, qui ne pensent qu'aux vacances, et des frais de traitement, de l'arrêt de travail, des radios, et du bac de la petite qui se présente mal parce que son père justement n'a pas su, mais pour quelle raison, être ce qu'il aurait fallu être... Quel sens cela pourrait-il avoir ? Où, là-dedans, isoler légitimement des causes et des effets ?

Mais, en plus, les causes externes ne peuvent le plus souvent agir, même si elles sont bien isolées (des microbes par exemple), que si l'organisme est complice de leur action. La vieille notion de « terrain » qui, mal défendue par les adversaires de Pasteur, avait été déconsidérée, a repris toute sa force aujourd'hui avec l'explosion des connaissances immunologiques. Déjà les maladies allergiques obligeaient les médecins à reconnaître qu'il était bien difficile d'attribuer le statut de « cause » aux fraises, au pollen ou au poil de chat qui étaient capables par leur seule présence de déclencher de l'eczéma ou de l'asthme. Peu à peu s'est imposée l'idée d'un dialogue entre l'organisme et le monde extérieur où les deux parties jouent leur rôle. Il arrive que des causes externes ne laissent à l'organisme aucune chance de bien réagir et l'obligent à « tomber malade », mais il arrive aussi que l'organisme fasse de n'importe quoi une « cause ».

Si on ajoute les causes multifactorielles, les interactions causales, les réseaux de causes et, enfin, le dialogue entre un terrain et une cause, il ne reste plus grand-chose de la belle image de la maladie liée à une cause bien définie et qu'on ne pourrait guérir qu'en agissant sur cette cause.

Mais l'idée même de liaison causale, d'effet et de cause, serait-elle devenue complexe, « dialectisée », qu'elle serait encore inadéquate. Il arrive en effet qu'après leur rencontre les causes et les effets se séparent et se poursuivent pour leur propre compte. Un colitique, qui ne supporte pas les épinards, fera des spasmes digestifs après en avoir mangé, mais ces spasmes seront exploités et entretenus par l'état nerveux et, à leur tour, les spasmes entretiendront l'état nerveux, etc. Il y a constamment ainsi des cercles vicieux qui sont institués à partir d'une « cause » négligeable qui, très vite, disparaît, laissant ses pseudo-effets continuer à vivre pour leur propre compte. Il y a une autonomie de l'effet par rapport à la cause supposée ou réelle.

C'est cette autonomie qui justifie les traitements symptomatiques. On les considère généralement avec mépris comme s'ils étaient ce à quoi on doit se résigner quand un traitement causal est impossible. Les malades protestent volontiers par exemple qu'un antialgique ne va pas supprimer la cause de leur lumbago. Ils oublient que la douleur lombaire, quelle qu'ait pu en être la « cause », entraîne des contractures musculaires et des troubles de la circulation locale (inflammation) qui, à leur tour, déclenchent ou entretiennent la douleur qui, elle-même, etc. Mais cette autonomie de l'effet et, plus encore, la fréquente sinon constante rétroaction de l'effet sur la cause sont aussi une première raison de ne pas croire aveuglément à l'efficacité et à la nécessité d'un traitement étiologique (causal). A moins de considérer que la réaction de l'organisme ou l'autonomie de l'effet ou l'effet lui-même doivent être tenus pour des causes. Traiter la douleur de l'entorse, désensibiliser un allergique ou faire tomber la fièvre serait alors appliquer une thérapeutique étiologique.

Et, en effet, quand la pensée médicale, celle qui circule tous les jours entre malades et médecins (qu'ils soient libéraux ou hospitaliers, généralistes ou spécialistes), accepte l'idée que l'organisme est partie prenante dans la maladie, elle ne s'y résigne qu'à condition de faire de cette disposition interne, ou de cette réponse, une autre cause. C'est ce qui se passe avec la génétique et justifie son énorme succès. La cause n'est plus dans le monde extérieur mais dans le passé. L'ailleurs n'est plus spatial mais temporel. Il reste l'ailleurs.

Une chose est, en tout cas, toujours absente : la personne du malade. On parle toujours d'une maladie comme si c'était toujours quelque chose qui « arrive » à un corps ou à un esprit, qui vient d'ailleurs. Au mieux on la voit comme l'effet d'un défaut héréditaire ou acquis. Quand les médecins sont vraiment très audacieux, il leur arrive d'accepter l'idée que le « psychisme » intervient pour colorer autrement des troubles qui n'ont rien à voir avec lui : il « majore » les symptômes, les déforme ou les masque. On décrit ainsi, assez volontiers (preuve d'une grande liberté de pensée), les « bénéfices secondaires de la maladie » ou l' « effet placebo ». On ne pourra pas dire, avec ça, que la médecine néglige le facteur psychologique. On le laisse « intervenir ».

Mais jamais, au grand jamais, la maladie ne peut être imaginée comme une des formes d'équilibre, la moins insupportable, d'un organisme qui, animé de certaines intentions, se heurte à des conditions concrètes bien déterminées et les utilise. Que les maladies fonctionnelles puissent servir à quelque chose (et pas seulement à tirer des bénéfices immédiats, sociaux de la maladie), qu'elles puissent signifier quelque chose (et pas seulement comme symptôme) est une idée qui, pour cette médecine, semble inacceptable. Quand elle veut bien parfois faire d'un ulcère l' « expression » d'un conflit, des dysménorrhées la « manifestation » d'un problème sexuel, ou de migraines une « manière » de refuser une situation, elle est déjà allée très loin dans la direction dite « psychosomatique ». Et celle-ci consiste, le plus souvent, en attribuant une « composante » ou une origine psychique actuelle à des troubles somatiques, à appliquer encore le modèle causaliste. On y inclut simplement des facteurs psychiques. Il ne peut pas être question d'aller plus loin et d'imaginer par exemple que, du fait de son histoire personnelle, une personne puisse « fabriquer » sa maladie, y exprimer par exemple son érotisme ou son besoin d'exister, parce qu'elle y trouverait la seule modalité possible de satisfaction de ce besoin d'être ou de jouir.

En niant la présence, dans la maladie, de la personne, avec ses désirs, ses refus, son besoin d'être, on se condamne à rechercher et, le plus souvent, à inventer des « causes » immédiates, circonstancielles. C'est *parce que* son mari est parti que cette dame pleure et maigrit et qu'elle se met à avoir des hémorragies utérines. Bien sûr ! Mais pourquoi ce mari est-il parti et pourquoi cette dame plutôt qu'une autre fera-t-elle à cette occasion une « maladie » gynécologique ? En refusant d'aborder ce type de questions on se prive d'un moyen de compréhension, et surtout d'action, qui consisterait à utiliser ce qui va se passer dans la relation entre la patiente et son médecin. Cette relation peut, en effet, être le lieu d'une réalisation imaginaire et révélatrice de la situation conflictuelle actuelle et d'un conflit plus ancien. Conflit ancien, conflit actuel (maladie) et relation médecin-malade (transfert) s'emboîtent comme des poupées russes.

Dans cette totalité complexe et mouvante, isoler une « cause » et vouloir agir sur elle seule ne revient donc pas à simplifier le problème pour le résoudre plus facilement. Au contraire, un causalisme obstiné contribue à le rendre insoluble, ou soluble seulement par des moyens aveugles et brutaux, parce que des facteurs déterminants auront été méconnus ou écartés.

Des médecins (des chercheurs en général) ont certes su analyser et décrire au sein des phénomènes immunitaires, par exemple, des processus plus complexes, plus dialectiques. Mais leurs découvertes sont restées lettre morte pour la médecine de tous les jours. Elles sont trop difficiles à assimiler (intellectuellement et psychologiquement). Elles portent une atteinte trop dangereuse au schéma causaliste. Elles ne « passent » que réduites à ce schéma.

L'attachement au causalisme peut conduire à des raisonnements assez étonnants. Même le Dr Escoffier-Lambiotte, dont on sait avec quel talent et quelle science elle assume, dans *le Monde,* une information médicale d'une grande rigueur scientifique, en a donné un exemple, entre autres, à propos des douleurs menstruelles[1]. Même les médecins les plus sérieux, écrit-elle, avaient fini par croire qu'il s'agissait là de troubles psychosomatiques (ce qui était à ses yeux, on le sait, se laisser aller à un obscurantisme médiéval et renoncer à toute action efficace). Or, Dieu merci, la « preuve » était enfin faite qu'il n'en était rien ! On trouve dans le sang menstruel des femmes qui souffrent de règles douloureuses un taux plus élevé de prostaglandines. C'est ce qui explique les douleurs. Pour parfaire cette démonstration, il suffisait que des anti-inflammatoires, censés neutraliser les prostaglan-

1. 17 octobre 1979.

dines, aient une action favorable sur les douleurs en question. Ce qui fut vérifié.

Ainsi donc, il suffirait qu'une substance quelconque soit présente dans un processus pour qu'elle soit promue au rang de « cause ». La preuve que ma peur, mon désir, ou mon chagrin ne sont pas d'ordre psychologique, c'est que chacun de ces sentiments s'accompagne sans aucun doute de modifications physiques, physiologiques et chimiques au sein de mon organisme. Les prostaglandines ne peuvent pas être seulement un des éléments, parmi tant d'autres, du processus qui aboutit à la sensation douloureuse (subjective et donc discutable, après tout). Non. Puisqu'elles sont mesurables, elles expliquent, elles sont des « causes ». Et, décider que, quand une substance chimique agit sur un symptôme, elle ne peut que renvoyer à la nature du mécanisme et de la cause de ce symptôme, est une idée pour le moins étonnante. Quelle conclusion tirer de l'action de l'aspirine sur le mal aux dents ou du Gardénal sur l'insomnie ? Que l'une est liée à un manque de Gardénal et l'autre à un manque d'aspirine ? Quant aux anti-inflammatoires « antiprostaglandines », ils soulagent tant de symptômes qu'il faudrait dès maintenant admettre que du lumbago à la sinusite, de l'œdème phlébitique aux algies cancéreuses, tout dépend des prostaglandines. Ce qui, d'ailleurs, ne prouverait rien quant à leur nature réelle.

Quelle étrange prévention faut-il pour promouvoir au rang de cause ce qui n'est qu'un symptôme, parmi d'autres, mais d'une autre nature. Une même affection ne peut-elle s'exprimer en même temps par de la douleur, de la fièvre, des signes divers selon la localisation, mais aussi par une élévation du nombre de globules blancs, et éventuellement de la vitesse de sédimentation, ou une modification du taux des anticorps spécifiques dans le sang, etc. ? Depuis belle lurette, tous ces symptômes ont été classés par la médecine. Il y a des symptômes généraux (fièvre, frissons, etc.), des symptômes fonctionnels (douleur, impotence, nausées, toux, dyspnée), des symptômes physiques (ceux que l'examen clinique constate) et enfin des signes biologiques (de laboratoire), radiologiques, isotopiques, etc. Personne n'avait songé à dire qu'un de ces symptômes était la « cause » des autres, simplement parce qu'il était plus mesurable, plus nouveau ou d'une autre nature.

De toute évidence, le but final de l'article était de renvoyer les processus psychiques dans on ne sait quels limbes d'où il leur serait impossible de se manifester dans le corps. Décider que les dysménorrhées pourraient être d'origine psychique, c'était les renvoyer à une « cause » impalpable, inconsistante, nulle. Un renoncement. On peut accepter à la rigueur que des modifications physiologiques se manifestent psychiquement mais pas le contraire. Du parallélisme constaté entre le taux d'acide urique dans le sang et le taux d'agressivité sociale (mesurée, elle aussi, bien sûr, « scientifiquement »), Mme E. L. avait déjà déduit dans un précédent article que, mesurer l'acide urique, c'était non seulement prévoir le taux d'agressivité mais aussi l'expliquer. Il n'était pas question d'imaginer que l'agressivité, de quelque origine que ce soit, puisse se traduire par une élévation du taux de l'uricémie.

Le même auteur avait pourtant publié un article[1] où elle reconnaissait avec honnêteté — et un peu d'effroi ? — les fondements psychiques d'un nanisme particulier. Elle aurait sans doute préféré que les modifications du taux de l'hormone somatotrope (qui régit la croissance) soient la cause du nanisme, mais elle avait dû se résigner à admettre que c'était, pour ainsi dire, le contraire. La preuve avait été faite, en effet, qu'hormone et croissance variaient bien ensemble mais sous l'action d'un autre facteur : l'enfant qui ne poussait pas dans sa famille et chez qui le taux des hormones somatotropes était alors abaissé se rattrapait à l'hôpital, grandissait à toute vitesse, et, en même temps, son taux d'hormone grimpait vertigineusement.

La recherche passionnée d'une cause isolable, identifiable, mesurable, est-elle au moins justifiée par l'espoir, sur lequel elle repose, d'un traitement plus efficace ? En fait, les traitements étiologiques sont, en médecine, beaucoup plus un

1. « Le nanisme de frustration », *Le Monde*, 4 juillet 1979.

vœu et une ambition qu'une réalité. Ils ont triomphé et triomphent encore aujourd'hui dans les maladies infectieuses, et la gloire des antibiotiques tient justement à cette heureuse exception. Pour une fois, on tenait vraiment une cause (en tout cas une cause immédiate), les germes infectieux, et un traitement de cette cause, les antibiotiques. Mais déjà, avec les infections à virus, cela cesse d'être vrai. On ne sait pas les combattre. Et tout le reste de la thérapeutique ignore à peu près complètement les traitements étiologiques. On ne guérit pas une fracture, ni une maladie métabolique (diabète, goutte, hyperlipidémie ou cholestérol), ni un accident météoro-pathologique (coup de chaleur ou de froid), ni à plus forte raison une tumeur cancéreuse ou une maladie vasculaire en en traitant les causes. Ni, non plus, les rhumatismes ou le vieillissement. Ou bien on ne connaît pas la cause, ou bien il n'y a pas *une* « cause », ou bien encore elle est hors de portée.

Ce n'est pas le moindre paradoxe de cette médecine que de fonctionner sur un mode causaliste et de ne pouvoir presque jamais traiter une cause. Même la thérapeutique des maladies infectieuses connaît, au fond, des limites. On peut toujours affirmer qu'une infection de la gorge est streptococcique, qu'un furoncle est dû au staphylocoque, une cystite au colibacille, et traiter les agents causals. Cela n'explique absolument pas pourquoi ces infections, apparemment et logiquement guéries, ne cessent souvent de récidiver. On chasse le microbe, il revient au galop.

Et d'ailleurs, dans de nombreux domaines, si la médecine a fait d'énormes progrès, c'est en ayant sagement renoncé à son ambition de traiter la cause. La plupart des états de détresse sont soignés, dans les services de réanimation, de la même manière, quelle qu'en soit la « cause » : on assiste l'organisme, on l'aide à passer le mauvais cap, on le fait vivre en attendant qu'il ait surmonté, de lui-même, les désordres qui mettaient sa vie en danger ou qu'on l'ait aidé, à bon escient, à les combattre.

Aussi longtemps qu'on avait voulu combattre la cause en usant d'antidotes, on provoquait des catastrophes. On a ainsi longtemps voulu combattre les comas barbituriques en prescrivant de la strychnine, puis des amphétamines, dont les conséquences étaient, en fait, désastreuses. Aujourd'hui on se contente de surveiller et de corriger les troubles respiratoires, cardiaques, métaboliques, hydro-électriques.

Plus généralement, les déséquilibres — hormonaux, métaboliques, neurologiques, « sympathiques » — ne suscitent plus forcément, au moins en théorie, la recherche entêtée d'une cause. On tente modestement de les maîtriser en les harmonisant, en essayant de comprendre le jeu subtil des actions et réactions qui est le fondement de ces équilibres en mouvement et en intégrant, de plus en plus, dans cet effort de compréhension des notions nouvelles comme les idées de « feed-back » (rétroaction de l'objet d'une action sur l'origine de cette action), de circuits, de réseaux, d'interactions. Du moins au niveau de la recherche et de la théorie.

Dans la pratique, en effet, ces progrès sont généralement vécus comme des renoncements, des déceptions. C'est parce qu'on ne peut pas faire mieux qu'on a recours à ces conceptions et à ces pratiques. On s'est jeté sur les hormones quand on a cru que toutes les apathies étaient « dues » à une insuffisance thyroïdienne. Aujourd'hui que l'endocrinologie est plus complexe, elle n'est plus à la mode. On s'obstine à expliquer les fatigues, les malaises par des manques de calcium, de magnésium, de sucre. On refuse avec entêtement toutes les hypothèses qui feraient de la maladie un langage, un dialogue, la réalisation d'un équilibre, même malheureux.

Ah ! quand on disposera d'un traitement capable de tuer les virus, de combattre la cause de prolifération des cellules cancéreuses, etc. Mais, surtout, quand on aura protégé efficacement l'organisme contre tous les agents externes dont il peut être la victime. *La médecine curative n'arrive pas à être étiologique ? La prévention le sera !* La prévention se veut effectivement, d'abord, la suppression des causes.

Du moins en principe, car là non plus ce n'est pas tout à fait vrai. D'abord, parce que les préventions qui ont fait leurs preuves, les vaccinations, par exemple, agissent sur le terrain et non sur la cause. Ensuite, parce que les agents contre lesquels lutte la prévention ne sont pas à proprement parler des causes.

Cette pensée étroitement causaliste a d'abord servi les progrès de la médecine, mais elle les a ensuite freinés. Elle anime aujourd'hui, massivement, la politique de prévention. Avec les mêmes blocages, les mêmes entêtements. Et, il faut le craindre, les mêmes conséquences.

Il suffit, pour s'en convaincre, de voir ce que cette pensée médicale commune fait de l'effort de l'épidémiologie pour arracher la prévision médicale à un causalisme étroit et lui apprendre à manier des vérités « aléatoires ».

Les études statistiques et épidémiologiques s'efforcent, nous l'avons vu, d'établir des corrélations entre des phénomènes connus : par exemple, les accidents thrombo-emboliques et l'usage de la pilule. On compare donc la fréquence de ces maladies chez les femmes qui prennent la pilule et chez celles qui ne la prennent pas. « Toutes choses étant égales par ailleurs », comme on dit. Mais il est bien évident qu'une simple corrélation de ce type est très discutable. D'abord, parce que jamais toutes choses ne sont vraiment égales par ailleurs. On peut supposer que la différence entre les femmes qui utilisent des contraceptifs oraux et celles qui les refusent ne se réduit pas à ce seul fait. On ne peut pas toujours être assuré d'avoir tenu assez compte des différences qu'on aura méconnues. Affirmer qu'une corrélation est significative, c'est faire comme si on savait toujours tout de deux groupes qu'on étudie, comme s'il était toujours possible de séparer des groupes identiques à tous points de vue, sauf la variable étudiée.

Ensuite, parce que d'autres facteurs pourraient aussi être étudiés et montrer des différences « significatives ». Qui peut affirmer qu'il n'y a pas une différence de morbidité significative entre les femmes qui conduisent une auto et celles qui ne conduisent pas, celles qui mentent et celles qui disent la vérité, celles qui aiment la mer et celles qui préfèrent la montagne ?

D'autre part, la corrélation ne peut pas aller au-delà de la simple constatation que deux phénomènes semblent liés entre eux. De telles corrélations ne peuvent être utilisées que pour légitimer ou écarter une hypothèse de recherche, et non pour établir des certitudes étiologiques. Leur faire dire autre chose exposerait les chercheurs à de cruelles déconvenues.

Le monde de l'épidémiologie est constamment déchiré par des discussions sur les méthodes employées, les protocoles décrits. L'épistémologie de l'épidémiologie tend vers la rigueur mais ne l'a pas toujours atteinte. Surtout quand il s'agit d'études déjà anciennes.

S'il suffisait de corréler l'évolution de deux phénomènes dans le temps, on pourrait corréler n'importe quoi. Mais, à vrai dire, le problème n'est pas tellement là. On peut fort bien faire globalement crédit aux épidémiologistes, même si le choix des variables étudiées laisse souvent mal à l'aise. Il est tout de même curieux par exemple que, pour comparer l'état sanitaire de deux États des États-Unis, on n'ait pas choisi un État du Sud et un État du Nord, un État industriel et un État agricole, mais un État religieux, l'Utah, où les mormons puritains imposent toujours leur loi, et l'État du vice par excellence, le Nevada, où règnent les machines à sous, le jeu, l'alcool, le divorce.

Pourquoi a-t-on étudié les effets du tabac plutôt que celui de la pomme de terre ou de la diffusion des réfrigérateurs ? Pourquoi les plats cuisinés, les graisses, les sucres ou le cannabis, et non l'eau minérale, la viande rouge ou les légumes verts, le travail et les transports ? Pourquoi les effets de la contraception orale sont-ils analysés avec un tel soin et pourquoi les dangers de l'avortement clandestin ou de la non-contraception restent-ils aussi vagues ? Pourquoi les colorants et les conserves plutôt que les produits dits « naturels » ? Comme si la nature était nécessairement bienveillante et les produits de l'homme et de son industrie forcément dangereux.

La police a ainsi coutume de rechercher les coupables éventuels parmi les suspects « de nature ». Elle a besoin, pour économiser ses efforts (et au prix de nombreuses erreurs), de superposer criminalité et marginalité. La pensée politique commune aussi tend à voir l'origine de tous les malheurs sociaux dans certains groupes ou dans des puissances qu'on veut mystérieuses et maléfiques (les juifs, les francs-maçons, les syndicats, mais aussi les patrons, la bourgeoisie, les multinationales). On s'épargne ainsi la peine de rechercher non pas des coupables, mais des processus, des mécanismes.

Pour tous, policiers, militants et médecins, est suspect tout ce qui est non conforme à la norme naturelle ou sociale, tout ce qui offense la règle ou la morale. Comme la police et la politique, la médecine ne fait qu'accuser après coup ceux que la collectivité désigne spontanément à son attention. Elle se contente le plus souvent de confirmer les soupçons ou de les infirmer. Le plus souvent de les confirmer. Ce qui est encore plus grave, c'est que, après avoir arbitrairement désigné les suspects, elle déclare, contrairement à ce que ferait une justice respectueuse des principes, que ceux qu'elle soupçonne sont coupables tant que leur innocence n'a pas été prouvée ; elle passe par glissements successifs d'une probabilité statistique à une certitude. On enregistre la méfiance spontanée dont le tabac, par exemple, est l'objet, on mène des études qui confirment ce soupçon et on dit : d'abord, le tabac *augmente le risque* de telle maladie ; puis on dit : *il est responsable* de cette maladie ; puis *il est la cause* de cette maladie. Comment s'étonner alors que le public entende que tout fumeur, sauf miracle, devra être atteint par cette maladie, et tout non-fumeur épargné.

Quand un professeur célèbre déclare sans sourciller à la télévision que le tabac est la *cause* du cancer des bronches, quand un autre affirme tranquillement que les maladies cardio-vasculaires sont *dues* aux erreurs d'alimentation et au tabac, quand un autre écrit que l'absence de fibres (du son, des féculents) dans l'alimentation est *à l'origine* des cancers du côlon, quand on fait courir le bruit que le poids *entraîne* une mortalité précoce, ce sont là des approximations, des raccourcis, qui sont en fait des mensonges. Plus récemment encore, à l'occasion d'un congrès consacré à la géocancérologie, un

« professeur » déclarait froidement à la radio que, tandis qu'une Française sur seize (!) était condamnée à présenter une tumeur maligne du sein, une Africaine avait toutes les chances d'y échapper. Et il ajoutait : « Cette différence est en relation avec l'alimentation plus riche en graisses animales des femmes européennes. »

Ce n'est pas non plus par accident qu'on choisit la manière de formuler les résultats des enquêtes épidémiologiques. On ne dit généralement pas, par exemple, que la fréquence de telle maladie, qui est de 1/1 000 dans tel groupe, était de 1/10 000 dans tel autre groupe. On dit que le risque a été multiplié par 10. Ce qui est une manière dramatique, et un rien truquée, de dire la même chose. Multiplier un risque par 10 s'il est, au départ, de 1/1 000 000, ce n'est pas aussi inquiétant que de le multiplier par 2 quand il est déjà de 1/2.

Ce ne sont donc pas tant les conclusions des épidémiologistes (on peut les accepter et on ne pourrait les réfuter qu'en faisant des contre-enquêtes ou en entamant une discussion épistémologique qui est hors de notre portée) qui sont en cause que l'usage qu'en fait ce qu'on pourrait appeler la « vulgate » préventionniste et prévisionniste. Non seulement elle exprime les données probabilistes de facteurs de risque en certitudes étiologiques et elle les dramatise, mais elle en tire immédiatement des règles de conduite impératives. On lit couramment des phrases comme celle-ci, extraite au hasard d'une présentation par l'éditeur d'un livre de Joël et Stella de Rosnay traitant de diététique et de nutrition, *la Malbouffe*[1], choisi en raison du sérieux et de l'intelligence des auteurs. « Il cherche à communiquer un nouvel art de vivre destiné à contrer les combinaisons d'effets nocifs, causes des grandes maladies dégénératives de notre civilisation : tabac, alcool, mauvaise alimentation, manque d'exercice, stress. Et leurs conséquences le sont également : maladies cardio-vasculaires, cérébro-vasculaires, hypertension, diabètes, cancers. »

Ce texte est exemplaire parce qu'il vise à accrocher le lecteur en lui offrant ce qu'il est censé attendre, en lui parlant

1. Joël et Stella de Rosnay, *La Malbouffe*, Paris, Olivier Orban, 1980.

le langage commun, en usant de notions qui, à force d'être répétées, semblent avoir acquis force de vérité et devoir être admises par tout le monde. Il est aussi exemplaire parce que tout y est, dans une admirable confusion.

La bonne conscience d'abord, la certitude de bien faire. Pour être heureux, bien-portant, ici et maintenant (pas de promesses lointaines), pour vivre bien, il faut tout simplement bien manger, et bien manger, ce n'est évidemment pas respecter les lois de la gastronomie, mais celles de la diététique. L'assurance ensuite de tout savoir, pour de bon, définitivement. Les « effets nocifs », « combinés », sont les « causes » (pas de doute là-dessus) des « maladies dégénératives » de « notre civilisation ». Pauvre civilisation, suspendue dans le vide, entre le bon sauvage et l'homme de raison bientôt mis au monde par la science ! Ces « effets nocifs » — qui sont des « causes » — sont maintenant bien connus. Là non plus, pas de doute. Ce n'est plus la nature qui est méchante et bien malhonnête avec les humains. Même pas le mode de vie, les rapports humains, les conditions de travail, de transport, d'habitat, la pollution qui, croyait-on, pouvait caractériser notre « civilisation ». Non, c'est l'homme qui est méchant — et bête — avec lui-même et qui, donc, se fait hara-kiri. Et la « conséquence des effets », avez-vous deviné ? Mais bien sûr, ce sont les maladies « dégénératives ». Le choix des mots n'est pas un hasard : les maladies citées ne sont justement pas des maladies dégénératives, mais on a toujours traité de « dégénérés » ceux qui se masturbaient ou qui payaient les péchés de leurs parents alcooliques ou syphilitiques. On aurait pu croire que le mot « dégénérative » désignait un processus inéluctable, lié à la vie, à l'usure. Mais non ! il désigne encore une fois la sanction des mauvaises conduites.

On a donc l'enchaînement classique : mauvais comportement = effet nocif sur la santé = maladie. Cela s'éclaire d'ailleurs un peu plus loin : « Le but du livre est de fournir des règles simples permettant à chacun de devenir plus " responsable " de sa propre santé. » Le devenir vraiment ? Ou cesser de l'être ? Car, à lire ces lignes, nous sommes déjà responsables de ce qui nous arrive. Cette attitude est connue sous le nom de *victim blaming*. Pas de pardon pour l'homme averti. Il en vaut deux parce qu'il est deux fois coupable... de ne pas savoir et de savoir, d'être responsable et de ne pas avoir pris ses responsabilités.

Mais responsable de quoi ? Que veulent dire « les grandes maladies dégénératives » de notre civilisation ? Le diabète ? Il est lié à un facteur héréditaire et, probablement, à un facteur de croissance d'origine hypophysaire. N'avoir jamais mangé de sucre aurait-il empêché, à coup sûr, un diabétique de souffrir un jour de son diabète ? Probablement pas. L'empêcherait-il « d'être » diabétique, c'est-à-dire d'être porteur d'un défaut métabolique ? Absolument pas. Nous ferait-on soudain croire que le diabète d'un enfant, si cruel, est dû aux bonbons que mangent les autres enfants ? L'hypertension ? On a toujours eu le sentiment que l'hypertension n'était pas seulement liée aux mauvaises habitudes, mais qu'il y avait des familles d'hypertendus. On a donc prescrit avec plus ou moins de rigueur, plus ou moins de sévérité, la restriction sodée dans le traitement de l'hypertension. On sait maintenant que ça n'est justifié que pour des personnes qui ont le malheur de présenter une anomalie des échanges de sodium de leurs cellules. Les cancers ? Qui peut affirmer, de bonne foi, que nous en sommes, toujours ou même souvent, par notre conduite individuelle, responsables ? De quels péchés sont donc coupables les enfants atteints de tumeurs malignes, l'adolescent qui meurt d'un cancer du testicule, l'adulte jeune emporté par un mélanome malin, la jeune mère détruite par un cancer du cerveau ? Et la femme que frappe une tumeur du col de l'utérus, doit-elle vraiment se reprocher sa vie sexuelle et ses maternités ? Et celle qui meurt d'un cancer du sein, d'avoir nourri ses enfants ?

Que nous puissions éventuellement accroître les risques d'apparition de certaines tumeurs ou de certaines maladies vasculaires, c'est possible, c'est probable. Cela autorise-t-il quiconque à parler des « causes » de ces maladies « de notre civilisation », à laisser croire que, si nous écoutions les bons pasteurs, nous serions épargnés par la mort et par la maladie, que dans l'Utah on ne meurt plus ni ne souffre plus, mais qu'au Nevada les rues sont jonchées de cadavres d'êtres humains pour qui la mort a été une délivrance tant leur vie n'a été qu'une longue suite de souffrances, punitions de leur inconduite ?

Non, on souffre et meurt aussi chez les mormons. Peut-être y souffre-t-on un peu moins, y meurt-on un peu plus tard, c'est tout. C'est tout ce que la médecine peut, en toute honnêteté, promettre : un peu plus tard, un peu moins de souffrance. Mais, dans son désir d'omnipotence, elle travestit la vérité. Et, terrorisée, la population est prête à suivre tous les conseils, à se priver de toutes ses libertés, ou, au contraire, à ne plus rien entendre.

Elle y est toute disposée parce que le mode de pensée causaliste est spontanément le sien. Entre la naïveté de « mets ta laine, Edmond ! », ou « il ne m'écoute jamais, cet enfant ! », « bien sûr, il est toujours enrhumé, il ne met jamais sa flanelle avant de sortir, etc. », et celle des hygiénistes, technocrates, économistes et vulgarisateurs, il n'y a pas de différence de nature. Simplement, l'une est attendrissante, l'autre plutôt scandaleuse.

En fait, dans ces conduites, qui se présentent comme rationnelles, ce n'est même pas seulement une attitude religieuse qui se dévoile, mais bel et bien une attitude « magique ». Avec des grigris, des dons expiatoires, des cierges allumés au bon moment, on arrivera bien à se concilier le sort. Plus elle se veut avancée et moderne, plus la médecine est imprégnée de superstitions. Priver un fanatique de la santé de son rituel, de ses amulettes est aussi difficile et dangereux que d'obliger un superstitieux à mettre un parapluie sur un lit ou à passer sous une échelle. On va se faire faire un bilan comme on va chez la cartomancienne ou l'astrologue.

Mais ne suffit-il pas, dira-t-on, de savoir que le tabac, ou une mauvaise alimentation, ou la sédentarité, ou le cholestérol, multiplient les risques, pour être tenté de supprimer ces risques ? Une probabilité, et, à plus forte raison, une forte probabilité, devrait suffire à nous convaincre. Nous ne sommes pas sûrs de nous tuer en conduisant, ivres, une voiture en mauvais état, mais il est stupide de le faire. Il est, par exemple, certain que le tabac ne fait pas de bien, que fumer est une habitude ridicule, un assujettissement humiliant, désagréable, dangereux pour soi et pour les autres. Il est donc bon de ne pas fumer. C'est une simple question de bon sens.

Mais ce n'est pas à cela qu'on assiste en ce qui concerne justement le tabac. Pour convaincre, on dramatise à qui mieux mieux. C'est devenu *le* fléau, l'incarnation du Mal. Fumer ou ne plus fumer est devenu une question de vie ou de mort, un problème de morale sociale. Que des milliers d'études aient été menées quant à son action est déjà pour le moins troublant. Pourquoi cet acharnement quand tout le monde, et depuis fort longtemps, est déjà convaincu ? Or, qu'a-t-on pu, grâce à ces énormes efforts, établir avec certitude ?

Que le tabac *favorise* l'apparition des maladies des bronches (cancer, bronchite chronique), le développement des maladies cardio-vasculaires (coronariennes, cérébrales ou des membres), d'un certain nombre d'autres cancers (estomac, vessie, peut-être pancréas).

Que l'inhalation de la fumée accroît le danger, ainsi que le nombre de cigarettes.

Que des cigarettes dites légères et avec filtre diminuent nettement ce danger.

En somme, tout ce que peuvent dire les études épidémiologiques, c'est qu'un petit fumeur qui n'inhale pas et fume des cigarettes légères ne risque pratiquement rien de plus que le non-fumeur et qu'un gros fumeur augmente le risque qu'il court de « faire » une maladie.

Or, même quand on renonce à des simplifications outrancières comme dire que le tabac (ou autre chose) est « la cause de », « à l'origine de », « lié à », « en rapport avec », et qu'on se contraint à utiliser un langage statistique, nous savons l'usage qui en est fait. On semble dire qu'on passe d'une absence totale de risque à un risque total. Vivre en fumant équivaut de plus en plus, dans tous les esprits, à conduire le camion chargé d'explosifs du *Salaire de la peur*.

Et quand on dit que, en supprimant le tabac et en ramenant tout le monde aux conditions de non-fumeur, on « économiserait » des dizaines de milliers de vies humaines, qu'est-ce que cela peut bien signifier exactement ? On s'exprime toujours comme si le décès d'un homme par une maladie excluait le fait qu'il aurait pu mourir d'autre chose, comme si ceux qui échappaient au cancer devenaient immortels. On peut vraiment se demander ce que signifient des phrases comme : « Il y a encore 800 000 décès aux États-Unis en 1977 par accidents cardio-vasculaires, et la lutte contre ces maladies devient prioritaire. » Il aurait dû y en avoir combien ? De quoi les autres auraient-ils dû mourir ?

On obéit un peu à la logique qui conduisait un humoriste à refuser de se coucher. La majorité des gens ne meurent-ils pas dans un lit ?

Qu'on tienne un langage statistique ou causaliste, on triche toujours avec la réalité en la dramatisant. On donne l'illusion qu'on tient là le secret de la vie et de la mort. Et que, traversant une vie qui ressemblerait à un champ de mines, nous pourrions avec nos précautions grossières empêcher qu'elles ne sautent et oublier qu'il n'y a au bout du champ qu'une mine dernière, inévitable celle-là, et fatale.

Or la réalité est heureusement moins dramatique et, peut-être malheureusement, moins simple.

Dans le *Livre blanc sur les facteurs de risque et la prévention* présenté en 1977 par le Comité national de la prévention médicale, le Pr P. Fréour écrit : « Si on peut mettre en évidence des effets négatifs pour la santé dus à l'usage de la cigarette, encore convient-il de remarquer que le risque n'est que potentiel et statistiquement faible... D'autre part, et nous l'avons déjà fait remarquer, le tabagisme n'a pas que des effets négatifs. Sur le plan psychologique et sociologique il constitue désormais une toxicomanie moderne bien tolérée par notre société et avec des éléments de plaisir non négligeables, et, à la limite, peut représenter pour certains une sorte de ciment social. »

Ce langage, sous la plume d'un médecin, est assez rare. Trop rare pour qu'on en tire avantage. Les déclarations sont légion, on perdrait son temps à opposer les unes aux autres. P. Fréour aurait aussi pu rappeler que, si on a soigneusement étudié ce que devenaient les variations des risques imputés au tabac quand on cessait de fumer, par contre, on prenait rarement en considération les conséquences d'une autre nature dont l'arrêt du tabac pouvait être responsable. Comme si le tabac et l'arrêt du tabac n'agissaient négativement ou positivement que là où on a décidé de rechercher leurs effets. On peut estimer que les effets nocifs — mesurables et mesurés — de la cigarette sont plus importants que ses effets favorables — qualitatifs et non mesurables — comme le plaisir, l'apaisement, la convivialité, la réduction de l'appétit, etc. On est en droit de penser que les effets favorables de l'abandon de la cigarette, mesurés et mesurables, sont sans commune mesure avec ses effets négatifs, non mesurables bien sûr, comme l'anxiété, la prise de poids, la mauvaise humeur, la recherche obsessionnelle de la bonne santé. Mais on a peut-être tort de faire comme si ces autres effets n'existaient même pas.

P. Fréour évoque aussi, mais sans s'y attarder, le fait que toutes les civilisations ont leurs toxiques socialement acceptés. Or rien ne nous prouve que, parmi les toxicomanies possibles ou actuelles, le tabac soit la plus dangereuse. Les tenants des « drogues douces », qui sont souvent aussi des adversaires résolus du tabac et de l'alcool, estiment qu'il vaut mieux fumer du haschisch. Peut-être ! En effet le H semble avoir des effets directs et immédiats moins dangereux que ceux du tabac. Mais si fumer un peu d'herbe est, semble-t-il, sans danger, fumer quelques cigarettes, sans inhaler, est aussi sans incidence sur la santé. Mais fumer beaucoup de tabac ou beaucoup d'herbe ? On peut, bien sûr, rêver d'une société sans toxicomanie !

Quand on regarde de plus près la prévision et la prévention qui sont envisagées à partir de « facteurs de risque » liés aux conduites individuelles, on voit donc que :

1) elles reposent sur des préjugés qu'elles ne font que confirmer,

2) elles isolent les facteurs de risque du reste de la vie,

3) elles sont l'objet d'une dramatisation qui fausse les données réelles de l'épidémiologie,

4) elles aboutissent à un terrorisme qui engendre la peur et une obsessionalisation des conduites, dangereuse et, en fin de compte, inefficace. Et cette attitude ne peut que s'aggraver.

La médecine ne cesse, dans son langage, de se référer à la Raison. C'est elle qui guiderait sa démarche (recherche, organisation des soins, thérapeutiques). C'est en son nom qu'on écarte tout ce qui est « irrationnel ». C'est à elle qu'on fait appel, chez chacun de nous, pour nous dicter notre conduite. Il s'agit, en somme, au nom de la Raison, et grâce à elle, de définir des conduites raisonnables que des hommes raisonnables ne peuvent qu'accepter.

On appelle aujourd'hui « éducation sanitaire » l'effort que font les institutions responsables de la santé pour associer les usagers à leur combat, pour faire appel à leur responsabilité. Des campagnes publiques contre l'alcool et le tabac, des gadgets assez inventifs comme le jeu de cartes « manger juste », des slogans diffusés partout sur la consommation médicamenteuse et peut-être, plus sournois mais plus authentique, l'énorme tapage fait autour du déficit de la Sécurité sociale, ont pour but de mobiliser les citoyens et d'en faire des militants de la santé. Et contre des passions coupables, à quoi faire appel sinon à la raison, que dire aux pécheurs sinon : « Soyez raisonnables. »

Or, voici que cette éducation, dans l'ensemble, échoue. Elle ne réussit qu'à susciter des conduites encore plus irrationnelles, obsessionnelles ou hypocondriaques. Elle aboutit à une grande angoisse collective, et l'angoisse, en général, est mauvaise conseillère. Elle n'est, en tout cas, pas raisonnable.

Devant l'échec, les responsables ne questionnent pas leur manière de faire appel à la raison, ni la raison à laquelle ils font appel.

Lors de la dixième Conférence internationale pour l'éducation de la santé (Londres, 1979), le Dr Marc Danson, faisant référence à un sondage qui montrait à quel point la population était consciente des dangers du tabac, s'inquiétait du décalage entre ces connaissances parfaites, ces opinions bien orientées et le peu d'effet qu'elles avaient sur les comportements. « Il n'est pas besoin d'être grand clerc ni de suivre à l'unité près le cours de vente des cigarettes pour repérer le décalage entre l'image de rêve fournie par ce sondage et la réalité de la consommation du tabac. » Mais « il y a plus grave, ce hiatus entre connaissance et comportement se retrouve presque identique à l'issue de nos actions d'information ». Et le Dr Danson de conclure qu'une méthode d'information qui fait appel à la raison (!) ne suffit pas. Il faut tenir compte du fait que, « à côté d'un facteur de connaissances rationnelles, celles que nous avons constatées à travers les sondages d'opinion, apparaissait un facteur non rationnel, bien plus profond que le premier, et profondément ancré dans les valeurs culturelles, esthétiques et sociales de la société. De ce fait, si les médias peuvent modifier à la longue cette image sociale, le niveau superficiel de leur intervention ne lui permettait pas d'agir assez puissamment sur les connaissances rationnelles pour contrebalancer le poids des valeurs culturelles et sociales ».

Soyons donc logiques et conséquents. Il n'est pas question de revenir en arrière, de dire la vérité, de relativiser les dangers, de laisser chacun libre de faire ce qui lui plaît, en véritable connaissance de cause. Non, il faut frapper encore plus fort et avec des méthodes plus persuasives, visant autre chose que la raison et la liberté. Et la rédactrice du *Quotidien du médecin* qui rapporte ces propos écrit : « Pour promouvoir leurs " produits " les membres du Comité français d'éducation pour la santé ont dû se faire aux méthodes du marketing. Et si " message ", " cible ", " impact sur le public " ont encore quelques secrets pour eux, deux ans de recherche et de campagnes suivies ont permis de dégager certaines stratégies. » Allons, tout espoir n'est pas perdu !

Ne faudrait-il pas d'abord, pour toucher la raison des autres, être au moins raisonnable soi-même, jouer loyalement le jeu de la raison ? Pour convaincre, être au moins convaincant ? Or, dans le discours médical, dans les arguments développés, on ne trouve guère de raison. On se heurte à des évidences contraires quand, par exemple, on veut faire croire que le cancer est une maladie comme une autre. On force la vérité quand on veut faire croire que le tabac « donne » le cancer et les maladies cardio-vasculaires, on nage dans l'irréalité quand on donne des conseils alimentaires complexes à des travailleurs qui mangent dans des cantines, quand on veut apprendre aux enfants des écoles, qui eux aussi mangent à la cantine, comment il faut rationnellement se nourrir. On se moque du monde quand on n'offre au désir d'activité physique que de rares stades ou terrains de jeu.

Cette manière de faire est déjà un renoncement à la raison. On part perdant. On semble penser que, pour convaincre, il faut dire des vérités simples, quitte à en faire des mensonges, que, pour remporter l'adhésion, il faut grossir les faits jusqu'à les falsifier, que, pour mobiliser, il faut effrayer. On feint de faire le constat après coup de l'échec de la raison quand on a déjà impliqué cet échec dans sa démarche elle-même. Quand, en réalité, on n'a jamais essayé de rappeler les passionnés à la raison, mais joué d'emblée le jeu des passions les plus rudimentaires (la peur).

Si on devait loyalement faire appel à la raison, il conviendrait au moins d'exposer avec clarté et franchise les vrais problèmes, d'offrir à tous les données réelles et de demander à tous, une fois cette information honnête fournie, de décider des solutions. A la place de quoi, on décide d'emblée de ce qui est vrai ou du moins de ce qui est censé être le vrai accessible, et, à partir de ce faux vrai, on décrète ce qui est bon. Bon pour le citoyen, pour la société, pour la médecine, ou pour tout le monde en même temps ?

Ayant échoué parce que les dés étaient pipés, on décide que, pour emporter le morceau, il ne faut pas passer par la raison, à laquelle on avait en fait, dès le départ, renoncé, et on fait appel aux émotions, celles-là mêmes qui sont mobilisées par les publicitaires à qui on demande volontiers conseil. On renchérit sur la peur, on éveille l'égoïsme et la haine des autres (des fumeurs, des buveurs), de tous ceux qui, par leurs inconséquences, entraîneront des dépenses et seront responsables d'impôts et de cotisations plus lourdes. On excite la vanité : je suis plus fort, je me conduis mieux, je vivrai mieux et plus vieux. On joue sur la crédulité, celle qui fonde toutes les escroqueries : qui n'aime pas à penser qu'en misant assez peu il gagnera beaucoup. « En écrasant une cigarette : l'éternité et la santé pour toujours » laisse entendre un sketch télévisé. Surtout, comme dans toute campagne publicitaire, on obéit à la règle si bien décrite par Jean Baudrillard : on apporte une fausse satisfaction à un vrai besoin. Cette jeune femme n'est pas aimée parce qu'elle sent la transpiration : « A vue de nez, il est cinq heures », note son P-DG en s'approchant d'elle. Odorono lui apportera à coup sûr l'amour et le bonheur.

Et si c'était la peur qui était la grande maladie dégénérative de notre civilisation ? Si, en opposant des réponses causalistes, religieuses, magiques, on ne faisait jamais que l'entretenir ? Faute d'élaborer une raison plus complexe, on déconsidère la raison. On se met à penser et à croire n'importe quoi.

On sait la fortune — limitée mais bruyante — des paramédecines. Nul ne peut pourtant contester que la médecine dite « officielle » repose sur un corps de connaissances et de recherches très solides et avancées. Ce qu'elle sait sur le corps humain, sur son fonctionnement et sur ses maladies est quantitativement et qualitativement considérable. Le savoir biologique et médical peut — et c'est bien normal — comporter des erreurs, des ignorances et des méconnaissances, mais on ne peut lui dénier ni consistance ni cohérence. Des esprits normalement constitués n'hésitent pourtant pas à lui opposer des systèmes de pensée dépourvus de toute rigueur intellectuelle. Les cosmogonies surgies du passé, des notions comme celles d'« énergie circulante », du « mal par le mal », de vertus curatives privilégiées des plantes ou des « oligo-éléments », pourraient être acceptables si elles étaient données comme métaphores et non comme représentations objectives du monde réel. Et quand on fait appel à leur efficacité (rien ne peut en faire vraiment la preuve) pour en fonder la vérité, on fait comme si l'efficacité pouvait être une preuve de vérité. Tous les thérapeutes guérissent — ou disparaissent —, des sorcières aux chirurgiens et des scientifiques aux charlatans les plus éhontés. D'autre part, le paysan peut parfaitement cultiver sa terre et tenir compte du cycle des saisons, tout en étant convaincu que la terre est plate ou que le soleil tourne autour d'elle. Cela ne prouve pas la vérité de cette représentation du monde. On peut situer dans le cœur ou dans le ventre le siège des émotions, agir plus efficacement sur elles à partir de cette croyance, sans la fonder en rien. L'action indiscutable des phénomènes hypnotiques, de l'aspirine ou même de certaines opérations (l'ablation d'un appendice sain guérit toujours les maux de ventre) n'explique en rien les mécanismes de ces effets et ne légitime aucune des représentations auxquelles on peut faire appel.

Les représentations métaphoriques des acupuncteurs, des homéopathes, des guérisseurs peuvent être retenues pour fonder une pratique, et, éventuellement, inspirer des recherches. Elles ne sauraient en aucun cas constituer des points d'arrivée, des certitudes. S'y arrêter constitue un renoncement. S'en servir pour mettre en question la médecine officielle et son savoir est absurde. Ce qui est critiquable dans la médecine scientifique, c'est justement ce qui, en elle, ressemble à ces médecines parallèles : une pensée arrêtée, enfermée dans des certitudes, le goût des systèmes clos, définitifs, expliquant tout, une fois pour toutes. C'est cette tentation du « dernier mot », pour lequel elle n'est pas faite, qui est précisément non scientifique, qui fait sa faiblesse. De même que pour répondre aux angoisses métaphysiques, elle est moins bien armée que la religion, de même, pour répondre au besoin d'une représentation globale et totalitaire du corps, de ses fonctions et de ses maladies, elle est forcément perdante en face des représentations métaphoriques des paramédecines. Elle voulait, en leur ressemblant, nier ses limites. Elle les souligne.

La prévention et même la médecine curative se présentent souvent sans plus de rigueur que n'importe quelle paramédecine. Les métaphores n'y manquent pas : on n'échappe au langage religieux que pour tomber dans le langage militaire, on n'évite les représentations hydrauliques que pour évoquer des courants vaguement électriques. On traite le corps humain comme s'il était un moteur inhabité, on manipule le champ social ou psychologique comme s'il s'agissait d'un corps humain hiérarchisé et comme si le corps humain était vraiment cette mécanique hiérarchisée.

Il est normal alors qu'on aboutisse à des conduites qui, sous le couvert de la scientificité réelle du savoir médical, sont parfaitement non scientifiques. Quand ne marche pas la raison, on revient en deçà de la raison (comme on retombe en deçà de l'idée de révolution, de démocratie, de justice à la moindre difficulté) au lieu de faire l'effort, difficile mais nécessaire, d'aller au-delà ou, plus exactement, de pousser la raison plus loin, d'élaborer une pensée qui soit à la mesure des problèmes posés au lieu de ne poser que les problèmes qu'une raison étroite peut dominer. On préfère plonger dans la surenchère émotionnelle. Si « le cœur a ses raisons que la raison ne connaît pas », la faute n'en est peut-être pas au cœur mais à ce qu'on a appelé raison. Il est trop facile de rejeter « ses raisons » dans la folie, l'irrationnel, l'inaccessible.

Et quelle est donc cette raison à laquelle prétend s'adresser l'éducation sanitaire ? C'est d'abord la raison causaliste dont la médecine elle-même est victime. Avant de mentir, elle s'est menti. Elle raconte les histoires qu'elle se raconte. Dans le domaine des faits, cette raison-là est déjà incapable de rendre vraiment compte de la réalité. C'est ensuite la raison du bon garçon raisonnable, celui qui est sage. La raison du bon élève qui mérite des bons points parce qu'il accepte sans rechigner toutes les disciplines, toutes les connaissances qu'on lui inculque, qui avale toutes les réponses avant d'avoir eu le temps de se poser la moindre question et qui restera convaincu à jamais qu'il faut toujours avoir réponse à tout. Une raison qui ne songe qu'à abdiquer tout esprit critique.

La raison à laquelle on pourrait et devrait s'adresser n'est évidemment pas cette raisonneuse. Mais elle non plus n'est pas totalement maîtresse du jeu. Les médecins savent bien que les malades et ceux qui craignent de l'être ne sont pas « raisonnables ». Comment le seraient-ils quand ils sont dominés par l'inquiétude ? Mais cela signifie-t-il pour autant que ce qui, dans leur conduite, semble déraisonnable ne relève que de l'irrationnel ?

Nous ne sommes pas ordinairement gouvernés par la seule raison raisonnable. Pour le meilleur comme pour le pire, nous obéissons à autre chose. Ni le dévouement, ni le courage, ni la tendresse ne sont raisonnables, ni, non plus, la haine, l'égoïsme, le sectarisme. Mais ces conduites et ces sentiments ont des racines, ni bonnes ni mauvaises, dont il serait peut-être plus sage, plus « raisonnable » de connaître ou de reconnaître la présence. Et peut-être, après tout, n'est-ce pas si difficile.

Comment, par exemple, peut-on convaincre ? Tous ceux qui ont fait des études ont pu découvrir, par expérience directe, cette vérité simple : on n'apprend rien de durable que d'un maître qu'on aime. Le don pédagogique dépend moins du savoir — le savoir nécessaire est souvent limité — que du talent de transmettre ce savoir, de faire partager le désir de savoir. A la limite, la séduction. Tout fonctionne par identification et par imitation. L'ignorance de ce mécanisme, pourtant évident, est responsable d'une erreur qui se perpétue et s'aggrave. Un enseignant est toujours jugé, nommé, promu, plus en fonction de ses connaissances que de son savoir-enseigner. On favorise les médecins savants au détriment de ceux qui savent soigner. Il est, hélas ! faux que les deux aillent ensemble. Très souvent, on est prisonnier de ce qu'on sait ou croit savoir, et on ne sait plus s'en servir.

C'est aussi pour cette « raison » que la relation médecin-malade reste le lieu privilégié d'une éducation sanitaire qui ne retomberait ni dans le lavage de cerveau publicitaire, ni dans la catéchisation, ni dans la mobilisation, sous le couvert de la raison, des passions les plus dangereuses. Une propagande impersonnelle, indifférenciée, ne peut susciter que des réactions massives et inexplicables. Et incontrôlables. L'obéissance est alors aussi aveugle que la désobéissance, et celle-ci ne peut être que sournoise et habitée par la mauvaise conscience. Au contraire, une relation personnalisée peut permettre à la fois une information honnête et la réception différenciée et libre de cette information. Une conduite sanitaire « correcte » ne peut être choisie que librement, en toute connaissance de « cause » (et de facteur de risque). La propagande ne mobilise que les passions. Le dialogue fait appel à cette autre raison que sont les raisons de chacun : ses désirs, ses choix, ses refus.

Nous avons déjà vu que, quand les spécialistes de la prévention interrogent la population et apprennent par exemple qu'une écrasante majorité condamne les cigarettes et est convaincue que la carie dentaire ne peut être combattue que par un brossage régulier des dents, ils ne comprennent pas que les fumeurs continuent à fumer et que les Français consomment à peine une demi-brosse à dents par personne et par an. Le message est passé, mais pour rien.

Au lieu de se demander alors comment faire pour que le discours appris et conventionnel soit vraiment intégré par les usagers, on s'obstine, contre toute raison justement, à renforcer ce discours, à l'enrichir de nouveaux clichés, de nouvelles images stéréotypées qui « passent » tout aussi peu.

Personne ne désire « attraper » le cancer des bronches ni perdre ses dents. Quand on affirme que ces risques peuvent être conjurés, tout le monde veut bien le croire. A vrai dire, les gens le savent avant même qu'on le leur apprenne. Mais peut-être n'aiment-ils pas qu'on leur impose des vérités non vérifiables, qu'on leur fasse des promesses qui ne seront pas tenues. Ils ont cette réaction à l'égard de toutes les promesses venues « d'en haut ». Peut-être savent-ils aussi, confusément, qu'un trop grand souci de la sécurité, qu'un trop grand soin mis à protéger sa santé et sa vie sentent déjà la mort. Parce qu'ils l'annoncent avec insistance et aussi parce qu'ils la symbolisent. Peut-être, enfin, comprennent-ils mieux que ceux qui veulent les endoctriner et leur faire peur qu'un facteur de risque n'est pas une cause, et qu'il y a des risques qui valent la peine d'être encourus pour que la vie conserve du goût et du sens, pour qu'elle ne soit pas seulement un interminable enchaînement de précautions.

Chacun, d'ailleurs, choisit son risque et condamne les autres. Des adolescents qui risquent leur vie à moto regardent avec mépris les fumeurs, des fumeurs sont totalement intolérants à l'égard des adeptes du H, et ceux-ci condamnent sans appel les alcooliques. Les inconditionnels de la prévention condamnent tout le monde en bloc. Mais ils ont leur propre toxicomanie : cette vigilance de tous les instants pour éloigner d'eux la maladie et la mort.

Un appel truqué à une fausse raison ne peut donc conduire qu'aux excès trompeurs d'une propagande qui ne fait pas appel au désir de vivre et de jouir de la vie, mais à la peur de la maladie et de la mort. Quand on accroît inconsidérément cette peur, elle ne peut donner naissance qu'au délire logique de l'obsessionnel ou à l'inconséquence de l'autruche, à deux paris, stupides comme tous les paris : qu'on arrivera à se protéger vraiment, ou qu'on sera, par chance, épargné.

Mais le prétendu appel à la raison repose sur une autre croyance : le pouvoir du savoir et le pouvoir de conviction du savoir.

L'« éducation sanitaire » suppose en effet des convictions chez ceux qui l'inspirent et la dirigent, et elle répond à des croyances chez ceux à qui elle est destinée. Les convictions : on sait, et quand on sait, on se conduit mieux ; le savoir permet d'établir des normes de conduite, la diffusion du savoir est possible et fait accepter ces normes. Les croyances : ce qui vient de la science est forcément juste, et la science n'est vraiment scientifique et crédible que si elle repose sur des mesures, des chiffres, des statistiques. La rencontre des convictions et des croyances fonde l'éducation sanitaire et fait sa force. Et sa faiblesse.

Il n'est pas si facile, en effet, de transmettre un savoir objectif à des subjectivités dominées par les émotions. Faut-il passer par la raison qui écarte ces émotions ou par la propagande qui les exploite ? L'éducation sanitaire, irritée par les échecs qu'elle rencontre et peut-être aussi, parfois, par les doutes qui l'assaillent, penche de plus en plus, on l'a vu, vers les procédés publicitaires.

Mais la peur de la maladie et de la mort, le besoin de croire que la médecine est une bonne mère capable de protéger et un bon père capable de diriger, la « chute dans le magique » en somme, risquent plus d'être des écrans, des prismes déformants qu'ils n'ont de chances de « faire passer » les vérités qu'on veut faire entendre.

Dire à un automobiliste qu'il doit faire régler ses freins et vérifier ses pneus n'entraîne chez lui aucune angoisse. A peine, dans certains cas, de la contrariété parce que cela implique une perte de temps et des dépenses. Quand, au contraire, on dit à un homme de 40 ans : « Il ne faut pas fumer », ce sont sa vie, sa santé, son bonheur, son avenir et celui de ses enfants qui sont en jeu et qui sont passionnellement évoqués. Ou bien il cessera de fumer et, si c'est difficile, il le fera payer à ceux pour qui il sacrifie son plaisir. En même temps, il aura le sentiment — trompeur, ou plutôt trompé — d'avoir fait ce qu'il fallait et d'être quitte. Ou bien il continuera de fumer mais avec la conviction bien établie que sa conduite est suicidaire et criminelle, car, dans son suicide, il entraîne les innocents qui ont besoin de lui. Conviction à laquelle il ne pourra faire face que par la mauvaise conscience ou la mauvaise foi.

D'une manière plus générale, la transmission du savoir médical se heurte à un énorme obstacle qui la condamne à une perversion constante. Médecins et malades (ou futurs malades) ne parlent pas le même langage. Nous avons vu que la médecin ne s'intéresse qu'à la mort réelle et néglige la mort imaginaire et symbolique, et qu'elle voudrait ne traiter jamais, dans sa pratique comme dans ses discours, que du corps réel, c'est-à-dire du corps anatomique qu'on apprend à connaître à la faculté et à l'hôpital : un corps inhabité, un cadavre encore en vie.

Cela ne signifie pas pour autant qu'à tout instant le médecin colle à cette vision mécaniciste du corps et de son fonctionnement. Mais plus grande est sa science et plus sophistiquée sa technicité, plus il sera capable de s'y tenir. Le médecin de campagne ou de ville moins savant, moins protégé par des écrans techniques, sera plus facilement enclin à voir le corps comme le voient ses patients. Bien des « maladies de connivence », fort peu scientifiques, sont nées de cette vision commune et sont entretenues par elle : la « crise de foie », la « circulation ».

Le commun des mortels n'a pas attendu la médecine pour se représenter le corps. Mais, en même temps, il élabore cette représentation du corps à partir des vagues connaissances médicales cueillies un peu partout et qui sont curieusement dominées par une vision de plombier. Il y a les tuyaux du tube digestif, les conduits urinaires ou respiratoires, la tubulure sanguine. Des tuyaux bouchés ou encombrés, des joints qui fuient, des robinets qui se coincent, fournissent à la constipation, aux bronchites, aux maladies de la vessie et de la prostate, aux ulcères, une imagerie commode. La tension artérielle évoque celle d'un pneu à plat ou trop gonflé et qui risque d'éclater, le cœur est une pompe, le poumon un soufflet. Le système locomoteur est une combinaison de poulies, de leviers, de rotules, de tractions et de contre tractions, de poids et de contrepoids, qui demandent à être graissés sous peine de « rouiller ». Seuls le foie et le cerveau, « organes pleins », échappent à ces images mécaniques, et ce n'est pas un hasard s'ils sont — conformément à la réalité d'ailleurs — le siège de puissances mystérieuses auxquelles on attribue volontiers — à tort cette fois — la plupart des manifestations qu'on ne comprend pas.

De plus, chaque organe, chaque fonction a sa signification propre. La respiration ou les selles, ce qu'on boit et ce qu'on mange, la vue ou l'état de la peau et des cheveux ne se réduisent sûrement pas pour la conscience commune à ce que peut en dire la médecine. On ne souffre pas des yeux ou du cœur comme des genoux, des organes sexuels ou du ventre comme de la tête. Les rhumatismes n'ont pas le même retentissement selon leur localisation, selon le type de douleur, selon ce qu'ils empêchent de faire. Et, pour chacun, cette signification est différente. Les uns prendront avec sérénité des palpitations qui en affoleront d'autres. Pour certains, la quantité des urines aura une importance capitale et sera totalement ignorée par d'autres. Un bouton sur le visage ravagera telle femme et ne sera même pas vu par telle autre. Le même patient consultera pour une « bêtise » qui l'effraie et restera impavide devant un symptôme grave.

Les pièces de notre mécanique ont une valeur symbolique qui n'est pas seulement liée à l'expérience et à la culture communes. Elle dépend aussi de l'histoire de chaque individu et de son savoir réel et fantasmatique. « J'ai mal au dos comme une douleur de zona. » « Vous avez eu un zona ? » « Non ! mais je suis sûre que la douleur de zona c'est comme ça. » Ce dialogue peut faire rire. Il n'est pas plus ridicule que le langage médical habituel. Quand on parle de douleur en coup de poignard, à quelle expérience réelle fait-on appel ? Tout le langage des douleurs ne peut être que référence à un imaginaire commun. Il faut qu'un médecin qui parle de douleur « constrictive » et un malade qui dit : « C'est comme des rats qui me rongent l'estomac », soient convaincus qu'ils seront compris de l'autre, qu'une imagination commune palliera l'absence d'expérience commune ou de connaissance objective.

C'est sur ce corps imaginé et symbolique que va tomber l'éducation sanitaire. Elle va parfois en modifier légèrement la représentation, mais, le plus souvent, elle en sera elle-même totalement transformée. La pensée commune intégrera le discours médical pour lui faire dire tout autre chose que ce qu'il voulait peut-être dire. S'il ne faut pas fumer, c'est parce que ça encrasse les bronches (ah, si on pouvait les ramoner !). Il ne faut pas boire parce que ça bouffe le foie et l'estomac (des alcooliques boivent de l'huile avant de boire de l'alcool pour graisser le tube digestif ou neutralisent l'alcool par du bicarbonate). Il ne faut pas manger de graisses parce qu'elles se déposent sur les parois des vaisseaux sanguins.

La médecine la plus savante favorise ces représentations. La chirurgie, en particulier, avec ses anastomoses, ses rapiéçages, ses vis, ses plaques, ses ablations de pièces ou de tuyaux pourris, leur répond et les alimente. On remplace des artères par des tubes en plastique, des articulations par des rotules en métal, on répare le cœur en y posant des valves, on ôte, on nettoie, on cure, on gratte ce qui est « mauvais », comme font les artisans plombiers, menuisiers ou mécaniciens.

Une des supériorités (la seule, peut-être) des para-médecines sur la médecine scientifique tient aux rapports plus immédiats qu'elles entretiennent spontanément avec l'imagination populaire, avec d'anciennes figures du corps qui sont leurs contemporaines et qui traînent toujours dans les esprits.

Il se produit ainsi entre l'imagerie commune et le langage médical des échanges constants qui favorisent plus le malentendu que la compréhension. Allant souvent au-devant de ce qui est susceptible d'être entendu, on exprime des vérités médicales dans une langue vulgaire qui les déforme : les « dépôts » du cholestérol, le « lestage » du bol alimentaire par le son, l'entretien de la machinerie musculaire par l'exercice, etc. Une affirmation plus rigoureuse est entendue autrement qu'elle n'est exprimée. La découverte d'une hypoglycémie (taux du sucre dans le sang inférieur à la « normale ») entraîne presque inévitablement une consommation accrue de sucre. (Cela semble si logique ! En fait, cette hypoglycémie, si elle est réelle, commande une réduction de la consommation du sucre : elle est toujours un effet secondaire de l'absorption de sucre et non un manque de sucre.) La référence à des systèmes complexes de régulation se traduit constamment par des notions sommaires. La pilule, par exemple, inhibe l'ovulation parce qu'elle contient des hormones qui lui sont normalement associées. On précède, en avalant des pilules, la sécrétion spontanée de ces hormones. Or les pilules sont généralement interprétées comme un empoisonnement par des substances totalement étrangères à la physiologie normale.

Cette interaction entre les représentations communes et scientifiques voit, en plus, ses effets aggravés par le fait que le savoir médical n'est pas, quoi qu'il en ait, un savoir arrêté, à partir duquel une nouvelle représentation commune et stable s'élaborerait peu à peu. Il est changeant, fait de vérités provisoires et incertaines qu'il est difficile de transmettre, sinon comme une succession déroutante de certitudes souvent contradictoires. Ainsi, à partir de la recherche vivante et nuancée de la médecine, et des fictions créatives et souples de la pensée commune s'élabore une fausse science intermédiaire, figée et contraignante qui, loin de servir de pont entre le savoir émis et le savoir reçu, s'interpose comme un écran déformant.

Cette fausse science de compromis va, sous le couvert de la « scientificité », servir de ciment à la construction de la pensée médicale commune. Elle va combler toutes les failles, masquer tous les malentendus, consolider tous les préjugés. Grâce à elle sera sanctifié, et définitivement inscrit dans les esprits, le message médical, ou, du moins, ce qu'il sera devenu.

La « scientificité » est garantie par le quantitatif. Il est entendu aujourd'hui qu'il y a différents ordres de vérités. Celles qui se mesurent et se disent en chiffres et qui sont sérieuses, et celles qui ne font que désigner des qualités et qui relèvent de la littérature, de la philosophie, de la poésie, mais sûrement pas de la science. Seule la science ornée de mathématiques peut dire le vrai. Dans tous les domaines, et en médecine en particulier.

Quand un enfant grelotte et tousse, se plaint, refuse de manger, ne parvient pas à dormir, on s'inquiète, bien sûr, mais à peine. Mais, si sa température atteint ou dépasse 40°, c'est l'affolement, et, si elle est inférieure à 38°, l'apaisement. Aussi absurde l'un que l'autre. Une banale rhino-pharyngite peut donner des hyperthermies spectaculaires. Une maladie grave peut se traduire par une élévation à peine apparente de la température.

Le thermomètre a au moins le mérite d'offrir un point de repère (parmi d'autres) et d'objectiver un des éléments du diagnostic. D'autres mesures n'ont même pas une fonction aussi claire. La mesure de la tension artérielle par exemple, qui est devenue une espèce de rite. Passe encore qu'un hypertendu confirmé surveille ainsi l'évolution de sa maladie (encore qu'il y aurait beaucoup à dire sur l'importance accordée à ces chiffres pour définir l'hypertension comme maladie). Mais aujourd'hui toute consultation, quel qu'en soit le prétexte, doit forcément comporter une prise de tension. On peut s'abstenir de palper la rate ou le foie, de rechercher des ganglions, ou tout simplement d' « écouter » le patient, mais pas de « prendre » la tension. Comme s'il s'agissait là d'une information particulièrement importante. Que de fois ne faut-il pas entendre les malades appeler « chute de tension » des malaises, qui, effectivement, peuvent se traduire par cette baisse des chiffres tensionnels mais pratiquement jamais s'expliquer par elle. Si une fatigue est accompagnée d'hypotension, elle devient « vraie ». Quel patient accepte de quitter le cabinet de son médecin sans avoir au moins ce chiffre à rapporter chez lui avec l'ordonnance ?

Mais voilà, la pression se mesure avec des chiffres, mais pas le foie. Encore que, de plus en plus, la plupart des symptômes perçus par le médecin (les souffles cardiaques, la taille du foie, la flexion d'un membre) se voient affublés d'indices quantitatifs estimés en classes, degrés, stades, intensités. Il n'est peut-être pas nécessaire de revenir sur l'importance accordée aux dosages, aux tests, qui, bien évidemment, ne sont pas dénués d'intérêt, mais n'ont presque jamais, par eux seuls, une signification décisive. Les fiches des malades sont, de plus en plus, remplies de ces notations chiffrées, mais comportent de moins en moins de références aux sensations du patient et à sa vie, et de précisions sur les examens non chiffrés.

On s'est en quelque sorte peu à peu rallié à la conception militaire qui considère comme « non motivée » une consultation qui ne peut s'appuyer sur rien de mesurable. En l'absence d'hyperthermie, pas de maladie ; en l'absence de signes objectifs, pas de douleur ; en l'absence de taux anormal, pas de risque. On n'a rien si les mesures quantitatives ne révèlent rien. Mais, au contraire, on est malade si ces mesures décèlent une « anomalie ». La santé est ce qui entre dans certains cadres, et la maladie, ce qui en sort. Le patient n'a rien à dire, ou, plus exactement, seuls les chiffres authentifient ses dires, ce qu'on appelle joliment ses « allégations ».

De plus, la tendance est, tout naturellement, de passer de la constatation à l'explication. C'est parce qu'on a trop de cholestérol qu'on a mal à la tête, parce qu'on a une tension artérielle basse qu'on est fatigué. Grâce à quoi on croit guérir en corrigeant les chiffres, et on oublie que ces chiffres ne sont que des symptômes parmi d'autres et qu'être mesurables ne leur confère aucun poids particulier, aucune valeur explicative.

Dans les études statistiques il arrive que cette religion de la quantité atteigne des sommets. Un « homme moyen » se dessine ainsi dont les statisticiens savent bien qu'il ne représente rien ni personne, qu'il n'existe pas, mais que la vulgarisation transforme en homme normal. A partir de là tout homme est trop grand ou trop petit, trop maigre ou trop gros, trop actif ou pas assez, trop triste ou trop gai. S'il ne fait l'amour que 3,2 fois par semaine, s'il n'a pas 2,7 enfants, s'il ne consomme pas 1 720 calories, s'il ne lit pas tant de livres, ne voit pas tant de films, si, en somme, il s'éloigne trop de la moyenne, il doit se considérer comme « anormal ». Et un peu coupable.

L'éducation sexuelle est un exemple du rôle à la fois du savoir et de ces entreprises normatives. Elle montre l'envahissement par le quantitatif d'une activité qu'on pourrait croire vouée au qualitatif, la conviction que, quand on sait, on peut, qu'on peut faire entendre raison et dire le pourquoi et le comment de tout.

Son but est clair et louable : permettre à tous d'accéder à une vie sexuelle épanouie et harmonieuse. Son fondement théorique est une mosaïque assez ahurissante de connaissances de tous ordres qui vont de la psychanalyse aux processus de la reproduction, en passant par les techniques de la contraception et de la pratique sexuelle. Les moyens ? N'importe quoi : aussi bien les techniques de groupes que les psychothérapies individuelles, les cours magistraux, les encyclopédies, les films d'initiation.

Mais avant tout cette éducation repose sur un *a priori* indiscuté : c'est l'ignorance qui explique le malheur. « Je suis arrivée au mariage sans rien savoir. » « Comment ne serais-je pas frigide (ou impuissant) alors que j'ai abordé les relations sexuelles sans en rien savoir ? » Qu'y a-t-il donc à savoir qui soit du domaine du savoir ? A quoi peut bien servir de connaître la structure des corps caverneux, la formation du corps jaune, l'anatomie de l'utérus, la physiologie de l'érection ou de l'éjaculation ? A quoi peut même servir le repérage précis des zones érogènes ou des stades décrits par Freud (oral, anal, génital) ? Comme s'il fallait connaître la structure des papilles gustatives pour distinguer un bourgogne d'un bordeaux, apprendre l'anatomie du tube digestif pour digérer un cassoulet, la physiologie du toucher pour caresser une pierre ou la sculpter, les maladies de la rétine pour aimer la couleur des arbres et la lumière de l'été ! Il est, bien sûr, possible d'éduquer les sens. On apprend à apprécier les vins, à regarder des tableaux ou à écouter de la musique. Mais pas de cette manière. Par initiation et par expérience. Et, un peu, pour les sens les plus évolués et pour ce qui leur est offert de plus élaboré (la peinture, la musique), en acquérant des connaissances théoriques.

Les sexologues se défendent vivement d'établir des normes. Ils sont, au contraire, pour une liberté absolue de la sexualité, pourvu que le plaisir soit atteint. Mais la prétention normative n'est pas aussi absente qu'ils le disent de leurs écrits et de leurs discours. Il est probablement difficile, pour ces savants, de ne pas penser aux « lois de la nature » (« pénétrer » reste le but suprême). Et, surtout, on ne voit pas à quoi ils pourraient bien servir s'ils ne supposaient pas qu'il y a une norme, sinon de la pratique, du moins du plaisir. Il faut jouir à tout prix. Comme le droit à la santé aboutissait au devoir d'être bien portant, le droit au plaisir conduit tout droit à l'obligation de jouir. Et quand on doit jouir, il faut bien apprendre comment y parvenir.

Qu'est-ce qui peut bien empêcher quelqu'un d'apprendre

ce que son corps peut lui donner de plaisir, qui a jamais dû apprendre à un petit garçon ou à une petite fille à se masturber ? Et s'ils ne le savent pas, s'ils ne le découvrent pas tout seuls, est-ce vraiment par ignorance ? Et quand, de ce plaisir solitaire, il s'agit de passer à un plaisir partagé, est-ce vraiment l'ignorance qui empêche la rencontre, l'échange ? Un peu de savoir-faire n'est pas à mépriser. Mais il ne s'acquiert que si la découverte et la construction ensemble de ce qui sera le plaisir partagé restent possibles. Or, chaque fois qu'on rencontre chez les patients des difficultés de cet ordre, on découvre aussi chez eux la conviction qu'il y a une bonne manière de faire, qu'il existe un modèle absolu, que l'accession au plaisir n'est pas une conquête mais simplement l'application de recettes éprouvées.

En août 1979, la télévision avait donné de cette éducation sexuelle la représentation la plus parfaite. L'émission, très goûtée du public, d'Igor Barrère, Étienne Lalou et Pierre Desgraupes, abordait pour la première fois — mais en août — ce sujet tabou. Et la présentatrice n'a pas manqué d'insister sur ce que cette initiative avait d'audacieux. Parler du sexe sur le petit écran !

En dehors des discours habituels, des considérations convenues, des explications savantes, on pouvait assister, à cru, à la complaisante démonstration, par un couple en difficulté, de jeux éducatifs qui devaient leur permettre, devant la France entière, de conquérir le plaisir et le bonheur de l'intimité. Et peut-être la pudeur ? Mais le plus émouvant concluait l'émission : très à l'aise, une dame expliquait qu'elle avait cru être heureuse, mais que sa mésentente sexuelle avec son mari lui posait un problème. Ce n'était pas tant qu'elle fût à la recherche du plaisir. Non. Ce qu'elle recherchait, c'était elle-même, son moi profond. Et, les yeux dans les yeux de millions de spectateurs — et probablement de son mari, de ses grands enfants —, elle concluait : « Avec lui, le sexe est un sujet tabou ! Je ne peux pas en parler. »

Ah ! parler, tout est là ! Parler du sexe surtout. Pas du sexe en général, bien sûr, mais des pratiques sexuelles. Voilà qui libérerait tout. « On ne peut pas en parler entre nous. »

« Mes parents ne veulent pas en parler. » « Ma mère ne m'a jamais parlé de ça. » Ou bien : « Nous en parlons souvent. Je lui explique de quoi j'ai besoin. » « Je lui ai dit que je ne jouissais jamais avec lui, ça a eu l'air de l'énerver et il n'a jamais fait le moindre effort pour changer. » Ou encore cette jeune mère qui surprend son gamin de 12 ans en train de se masturber et qui, après un moment de gêne, lui dit « de ne pas trop en abuser », ou cette autre encore qui, découvrant les traces suspectes du péché, envoie dare-dare son fiston au tonton médecin, pour qu'il lui explique. Lequel tonton, bien embêté, s'est contenté de prêter quelques livres « dégoûtants et illisibles, avec plein de planches dégueulasses » !

On pense généralement aussi que si éducation sexuelle il doit y avoir, il va de soi que les parents ont, pour ce faire, une fonction privilégiée. Comme si la vie sexuelle des parents n'était pas justement ce que les enfants voulaient le moins connaître, comme si toute explication ne renvoyait pas à ce qui se passait entre eux. Comme si la vie sexuelle de l'adolescent solitaire pouvait sans dommage être exposée à la vue des parents et commentée par eux. Comme si, enfin, les parents « savaient » quoi que ce soit qu'ils fussent en mesure de transmettre à leurs enfants, et qui fût autre chose que l'initiation à un certain type de rapports de tous ordres, une manière de vivre ensemble.

Si la connaissance est nécessaire à la domination du monde physique (et encore ne permet-elle pas de savoir comment mener cette domination et quoi en faire ; elle fournit des instruments mais ne fonde aucune intention), elle n'est que d'un maigre secours pour la conduite de la vie individuelle et collective et pour l'harmonisation des rapports humains. Là, les intentions, les désirs, les passions, sont prépondérants et n'ont pas la prévisibilité (relative d'ailleurs) des phénomènes physiques. Elle pourrait apprendre la relativité de toutes choses, de tous les savoirs, donc enseigner la tolérance et l'humour, mais le savoir divulgué est toujours un savoir mutilé et figé. D'autant plus dangereux, souvent, qu'il est animé par un désir plus vif de faire le bien. Les pavés de l'enfer !... On n'y peut rien. Les bons esprits n'auront de cesse qu'ils n'aient éduqué leurs semblables, qu'ils n'aient réglé leur sexualité, leur alimentation, régi les fonctions de leur corps, de leur esprit, réglementé leurs échanges. Et toujours au nom du savoir.

Voulant combattre cet usage du savoir et l'équilibrer, certains désirent donner la parole (encore elle !) aux usagers. Ils se heurtent d'une part à la difficulté de communication entre ceux qui savent et ceux qui ne savent pas et ils ont, d'autre part, l'imprudence de lier, eux aussi, savoir et pouvoir. Il faut partager le savoir pour partager le pouvoir. Si ce lien est inéluctable, si le pouvoir de décision ne dépend que de ce qu'on sait, alors le pouvoir restera toujours entre les mains de ceux qui savent. Ce savoir qu'on veut partager avec les autres ne se partage pas si facilement. Ce sont toujours les mêmes qui savent et qui apprennent aux autres ce qu'ils doivent savoir. Peut-être vaudrait-il mieux séparer savoir et pouvoir, et équilibrer le pouvoir, non par un illusoire partage du savoir mais en donnant aux usagers d'autres pouvoirs. (Et en médecine le paiement à l'acte, par exemple, a au moins le mérite d'être le témoin quotidien et concret du pouvoir dont le patient dispose vis-à-vis du médecin.)

Et du fait même que le savoir ne se partage que malaisément, le risque est toujours grand que, par désir de se faire entendre, ses distributeurs ne le simplifient dangereusement (quand déjà, à leur propre usage, ils ne l'ont pas fait) et qu'ils en deviennent des détenteurs d'autant plus respectables qu'ils sont disposés à le partager. Jouissant d'une supériorité à la fois intellectuelle et morale, ils risquent fort d'être entraînés dans des entreprises de mystification et de catéchisation. Politiquement, les minorités actives et généreuses ont largement fait leurs preuves.

Ce risque s'aggrave encore quand on passe de la médecine ordinaire, curative, à la prévention. Un médecin qui soigne une maladie peut, sans grandes difficultés, expliquer ce qu'il sait de cette maladie, les raisons de son traitement et de ses prescriptions hygiéniques. Il s'agit moins ici d'un partage que d'une complicité, d'une action en commun qui suppose que les deux partenaires comprennent ce qu'ils font et s'accordent pour le faire. Il est, par exemple, impossible d'attendre d'un diabétique qu'il respecte vraiment son régime si on ne lui apprend quel est son sens, quels sont les aliments interdits ou dont la consommation doit être limitée, et pourquoi. Des services hospitaliers l'ont compris qui profitent de l'hospitalisation pour combiner un bilan complet et des cours, des projections, des discussions. Cela n'est pas toujours suffisant, mais c'est une condition nécessaire. Le savoir qu'on partage est limité. Le pouvoir reste d'un seul côté. Si les médecins (ou la médecine) savent ce qu'ils font, s'ils sont conscients des raisons de leurs actes, cet échange n'est ni inutile ni difficile. A condition cependant de ne pas forcer la main du patient, de ne pas lui imposer des connaissances dont, pour une raison ou une autre, il ne veut pas. La tâche du médecin étant alors d'essayer de comprendre, en les respectant, ces raisons.

Avec la prévention, il en va tout autrement. Quand il s'agit d'une hygiène non spécifique (ne pas fumer, ne pas manger ceci ou cela, ne pas se faire de souci...), l'enseignement se fait toujours autoritairement. La motivation n'est pas la même, ni d'un côté ni de l'autre. On ne partage ni savoir ni pouvoir. On ordonne. On menace. On obéit ou on triche.

Et quand les intentions sont plus généreuses et plus progressistes, quand, par exemple, on veut aider des ouvriers à lutter contre des conditions de travail pathogènes, on peut à ce moment-là se demander tout simplement de quoi les médecins se mêlent. S'exprime là, sous le couvert d'une grande générosité, un abus de pouvoir qui ne peut même plus s'appuyer sur une véritable supériorité du savoir.

En matière de prévention, le savoir est toujours ce qui permet de prévoir pour prévenir.

La médecine n'est évidemment pas la seule à désirer dire l'avenir, à vouloir que, prévisible, il soit maîtrisable. Cette croyance, ou cet espoir, pose en fait une double question : la part du prévisible est-elle plus déterminante que la part de l'imprévisible et est-il souhaitable, rassurant, bienfaisant, utile, nécessaire de prévoir ?

Mme X est une personne sage, intelligente, pleine d'humour. Elle va régulièrement consulter une « voyante » qui, éclectique, use aussi bien des tarots que des astres, de la boule que des lignes de la main. Peu importe, elle « voit » l'avenir. Que peut donc en attendre Mme X ? Apprendrait-elle qu'elle va mourir affreusement dans l'année et qu'auparavant son mari va l'abandonner ignominieusement, que ferait-elle de ces délicieuses nouvelles ? Lui annoncerait-on qu'elle va avoir six enfants, tous garçons, qu'elle va faire un voyage mouvementé, ou étudier le sanscrit, ou bien encore que sa grand-mère va bientôt disparaître, qu'on voit mal pourquoi elle devrait en être avertie. Comment va-t-elle s'y prendre pour que tout cela devienne réalité ou soit évité ? Doit-elle obéir au destin ou bien se battre contre ses décisions ? Peut-elle faire quoi que ce soit contre ce qui est écrit ? Et si elle décide de s'y préparer, comment saura-t-elle jamais qu'elle n'a pas réalisé ce qui, sans les prédictions, ne serait peut-être jamais advenu ? En d'autres termes, si l'avenir nous était connu, que pourrions-nous faire de cette connaissance ? Être rassuré ou avoir encore plus peur, laisser venir, provoquer, refuser, se battre ?

En dehors des bonnes nouvelles, on ne voit pas très bien ce qu'on pourrait attendre de la prévision de l'avenir. Savoir ce qui va arriver pour prendre les dispositions nécessaires ? Mais ces dispositions étaient sûrement inscrites quelque part, comme tout le reste. N'y a-t-il pas quelque contradiction à croire que l'avenir existe déjà avant d'être là, que nous ne faisons que réaliser ce qui est écrit, et à penser en même temps que la connaissance que nous en aurions (elle aussi, sûrement prévisible) pourrait le modifier ? Comment nos réactions elles-mêmes ne seraient-elles pas écrites ?

Ceux qui désirent apaiser à bon compte leur peur de l'avenir ne retiennent, bien sûr, que les prédictions favorables. Cela ne fait de mal à personne. Et, sans doute aussi, ceux qui cherchent la confirmation de leurs craintes ou de leur pessimisme trouvent-ils quelque apaisement à savoir qu'il n'y a pas de remède à leur malheur, et à s'assurer peut-être qu'ils n'y sont pour rien. Mais à quoi peut bien servir aux uns comme aux autres la connaissance de leur avenir, sinon à apprendre ce qu'on a envie de savoir. N'est-il pas plutôt déplaisant de penser que notre futur est bel et bien inscrit dans les astres ou ailleurs, dans les déterminismes sans faille de l'économie ou de la biologie, de savoir que tout ce qu'on fera, tous les jours qu'il reste à vivre, tous les gestes qu'il reste à faire, tous les sentiments qu'il reste à éprouver ne seront que la réalisation de ce qui a été décidé ailleurs, sans que nous y puissions rien ? C'est, en vérité, une bien étrange chose que de penser que, par lui-même, le prévisible est plus rassurant que l'imprévisible, qu'il vaut mieux savoir ce qui va arriver plutôt que de rester disponible à ce qui peut arriver et refuser que soit inscrite, une fois pour toutes, la trajectoire de notre vie ?

On peut, bien sûr, penser que si tout n'est pas écrit et si on ne peut pas tout prévoir, il n'est pas non plus possible de vivre sans rien prévoir. Entre les collégiens qui choisissent leur métier en fonction de la retraite et les insouciants qui se retrouvent comme la cigale, bien démunis, il y a sans doute place pour une construction raisonnée de l'avenir, aidée par ce que les sciences peuvent nous permettre d'en prévoir. Et, quand la médecine prétend prévoir et prévenir, elle ne se vante pas, bien sûr, de tout savoir et d'offrir des assurances absolues. Elle propose seulement le secours de son savoir pour aider chacun à se construire un présent et un avenir qui soient le moins menacés possible. Ne vaut-il pas mieux construire plutôt que subir, se protéger plutôt que courir des risques absurdes ? Les dangers que désigne la médecine ne seraient inéluctables que si on ne faisait rien pour changer le cours des choses.

Mais cet espoir n'est légitime et fondé que s'il est donné pour relatif et limité. S'il se veut absolu, il devient absurde. D'abord, on l'a vu, la manipulation des probabilités aboutit vite à des fausses certitudes : le fumeur est sûr qu'il pâtira de son vice et le non-fumeur convaincu qu'il sera sauvé. Ensuite, certaines prévisions n'ouvrent aucune possibilité d'action réelle : que pourra faire le jeune garçon chez qui on aura découvert des stigmates génétiques de l'hypertension, sinon, peut-être — pas sûrement —, retarder un peu l'échéance. Enfin, les prévisions peuvent tantôt rassurer à tort (« à tort » dans cette perspective : on peut mourir, rassuré par l'absence totale de facteurs de risque, d'un infarctus absolument injustifiable), tantôt inquiéter « à tort » et imposer des disciplines qui se seraient révélées inutiles, si on avait été en mesure de vraiment tout prévoir, tout évaluer.

Si on confond toujours utopie et irréalisme, c'est justement parce que les utopies prévoient toujours tout, sauf l'imprévisible. En fait, nous ne connaissons de la réalité qu'une part si limitée que nous devrions nous résigner à ce que, même si le futur obéissait à un déterminisme absolu, les prévisions ne rencontrent que par miracle la réalité. Toute prévision est un pari, rien de plus, qu'on a le droit de faire, mais dans lequel il est imprudent de se laisser enfermer.

La prévision n'est donc pas, en soi, un instrument de liberté et de vie, mais plutôt d'illusion. Et de mort. Si j'étais certain de tout ce qui m'attend, qu'aurais-je donc à faire dans cet avenir de pierre ? Si je ne peux rien prévoir, que puis-je faire, sur quoi puis-je agir, à partir de quoi puis-je entreprendre ? Il est donc normal, légitime, inévitable que je parie sur l'avenir. Mais, quand il s'agit de la vie et de la santé, il n'y a plus de différence entre le pari et la loi.

Dans l'état actuel de nos connaissances sur le présent et l'avenir, l'imprévisible se réalise plus souvent que le prévisible. Les malades meurent plus souvent d'une maladie non prévue que de celles dont ils souffraient et qu'on soignait ou de celles qu'on leur prédisait. Tel cardiaque meurt d'un cancer et tel diabétique d'un accident de la route. C'est une embolie qui va emporter cet alcoolique et une tumeur de l'utérus qui va tuer cette femme obèse. Certains dureront qu'on avait condamnés. D'autres périront qu'on croyait à l'abri de tout. Et, s'il arrive que tout obéisse à la prévision, c'est moins en fonction de notre conduite que du sort.

Tous les patients qui demandent, exigent même, des bilans, des check-up, le font bien davantage pour se rassurer, pour s'entendre dire qu'ils vont bien, que dans l'espoir de corriger ce qui peut menacer leur vie ou leur santé. A peine espèrent-ils que, si on découvre une seule de ces menaces, la médecine sera en mesure de la conjurer. Ce qui, après tout, est parfois vrai. Ils pensent que la médecine ne se permettrait pas de prévoir si elle ne pouvait pas prévenir. Sinon pourquoi le ferait-elle ? Dans l'intérêt de qui, pour le plaisir de qui ? Et pourtant c'est ce que, le plus souvent, elle fait.

Mais peut-être la médecine met-elle en place des structures qui, pour le moment, ne permettent pas d'espérer des miracles, mais qui un jour, bientôt sûrement, ne serviront pas seulement à exorciser le mal, mais permettront de le combattre vraiment. Nous en savons trop peu aujourd'hui pour rien promettre qui vaille la peine de sacrifier la liberté et la paix des pécheurs. Mais demain ?

Comme les autres techniques et en même temps qu'elles, la médecine a fait d'incontestables progrès. Une même génération a vu apparaître l'électrocardiogramme et les autoroutes, l'usage quotidien de la voiture et les antibiotiques, l'avion comme moyen de transport et la bombe au cobalt, le téléphone et la cortisone, la radio et les vitamines, la télévision et les hormones. Tout ce qui fait la structure de la vie quotidienne, des feux rouges aux machines à laver, du parcmètre aux poissons congelés n'est devenu familier que depuis quelques années et ce qui faisait la médecine d'autrefois (il y a cinquante ans) n'existe plus guère. La médecine d'aujourd'hui n'était alors ni connue ni même soupçonnée. La médecine n'est pas capable de se prévoir elle-même (ni de se prévenir !). Le plus souvent, heureusement, elle se surprend.

Personne ne peut discuter sérieusement la réalité ni l'intérêt de ce Progrès. On peut, en tout cas, admettre qu'il existe et qu'on peut ou pourrait en faire bon usage. Mais on semble croire que ce progrès technique doit automatiquement s'accompagner d'un progrès du bonheur et de la morale. Ce qui est en question, ce n'est pas le progrès mais l'idée qu'on s'en fait et ce qu'on attend de lui. En face d'un massacre, d'un inceste ou d'un enfant mort de faim, qui ne proteste : « Comment est-ce possible en 1980 ? » En face des échecs de la médecine, aussi bien son impuissance à guérir un vulgaire rhume que son incapacité à diagnostiquer un cancer avant qu'il ne soit trop tard, on exprime le même étonnement scandalisé. On ne devrait pas seulement être sur le chemin du mieux, on devrait être arrivé au Bien. Puisqu'on fait tant de progrès, toutes les bonnes actions devraient être possibles et tous les malheurs oubliés. Il n'est pas imaginable que nous puissions « encore » ne pas savoir les causes de toutes choses et que nous soyons « encore » incapables de les maîtriser. Qu'il s'agisse de la méchanceté des hommes, de la misère, de la violence, de l'ignorance, de la sottise, ou du cancer et des maladies cardio-vasculaires, comment est-ce « encore » possible ? Et ce besoin d'omnipotence, cette illusion tenace que le progrès moral ou social devrait aller de pair avec le progrès technique, conduit à vouloir faire toujours coïncider morale et savoir : c'est en fonction du savoir qu'on peut se bien conduire, être en bonne santé, avoir bonne conscience et être heureux. Ce sont les savants qui nous construisent un monde juste et heureux, ou qui nous en donnent les moyens.

D'où aussi cette autre idée commune que, grâce au progrès, tout peut et doit être mis en fiche. On a beaucoup de mal à inventer des ordinateurs capables tout bêtement de lire un électrocardiogramme, mais on envisage paisiblement de demander à des ordinateurs de poser des diagnostics et de décider des traitements. On suppose qu'en face d'un ensemble de symptômes, il n'y a qu'une conduite possible : un seul diagnostic, un seul traitement. L'incertain, l'individuel, le problématique relèvent des facilités verbales et des confusions vagues du passé. On pouvait parler, discuter, rêver, moduler l'action quand on ne savait pas. Savoir vraiment, c'est savoir toujours, dans tous les cas. Et les progrès de la science le permettent.

L'ordinateur devrait sans difficulté remplacer, et avantageusement, le médecin. Il suffit de lui fournir les informations qui conviennent et, débarrassé de cette humanité qui rend l'esprit si instable, si accessible aux pressions de toutes sortes, il n'obéira, lui, qu'à la seule logique.

Le discours médical se réfère presque toujours à cette médecine, science parfaite et achevée, prête à être mise en boîte. Voulant tester les connaissances et l'honnêteté des médecins, une revue de consommateurs, *Que choisir ?*, les a jugées à partir des écarts de leurs diagnostics et de leurs traitements par rapport à ce qui avait été défini comme immuable, vrai, indiscutable : le diagnostic et le traitement proposés par une médecine incarnant la vérité (établis par plusieurs médecins selon le périodique, mais on avait tout lieu de penser que plusieurs médecins auraient eu plusieurs opinions ou un avis plus nuancé). Elle les avait, en fonction de ce schéma idéal et sacré, souverainement jugés et condamnés. A partir d'une telle conception du savoir médical, on peut, à bon droit, tenir un langage industriel, parler de « distribution de soins » et de « rentabilité comptable », s'offusquer du paiement à l'acte, rire du rapport médecin-malade. Que viendraient faire en effet le médecin et le malade en tant que personnes dans cette mécanique bien réglée, quel rôle pourrait bien y jouer l'argent ?

Une médecine rationalisée, détentrice d'un savoir assuré, n'a que faire en effet d'une médiation par l'argent entre deux personnes. Il est de bon ton, par exemple, d'exprimer son dégoût devant la présence de cette bête immonde dans le champ aseptique de la médecine. Des serviteurs administratifs peuvent après tout se charger des basses besognes : prendre l'argent aux malades ou à une institution quelconque et le distribuer aux médecins.

Et, sans doute, l'argent n'inspire-t-il pas toujours les comportements les plus scrupuleux, mais souvent des conduites regrettables, ou même scandaleuses. Elles sont cependant moins fréquentes qu'on ne le dit. Et on peut se demander si les patients souffrent plus de la cupidité de certains médecins privés que de l'irresponsabilité qui règne au sein des institutions hospitalières. On opère « trop » par appât du gain, mais aussi pour faire tourner le service ou parce qu'on croit sincèrement bien faire. Et, tandis que personne n'ose ni ne peut discuter les décisions prises par un médecin hospitalier, le médecin privé doit, lui, tenir compte des moyens financiers de son patient, lui expliquer ses intentions, les lui faire accepter. On multiplie ici les examens et les consultations — les « actes » — pour gagner plus d'argent. Mais là, on les multiplie au moins autant par commodité, parce qu'on ne se soucie pas de ce que ça coûte et parce que la dilution des responsabilités fait que, pour un même patient, chacun, à son gré et à son tour, décide de ce qu'il faut faire.

C'est qu'à vrai dire il n'y a, ni d'un côté ni de l'autre, des évidences irréfutables. Les malhonnêtetés ou les négligences naissent de l'incertitude ou en profitent. Presque toujours, entre plusieurs diagnostics et plusieurs thérapeutiques envisageables, il faut choisir. L'argent ou l'irresponsabilité pèsent sur ce choix. (C'est souvent le même, et pas forcément le meilleur.) Cela se vaut. Le médecin est condamné à jouer sur les probabilités, à interpréter, à juger, à tenir compte des réactions du patient et des siennes propres, à peser les avantages et les inconvénients de chacune de ses décisions, et tout cela en fonction d'un savoir incomplet : le sien, mais aussi celui de la science médicale. Dans ce jeu complexe — qui sera étudié plus loin —, le médecin ne peut pas fonctionner comme si la science médicale lui ordonnait toujours une seule attitude possible. Le désir d'automatiser et d'aseptiser l'acte médical relève plus de la part du médecin — et souvent du malade — d'un rêve de pureté assez infantile que d'une analyse sérieuse. On veut réduire la médecine à un savoir désincarné et universel pour purifier son action. La pureté suppose l'omnipotence. On désire d'un même mouvement garder les mains propres et s'en servir pour faire des miracles.

On attendait du Progrès qu'il fournisse à la fois les fondements de la morale et les possibilités de l'automatisation. On attend de l'automatisation qu'elle garantisse une conduite médicale univoque, donc pure de tout péché humain. La participation de la personne du médecin et du malade reste malheureusement trop importante pour autoriser un tel espoir. Quelque chose (l'argent ou autre chose) doit servir de régulateur (parfois déréglé) à leur relation. Quand le savoir sera parfait, on n'en aura plus besoin. Tout sera clair et propre. En attendant il est peut-être dangereux que, sous le couvert du Progrès, de belles âmes nient la présence de l'argent ou la déguisent. En effet, elles sont bien en peine de faire place nettes : elles poussent la poussière sous les tapis pour faire étalage de leur propreté.

Quoi qu'on en ait, l'argent est là. Si sa présence au cœur même de la pratique médicale pose des problèmes et suscite des résistances, son influence sur la politique de santé est absolue et indiscutée. Ceux-là mêmes pour qui sa présence dans le champ de la médecine est insupportable, et qui ne tolèrent pas qu'il puisse servir de valeur d'échange entre leurs malades et eux, sont toujours prêts à accepter tous les diktats de l'économie, à les juger fondés et légitimes quand il s'agit de politique de santé. En raison de convictions politiques ou de l'impossibilité de combattre le pouvoir de l'argent là où il est dominant ? On ne sait plus.

En tout cas, la médecine préventive est tout entière orientée par l'économie : il ne faut pas être malade parce que ça coûte trop cher ! On pourrait s'en réjouir. Faire des économies en apportant du bonheur, en évitant des souffrances, en faisant reculer la mort, que pourrait-on souhaiter de mieux ? Et si la médecine a les intérêts économiques de son côté, comment ne serait-elle pas plus efficace ?

Mais, à vrai dire, l'économie de la santé se préoccupe moins d'économies — difficiles — que de rentabilité. Et surtout, par son emprise, elle oblige la médecine à jouer un rôle qui n'est pas le sien. On peut se demander pourquoi cette emprise est si totale.

La première raison est probablement historique. La budgétisation de la santé est apparue avec la Sécurité sociale. Jusque-là les dépenses de santé n'étaient pas comptabilisées dans leur ensemble. On peut maintenant les chiffrer et cela a permis, par exemple, au président Georges Pompidou d'avertir un jour, solennellement, que, si on n'y mettait pas bon ordre, ce budget dépasserait bientôt celui de la nation. Ce qui était, tout compte fait, une bien étrange affirmation. Si l'argent de l'assurance-maladie était bien employé, s'il apportait les bienfaits qu'on en attendait, pourquoi devrait-on regretter qu'il soit dix fois supérieur à celui de la nation ? Au nom de quoi devrait-on s'en plaindre ou s'en inquiéter ? D'autre part, les études économiques laissaient prévoir un prochain aplatissement de la courbe de croissance des dépenses. Ce que le président de la République ne pouvait certainement pas ignorer, et ce qui s'est vérifié. Chiffrer les dépenses et s'en affoler iraient-ils ensemble ?

Si, dans le domaine automobile, une seule comptabilité centralisait et totalisait toutes les dépenses : les matières premières, la main-d'œuvre, la construction et l'entretien des usines nécessaires à la fabrication des automobiles, la construction et l'entretien des routes et des ouvrages d'art, la consommation des produits pétroliers, les frais d'assurance, les dégâts provoqués par la pollution, les frais liés aux accidents, aux réparations, à l'entretien des véhicules et le temps perdu dans les encombrements, etc., on obtiendrait probablement des chiffres effarants. Mais la dispersion des dépenses dans des secteurs différents permet de ne pas effrayer les populations. Ou peut-être certains intérêts particuliers interdisent-ils de dramatiser ce problème comme on dramatise les dépenses de santé.

Et on peut justement se demander à quel désir répondait et répond toujours, aujourd'hui, cette volonté délibérée et persistante d'être alarmiste. A qui veut-on faire peur, par quels moyens espère-t-on réduire des dépenses qu'on considère pourtant comme moralement prioritaires ? Peut-on vraiment dire à la population : « Soyez moins malades », « Soignez-vous moins », aux médecins : « Ne répondez pas à toutes les demandes, sélectionnez les malades qui sont dignes d'être soignés et rejetez les autres », aux administrations : « Contrôlez davantage — réprimez plus sévèrement », et aux chercheurs : « Dépêchez-vous de découvrir des moyens de guérir et de prévenir à moindres frais » ?

En fait, décréter que les dépenses de santé sont trop lourdes (par rapport à quoi : au budget de la nation, aux cotisations, aux résultats ?) n'a de sens que si on estime que l'argent est mal utilisé. Cela devrait impliquer une critique de la distribution des soins, de la gestion de la santé, et, au-delà, des médecins, de la médecine, et même des notions de santé et de maladie. Mais, prisonnière de son économisme, cette critique ne débouche que sur la proposition de réduire les dépenses par les seuls moyens gestionnaires et administratifs, à grands coups de mesures économiques. Ce faisant, on est sûr, démagogiquement, de tomber juste.

Le budget de l'assurance-maladie — de la Sécurité sociale en général — est, en effet, essentiellement alimenté par les cotisations des travailleurs. Il existe bien une part patronale, qui grève le budget des entreprises (et particulièrement celles qui emploient un nombreux personnel), mais cette part patronale n'est jamais qu'un salaire détourné. Elle pèse lourd parce que les salaires pèsent lourd. Patrons et ouvriers sont donc d'accord pour s'opposer à une augmentation du taux des cotisations.

La charge n'est pourtant pas la même pour tous. Une femme de cadre supérieur consomme huit fois plus de soins qu'une femme d'ouvrier. Or la cotisation d'un salarié n'est proportionnelle à son salaire que jusqu'à un certain « plafond », plutôt bas. Si bien qu'un cadre supérieur paie la même cotisation qu'un employé dont le salaire serait égal au « plafond » et à peine plus qu'un travailleur dont le salaire est inférieur à ce plafond. Si, dans un ménage ouvrier, les deux époux travaillent, ils arrivent à payer davantage qu'un cadre qui entretient sa « chère » épouse.

Le déplafonnement des cotisations apporterait plus de justice et rapporterait plus d'argent. Mais cette mesure renverrait à une conception de la Sécurité sociale qu'apparemment personne ne songe à soutenir vraiment. Actuellement, il s'agit moins d'une entreprise de solidarité que d'un abonnement à un service public. Un cadre supérieur ne paie pas plus cher que le travailleur moyen ou très pauvre le ticket de métro, le kilowatt, le parcmètre ou l'assurance-auto, le timbre ou le paquet de cigarettes. Pourquoi devrait-il payer davantage son abonnement à la Sécurité sociale ?

Mais dire pour qui, par rapport à quoi et pourquoi les dépenses de santé sont trop lourdes ne nous dirait de toute façon ni pourquoi elles le sont devenues ni en quoi leur accroissement est scandaleux.

La première question est donc de savoir pourquoi les dépenses de santé ont partout, et en même temps, augmenté ?

La Sécurité sociale est censée avoir permis l'accès aux soins à des couches sociales qui avaient, du fait de leur pauvreté, peu recours à la médecine. Et l'expérience récente du Québec a bien montré que l'apparition brutale de l'assurance-maladie (1971) dans un pays qui ne connaissait qu'un système libéral, ou éventuellement charitable, a d'un seul coup accru la consommation médicale (de 15 % environ en deux ans). Mais, à l'examen, les Québécois ont acquis la certitude que l'accroissement de la consommation s'était exercé pour tous (et pas seulement pour les plus pauvres) et proportionnellement à la consommation antérieure. Ceux qui consommaient peu se sont mis à consommer un peu plus, ceux qui consommaient beaucoup, beaucoup plus. Il n'est donc pas du tout certain que la consommation se soit jamais accrue, où que ce soit, au profit exclusif, ou même préférentiel, des plus défavorisés, ni qu'elle ait abouti à une répartition plus équitable des soins.

Quelle que soit cependant sa répartition, l'accroissement des dépenses de santé, sous l'effet des progrès sociaux, est un fait. Il est probablement le résultat de l'accession des plus défavorisés à une certaine culture, mais, surtout, du glissement des grandes masses de population d'une classe socioculturelle à une autre. Car c'est moins la gratuité des soins ou leur remboursement qui incitent aux dépenses de santé que le progrès socioculturel. Toutes les études montrent d'ailleurs que l'argent ne joue pas un rôle décisif sur la consommation médicale.

D'un autre côté, le développement de la science médicale a permis à des maladies jusque-là ignorées ou mal définies d'être reconnues et prises en charge. Or ce sont généralement des maladies dont le diagnostic et le traitement sont difficiles et onéreux. Et, en même temps, on a de plus en plus demandé à la médecine de résoudre des problèmes qui ne semblaient pas jusque-là être de son ressort (et que, souvent, elle ne sait toujours pas résoudre avec les moyens qui sont censés être les siens). Les deux mécanismes — accroissement de la demande et des moyens — se favorisent réciproquement et sont des raisons de dépenser davantage.

Peut-être, enfin, est-on plus malade. Peut-être existe-t-il réellement une pathologie nouvelle liée à la civilisation moderne qui non seulement annulerait les économies résultant de la disparition de certaines maladies mais qui, en plus, serait plus grave, exigerait des moyens plus puissants et serait donc plus coûteuse.

Aggravation de la pathologie, alourdissement des moyens, accession plus large aux soins, médicalisation de la vie conjugueraient leurs effets pour accroître les dépenses et poseraient un même problème : comment s'y opposer ?

Quand on traduit une activité en chiffres, il semble fatal qu'on ne puisse plus analyser et résoudre qu'en chiffres les problèmes qu'elle pose. Il semble qu'il y ait entre la qualité et la quantité, entre le mesurable et le non-mesurable, une hétérogénéité irréductible. Mais le devoir de la médecine ne devrait-il pas être alors de refuser les impératifs du mesurable et de tenir sur le terrain qui est le sien : la santé, et non l'économie ?

Mais elle se heurte alors au poids écrasant des réalités économiques et aux liens profonds qui lient la médecine moderne et ses institutions aux grandes institutions étatiques et capitalistes.

La Sécurité sociale et l'explosion des découvertes qui, en une vingtaine d'années (de 1938 environ à 1960), ont fondamentalement transformé la science médicale sont contemporaines. Et elles sont justement trop étroitement contemporaines pour qu'on puisse supposer que l'une est la cause de l'autre. On serait plutôt tenté de penser que toutes deux relèvent d'une même cause, plus profonde : la civilisation dite industrielle. C'est elle qui, fournissant un modèle, et des instruments nouveaux et puissants, imposerait en même temps une organisation d'un certain type. L'automobile suppose une autre organisation de la circulation et de la vie urbaine que le cheval.

L'apparition de la Sécurité sociale a donc arraché la pratique médicale du domaine privé auquel elle appartenait jusqu'alors pour la précipiter dans le domaine social, économique et politique. Les malades devenaient des assistés qui relevaient d'une science exacte dont les bénéfices ne pouvaient être refusés à personne. Le « droit à la santé » suppose une médecine qui soit capable de satisfaire ce droit et une organisation sociale qui permette de distribuer les soins avec équité et efficacité.

Les impératifs de l'organisation vont donc, tout naturellement, prendre le pas sur les considérations individuelles et médicales, et le besoin de bien-être, qualitatif, de la population, va être traduit en termes quantitatifs. La médecine, assimilée à la « distribution des soins », et la maladie, considérée du seul point de vue mécaniciste, doivent se plier aux nécessités d'une gestion rationalisée et d'une pratique technico-scientifique. Il n'y a plus de place pour les personnes. La maladie, la mort, la souffrance ne sont plus des problèmes personnels ou relationnels, mais un scandale médical et économique. Elles ne peuvent, et ne doivent plus, être abordées ou résolues que sur un mode technique et collectif.

L'apparition de l'économie et de la sociologie de la médecine dans l'évolution technique et technocratique des *problèmes* de santé prend alors figure d'effet plus que de cause. Mais, grâce à elles, ces problèmes vont acquérir une légitimité scientifique supplémentaire, et la réalité économique va rapidement tout dominer. Ce que ça coûte (quoi, qui, quand, comment, pourquoi) va rendre caduc ce qui souffre, ce qui désire, ce qui demande. La souffrance et le désir ne peuvent plus prendre que le visage autorisé par l'économie et par la technique.

Bien sûr, la santé a toujours eu et a partout des implications économiques. Qu'on se soigne ou non, qu'on ait recours à telle médecine ou à telle autre, qu'on se donne pour but la survie ou le « mieux-vivre », que le régime politique soit libéral ou totalitaire, que le système social se veuille juste ou efficace, dans tous les cas les soins sont pratiqués par des personnes qui gagnent leur vie, à l'aide d'un matériel qu'il faut bien fabriquer ou acheter. Ceux qui en bénéficient doivent bien, directement ou indirectement, couvrir ces frais. Le circuit de l'argent peut être plus ou moins apparent et personnalisé, mais il n'y a pas de médecine « gratuite ».

Le problème n'est donc pas là. Il n'est pas de savoir si les études économiques sont légitimes mais de décider du rôle qu'elles doivent et peuvent jouer dans les décisions de santé. Quelle que soit leur pertinence, en effet, elles ne peuvent au mieux fournir à la médecine et à la société qu'une évaluation de l'efficacité du système de santé. Elles ne peuvent aucunement dire quelle sorte de soins ni même quel mode de « distribution de soins » seraient d'un meilleur rendement médical. La définition des soins ne peut être qu'affaire de médecine.

Railler la formule : « La santé n'a pas de prix » est de bon ton mais de mauvaise foi. Cette formule établit une hiérarchie. Elle ne signifie pas que l'aspect financier est négligeable mais que la santé prime. Les soins doivent être conçus en fonction de leur nécessité, et non de leur coût. On ne peut pas accepter, et encore moins poser en principe, que quelqu'un puisse n'être pas soigné pour des raisons financières. On ne peut pas davantage accepter que le coût puisse décider de la manière dont il sera soigné.

Si la douleur, la mort, la séparation ne sont pas considérées comme des phénomènes naturels, inévitables, auxquels il convient de se résigner mais, au contraire, désignées comme des maux qui relèvent d'une médecine à laquelle tout le monde aurait également accès, qui donc oserait contester la priorité de la santé sur son prix ? Aussi est-ce par un détour bien plus adroit que l'économie tend à assurer son règne. Au désordre négligent des médecins et des patients, soucieux de leur seule satisfaction, immédiate et apparente, les économistes opposent l'ordre de la science, la rigueur intellectuelle et pratique du mesurable, les exigences de la prospective, la solidité des statistiques. Faussement respectueux de la compétence médicale, ils prétendent n'offrir que des indications et des notions dont la politique sanitaire aurait à tenir compte.

Mais, en fait, ils définissent des exigences devant lesquelles la médecine devrait s'incliner.

Face à cet impérialisme économique, le corps médical réagit de trois façons : tantôt par le mépris — cela ne nous regarde pas —, tantôt par la complicité — nous devons nous plier à ces dures réalités et essayer de sauver ce qui peut l'être —, tantôt par une tentative de synthèse — les exigences ne sont pas contradictoires.

Les uns négligeraient par principe les considérations financières. Ils prescriraient des examens et des médicaments par convention, pour leur plaisir, ou pour satisfaire aux désirs prêtés aux malades ou aux règles supposées de la science médicale, et sans se soucier le moins du monde de leur prix ni des résultats que, réellement, ils peuvent en attendre. Ils exigeraient toujours que la société leur fournisse sans discuter les moyens de poursuivre leur travail de soins ou de recherche. Ils manifesteraient toujours quelque agacement à l'idée de devoir rendre des comptes. Incarnation d'un bien absolu, et ne voulant que le bien de leurs sujets, ils se jugeraient souverains légitimes du royaume de la santé. Ils ne peuvent imaginer que l'argent puisse être opposé à leur pouvoir de guérir. L'intendance doit suivre et non pas décider.

Tombant dans l'excès inverse, d'autres (et en particulier les dirigeants syndicalistes) se voudraient à leur tour économistes. Ne parlant plus que de dépenses, de recettes ou d'enveloppes à distribuer, adoptant le langage de leurs interlocuteurs, ils deviennent prisonniers des catégories de pensée que ce langage implique. Ils ne peuvent plus alors défendre, dans ces termes, que des exigences corporatistes. Tombés dans le piège de l'économie, ils abandonnent les exigences médicales qu'ils sont censés défendre.

Voulant échapper à cette alternative, d'autres enfin essaient de définir une politique qui associerait à des soins médicalement plus efficaces et socialement plus justes une politique qui ne serait plus l'application à la médecine des lois du marché. La prévention, les équipes pluridisciplinaires, la médecine sans argent, la lutte contre le pouvoir médical, sont leurs chevaux de bataille ; leurs ennemis sont la médecine de classe, la médecine exclusivement curative, l'individualisme, le paiement à l'acte, les lois de la société de consommation.

Cette pensée semble bien, en réalité, tomber elle aussi dans un double piège. Elle privilégie une vision très technico-scientifique de l'action sanitaire, et des préoccupations économico-politiques et sociales la conduisent à une conception autoritaire de cette action. Il « faut » guérir, prévenir, éduquer, diriger, donner la parole aux patients, leur apprendre comment il convient de se conduire. Plus moralisatrice et plus dirigiste encore que la médecine officielle, malgré ses aspirations autogestionnaires et démocratiques, elle combine les contraintes économiques, morales et sociales, sans rien offrir de plus. Le souci de préserver la santé de tous et de soigner efficacement tous ceux qui en ont besoin, qu'ils le sachent ou non, entraîne toute une série de mesures contraignantes et une structure omniprésente. A l'image des compagnies d'assurances qui n'assureront bientôt plus contre le vol que les appartements qui auront été d'abord transformés en forteresses, la politique sanitaire ainsi conçue voudrait nous enserrer dans toute une série d'obligations et d'interdits. Pour être digne de son intérêt, il faut lui obéir.

Confrontée aux impératifs économiques, la pensée médicale a donc tendance à réagir dans tous les cas par la honte de ses propres valeurs et exigences. Parce que la santé a des implications économiques, les décisions de la politique de santé devraient être d'abord d'ordre économique. Et la « science » économique bénéficie du « sérieux » qui reste partout attaché à l'argent, même si elle ne manifeste nulle part une maîtrise quelconque.

Peut-être conviendrait-il d'abord de ne pas se laisser intimider par le terrorisme de ce « sérieux ». Sans se prétendre économiste et sans quitter son territoire pour devenir prisonnier des catégories adverses, on peut se demander si le plus important n'est pas de connaître d'abord et avant tout les besoins en matière de santé et les moyens les plus appropriés pour y répondre ? Ce n'est qu'à partir de cette définition que l'intérêt des études économiques ou des enquêtes sociologiques pourrait être évalué ; elles reposent toujours, forcément, sur une certaine idée de la santé et renvoient à cette idée. Si leurs prémisses médicales sont erronées, peu importe que la méthode soit rigoureuse, les conclusions seront fausses.

Et ne voit-on pas, à l'occasion de problèmes qui sont généralement débattus, que, si quelque chose ne va pas en matière de santé, c'est une certaine idée de la médecine ? Or les présupposés de cette médecine sont acceptés et renforcés par les sociologues, les économistes, les technocrates. Peut-être s'agit-il moins, désormais, de réglementer indéfiniment l'erreur que de la rectifier au départ.

Les économistes semblent bien commettre à l'égard des problèmes de santé la même erreur que celle que commettent souvent les médecins à l'égard des problèmes médicaux. L'évitement ou la contrainte sont les seules réponses qu'on peut apporter à une demande quand on ne la comprend pas. Et, du coup, on le sait, cette demande non satisfaite s'éternise et s'approfondit, devient encore plus inintelligible et suscite des réponses encore moins adaptées.

Au lieu de dire aux autorités médicales : « Vous vous trompez quelque part, il n'est pas normal que les besoins croissent constamment tout en étant de moins en moins bien satisfaits » comme le fait très justement Illich, les économistes expliquent : « Il nous faut, ensemble, par des moyens techniques que vous définissez, limiter la satisfaction des besoins que vous définissez aussi et que nous ne pouvons contester. » En fait, sous cette soumission à l'autorité médicale se cache un choix lourd de conséquences : l'économie choisit la médecine à laquelle elle se soumet. C'est une médecine qui lui ressemble et qui lui convient. C'est la seule sur laquelle elle puisse avoir quelque prise.

Il suffit de prendre un exemple caricatural. Celui d'un enfant « insupportable ». Il pleure, grogne, dort et mange mal, maigrit. Il obtient, en outre, de mauvais résultats scolaires. Consulté, un médecin l'examine, fait pratiquer des examens de routine, donne quelques conseils selon l'idée qu'il se fait de l'éducation des enfants et lui prescrit des fortifiants, des sédatifs, des somnifères. Sans grand résultat, le plus souvent. La mère, culpabilisée, « décompense », se déprime, consulte à son tour et consomme d'autres médicaments. Si le conflit devient plus grave, l'enfant peut être placé en institution spécialisée ou relégué dans des classes de rattrapage. La mère, traitée de son côté, prise en charge par d'autres institutions, aura toutes les raisons de s'enfoncer dans la conviction qu'elle est en faute, et malade. Des savants, déconcertés par ces cas, créent des centres de recherche pour les étudier. Ils s'interrogent sur les modifications électroencéphalographiques ou biochimiques présentées par ces enfants difficiles. Ils inventent de nouvelles techniques, expérimentent de nouveaux médicaments, mettent sur pied de nouvelles institutions.

Grâce à quoi, cet enfant a bien des chances de ne jamais « guérir ». Le couple des parents risque de se défaire, et chacun des parents, de souffrir de son côté de la situation. Par leur conflit et leur désarroi, ils aggravent en retour l'insécurité de l'enfant « coupable » qui, agressif, etc.

Un économiste peut-il contester la démarche médicale qui aboutit à ce désastre possible et observable, sinon assuré ? Peut-il appréhender de cette réalité autre chose que les dépenses mesurables ? Quelles recommandations peut-il faire sinon celle de réduire le prix des médicaments, de créer de nouvelles institutions qui seraient mieux adaptées et moins coûteuses, de susciter de nouvelles recherches ? A quel moment de son étude et de sa réflexion est-il en mesure de dire aux médecins que, dès le départ, ils se sont trompés, qu'ils n'ont pas entendu la véritable demande d'un enfant qui se croyait mal aimé et d'une mère qui se croyait coupable de ne pas aimer comme il fallait ?

Le politicien, le sociologue, le psychologue, auront, bien sûr, chacun une bonne explication à donner à ce qui se passe. Ils rejetteront la cause de ce malentendu tantôt sur les structures sociales — l'école mal adaptée, la mère absente, le père dépossédé de son travail, l'appartement mal conçu, la famille dépassée et contraignante —, tantôt sur les structures médicales — le médecin mal formé, payé à l'acte, l'invasion pharmaceutique, les institutions rigides —, tantôt sur les structures psychologiques — le complexe d'Œdipe, les problèmes sexuels, l'insécurité sociale, la dissolution affective des groupes humains. Et ils auront tous raison. Mais partiellement. Et de n'avoir raison que partiellement fait qu'en réalité ils ont tous tort. Aucun des déterminismes invoqués ne peut tout expliquer, et les actions découlant de ces hypothèses étiologiques sont trop étroites pour rien résoudre. Chacun ne peut agir que dans sa sphère, selon les catégories et les moyens de sa discipline.

Un médecin, au contraire, devrait pouvoir jouer sur plusieurs tableaux en même temps. Il peut, à la fois, se servir des médicaments, qui, compris dans une certaine stratégie, ont des chances de remplir leur rôle : passager et accessoire. Il peut essayer de dédramatiser la situation, de laisser à chacun le loisir de dire ses angoisses et de se servir de lui, médecin, pour les vivre autrement. Il peut tenir compte des facteurs sociaux et politiques, à l'intérieur du conflit personnel où ils s'expriment. Rien ne lui interdit de connaître et d'utiliser tout ce que la psychologie et la psychanalyse ont pu lui apprendre. Rien ne s'oppose enfin à ce qu' « il passe la main » et fasse appel à des thérapeutes qui ont plus de temps et de compétence que lui, mais à condition que cette intervention, comme celle des médicaments, soit incluse dans un ensemble stratégique plus large.

Cette situation privilégiée n'est exploitable que si le médecin n'a pas fui la vraie question dans les fausses réponses qui enferment tout le monde dans le cercle infernal de la surenchère. Les économistes, les sociologues, les politiciens et les technocrates sont incapables, à partir de leur poste d'observation, de lui dicter une telle définition de sa tâche. Ils ont tous admis que les causes réelles (politiques, sociales, économiques) étaient hors de la portée de la médecine et qu'un médecin ne pouvait rien faire d'autre que prescrire des médicaments et des examens. Ils sont, en somme, coupables de prendre la médecine au mot — comme les médecins prennent leurs malades au mot, au symptôme — parce qu'ils respectent la compétence médicale mais surtout parce que cette vision de la médecine est conforme à leur manière de penser et à leurs vœux.

Si la consommation médicale est trop élevée, les économistes ne peuvent donc y comprendre ni y faire quoi que ce soit. Les facteurs sociologiques qui accroissent la demande, et le fonctionnement de la pensée médicale qui, religieuse, causaliste, mécaniciste, ne peut pas vraiment répondre à cette demande et l'aggrave, ne sont pas du ressort de l'économie mais de la médecine.

Il s'agit maintenant de montrer — de tenter de montrer — quel usage pourrait faire la médecine de son savoir, de quelle « raison » elle pourrait user, quel profit elle pourrait tirer du progrès.

Il n'est pas question, en effet, de nier ni la raison, ni le savoir, ni le progrès, ni de mépriser les préoccupations économiques. Il s'agit de dire comment on pourrait en user autrement.

Toute critique est référence à une autre valeur. Le grand danger qu'on court à vouloir synthétiser ce qui est sous-entendu, dans les critiques jusqu'ici exprimées, est de tomber dans l'esprit de système, dans des réponses fermées, définitives. De ressembler à ce qu'on critique. D'imposer des réponses au lieu de renouveler les questions.

QUATRIÈME PARTIE

UNE LETTRE COMME UNE AUTRE

La douleur avait été brutale et intense. Au creux de l'estomac, lui coupant le souffle. Il s'était au beau milieu de la nuit assis au bord du lit, couvert de sueur, et il avait terminé sa nuit comme ça, seul avec cette douleur qui, peu à peu, cependant, s'était dissipée, le laissant, au petit matin, anéanti.

Il racontait tout ça sans émotion apparente. Comme s'il s'était agi d'un accident banal. Comme si, dans le cours de cette vie solitaire, tout habitée d'angoisses, entièrement consacrée, semblait-il, à une lutte interminable et épuisante contre des idées absurdes, des craintes paralysantes, des désirs inavoués, une douleur physique, même intense, ne pouvait guère le troubler.

L'examen clinique était bien négatif, mais... ? J'avais renforcé le traitement de son angoisse, j'y avais ajouté un pansement gastrique et prescrit un examen radiologique de l'estomac. Surtout, j'avais adressé le patient à son cardiologue avec la lettre suivante :

« Cher Ami,

M. X. a présenté au cours de la nuit une douleur épigastrique violente, irradiant dans le dos et gênant la respiration. Bien que l'interrogatoire et l'examen orientent davantage vers le tube digestif (on aurait, il y a quelques années, découvert chez lui une hernie hiatale), j'aimerais avoir votre avis. Ce patient est un grand anxieux, traité. J'ai demandé un TOGD[1].

Je vous remercie d'avance. Bien à vous. »

Quand on parle plus souvent avec des malades qu'avec des médecins, on perd l'habitude et l'usage du jargon médical. On peut espérer en outre, à tort ou à raison, que le malade est capable de répéter la description de ses symptômes au spécialiste. Cela dispense de rentrer dans les détails techniques. Mieux vaut de toute façon que le confrère n'oriente pas trop son diagnostic en fonction du mien. Ma lettre était donc brève et rédigée en langue vulgaire. Et ouverte : je demandais seulement au spécialiste, un cardiologue intelligent et compétent, son avis technique sur un point précis : pensait-il, en fonction de son interrogatoire, de son examen clinique — qui, l'un et l'autre pouvaient, en outre, découvrir des signes qui m'auraient échappé — et surtout en fonction de l'électrocardiogramme, que cette crise avait été ou non une crise cardiaque, plus exactement une crise d'angine de poitrine ou un infarctus ?

A cette question précise — précise, peut-être, jusqu'à l'impolitesse, puisque ma lettre semblait exclure tout autre avis que celui que je demandais —, je reçus du confrère une lettre qui permet peut-être de voir combien sont présentes, dans le fonctionnement mental des médecins les meilleurs, les plus intelligents, les plus humains et les plus sûrs, les idées reçues et les convictions arrêtées qui orientent la pensée médicale. Encore ce cas est-il particulièrement simple et la réponse exceptionnellement brève.

« Mon cher ami,

Je vous remercie de m'avoir confié M. X. qui s'est inquiété à juste titre de la survenue à deux reprises d'une violente douleur épigastrique, le réveillant la nuit, la première ayant duré plusieurs heures.

1. Transit œsophago-gastro-duodénal. Plus vulgairement : une radiographie de l'estomac.

Les facteurs de risque sont modestes puisqu'il n'y a pas de tabagisme, pas d'hypertension, mais seulement un terrain un peu pléthorique avec notion d'une glycémie un peu élevée dans le passé.

Il y a trois ans, à Marseille, l'ECG était normal.

En dehors de ces deux douleurs spontanées, il ne semble pas exister de douleurs épigastriques ou thoraciques d'effort, mais par contre on a la notion de régurgitations fréquentes pouvant faire évoquer une hernie hiatale, un transit œso-gastro-duodénal ayant été prescrit récemment et le résultat devant vous parvenir.

Pour ma part, je n'ai constaté aucune anomalie à l'examen clinique du cœur, la pression artérielle restant à son niveau habituel à 13/8. Il n'y a pas, radiologiquement, de modification de la silhouette cardio-aortique. L'ECG montre un rythme sinusal un peu rapide sans modification de la conduction ou de la repolarisation.

Je crois donc peu vraisemblable l'origine cardiaque des douleurs récentes et je pense que vous aurez la solution par les examens radiologiques digestifs. Si, toutefois, le transit est normal, il faudrait penser à une cause vésiculaire ou pancréatique et demander en cas de récidive douloureuse aussitôt un dosage de l'amylasémie.

Bien entendu le terrain anxieux ne peut que majorer les troubles, le traitement en cours permettant toutefois un meilleur équilibre psychologique.

Je vous remercie pour votre confiance et vous prie de croire, cher Ami, à mes sentiments bien dévoués.

Dr Y. »

Cette lettre banale, courante, pas caricaturale du tout, mérite d'être lue d'un peu plus près :

« Je vous remercie de m'avoir confié M. X. qui s'est inquiété à juste titre de la survenue à deux reprises d'une violente douleur épigastrique, le réveillant la nuit, la première ayant duré plusieurs heures. »

Non. Le malade ne s'est inquiété de rien ou presque. A juste titre ou pas, c'est moi qui me suis inquiété. D'emblée, ma lettre, pourtant si brève, est niée. On me raconte ce qui s'est passé comme si je n'en savais rien et comme si j'avais envoyé un colis dont j'ignorais le contenu, sur lequel mon avis et mes renseignements ne comptaient pas. Ni ici, ni plus loin, il ne sera fait allusion à ce que j'ai pu écrire. Je ne crois pas que le Dr Y. nourrisse à mon endroit un mépris particulier. Mais il détient le savoir et, à l'hôpital, une bonne observation reprend tous les termes du problème. Que le patient soit d'abord venu me voir, que je sois son médecin habituel, que je le connaisse bien, n'a rien à voir avec sa maladie. Ce sont des faits qui ne comptent pas. Plus exactement, ce ne sont pas des faits.

« Les facteurs de risque sont modestes puisqu'il n'y a pas de tabagisme, pas d'hypertension, mais seulement un terrain un peu pléthorique avec une notion d'hyperglycémie un peu élevée dans le passé. »

Si on comprend bien, les facteurs de risque ne serviraient plus seulement à évaluer les risques que survienne une maladie ou les risques évolutifs d'une maladie déjà survenue. Ils ne permettraient plus seulement d'établir un pronostic. Ils seraient, en outre, devenus un élément du diagnostic : si ce malade avait fumé, on aurait donc dû interpréter autrement ses symptômes, l'examen physique et l'électrocardiogramme ? Une douleur qui, chez quelqu'un de sage, n'a aucune valeur, prendrait-elle soudain un sens nouveau si elle apparaissait chez quelqu'un qui a de « mauvaises habitudes » ? Bientôt on ne dira plus que quelqu'un a brûlé un feu rouge *parce qu*'il était ivre mais on aura la certitude qu'il l'a brûlé *puisqu*'il était ivre. On ne lit déjà plus avec les mêmes yeux la radio d'un fumeur et celle d'un non-fumeur — affolant parfois à tort celui-là et rassurant à tort celui-ci.

« Pas d'hypertension. » S'il en avait présenté, je n'aurais pas parlé d'examen normal. « Un peu pléthorique. » Là, il y a de quoi être surpris. M. X. est franchement trop gros, boudiné dans ses vêtements, bouffi, constamment congestionné. Il donne toujours le sentiment de sortir de table après un trop gros repas. D'ailleurs, il mange trop, s'en plaint, se désespère de ne pouvoir maîtriser un appétit qu'il qualifie lui-même de névrotique. D'où peut donc bien venir cette soudaine indulgence de la part d'un cardiologue qui, habituellement, tique devant un excès pondéral de deux ou trois kilogrammes, et à quoi peut donc être rapporté le refus manifeste de reconnaître cette obésité évidente et d'en tenir compte ? En fait, la première partie de la phrase suffisait : « Il n'y a pas de facteur de risque puisqu'il n'y a pas de tabagisme. » Même l'hyperglycémie, très modeste, mais surveillée depuis longtemps (pas seulement « dans le passé »), est traitée avec une désinvolture totale. A qui ne fume point tout sera, pour l'éternité, pardonné.

Quant à l'anxiété, je l'avais mentionnée pour trois raisons : elle pouvait expliquer, à elle seule, la crise du patient ; il fallait en tenir compte pour interpréter le récit qu'il en faisait ; et, enfin, à mes yeux, ses « problèmes psychiques », sa solitude, sa misère morale, constituaient, eux, un véritable facteur de risque. Peut-être eussé-je dû parler de « stress ». Mais le stress, les conflits, ça ne se mesure pas. Pourquoi alors en parler ? Le nombre de cigarettes, c'est au contraire sérieux et solide !

« Il y a trois ans, à Marseille, l'ECG était normal. »

Ça, c'est ce qu'on a alors dit au patient, à l'occasion de la crise précédente. Sinon, qu'en sait-on ? Cet électrocardiogramme, personne ne l'a vu. Mais ce patient non fumeur est digne de confiance. Aurait-il fumé qu'on eût sûrement écrit : « Il *dit* avoir subi il y a trois ans un ECG qui *aurait été* normal. »

« En dehors de ces deux douleurs spontanées, il ne semble pas exister de douleurs épigastriques ou thoraciques d'effort, mais par contre on a la notion de régurgitations fréquentes pouvant faire évoquer une hernie hiatale, un transit œso-gastro-duodénal ayant été prescrit récemment et le résultat devant vous parvenir. »

Bon ! J'écris mal, c'est vrai. Mais ma lettre était courte. Je m'étais appliqué. Qui donc a prescrit, sinon moi, le transit, et pourquoi va-t-il me parvenir sinon parce que, justement, je l'ai prescrit. D'ailleurs, il ne va pas me parvenir. C'est le patient qui doit me le rapporter. Mais, enfin, cela est sans grande importance. Nous entrons enfin dans le vif du sujet : l'analyse des douleurs.

« Pour ma part, je n'ai constaté aucune anomalie à l'examen clinique du cœur, la pression artérielle restant à son niveau habituel à 13/8. »

La lettre aurait pu commencer ici. Elle aurait, aussi, pu s'exprimer autrement. Par exemple : « Je n'ai " comme vous " rien constaté d'anormal et je trouve la TA que vous trouvez habituellement. »

« Il n'y a pas, radiologiquement, de modification de la silhouette cardio-aortique. L'ECG montre un rythme sinusal un peu rapide, sans modification de la conduction ni de la repolarisation. »

Et (enfin !) la réponse à la seule question que je posais avec, même, un hommage à ma compétence éventuelle. On veut bien me confier les détails du tracé au lieu de dire seulement : « L'ECG est normal. » Bien qu'à vrai dire « pas de modification de la conduction ni de la repolarisation » n'aille pas beaucoup plus loin.

« Je crois donc peu vraisemblable l'origine cardiaque des douleurs récentes et je pense que vous aurez la solution par les examens radiologiques digestifs. » Sinon, de toute évidence, il faudrait tout reconsidérer. Et, en effet : « Si, toutefois, le transit est normal, il faudrait penser à une cause vésiculaire ou pancréatique et demander en cas de récidive douloureuse aussitôt un dosage de l'amylasémie. »

Le conseil vient de haut, mais il est inutile et discutable. L'aspect pléthorique, pas « un peu », et congestif faisait, en effet, penser à une histoire pancréatique, mais l'amylasémie, pratiquée dès le lendemain de la crise, était normale. Quant à la vésicule, pourquoi pas, en effet ? Mais alors, supposons que tous les examens soient normaux, qu'on ne puisse établir, à coup sûr, une « cause » gastrique, ni vésiculaire ni pancréatique, qui va-t-on accuser ?

Pourquoi s'arrêter en chemin ? Tout le monde sait que la radiographie digestive n'apporte pas de certitude absolue et que, dans le doute, il convient de pratiquer une gastroscopie. L'amylasémie n'est pas un examen absolument sûr, ni la radiographie de la vésicule. Après avoir souffert de troubles semblables, un de mes patients est mort d'une tumeur médiastinale que personne n'avait vue ni ne pouvait diagnostiquer au début. Il faut chercher, chercher, inlassablement ! L'origine cardio-vasculaire est peu vraisemblable mais, après tout, elle n'est pas absolument exclue. Rien n'interdit de recourir à un enregistrement électrocardiographique à l'effort ou continu sur 24 heures (très à la mode). De toute façon, il vaut mieux vérifier encore la glycémie et faire pratiquer une hyperglycémie provoquée. En tout cas, ne pas s'arrêter dans cette enquête tant que la cause n'a pas été découverte.

Il y a, bien sûr, ces angoisses nocturnes que les petits médecins de quartier connaissent bien et que tout de même on veut bien évoquer de nouveau : ...« Bien entendu le terrain anxieux ne peut que majorer les troubles... » Mais qu'est-ce que cela veut dire : « ne peut que » ?... Cela veut-il dire que l'effet du terrain est inévitable ou bien que cet effet ne peut être *que* de « majorer » les troubles. Sûrement pas d'en être la « cause », de les « expliquer ». Et d'ailleurs... « ... le traitement en cours permettant toutefois un meilleur équilibre psychologique ». J'avais écrit « traité », sans plus. Je me réservais ce terrain mais je me gardais bien de crier victoire. « Un meilleur équilibre » ? Hélas, non ! A peine une légère amélioration symptomatique. Malgré les efforts d'un confrère analyste et les miens, l'équilibre psychologique était et reste mauvais. Et ce satisfecit qui aurait pu nous faire grand plaisir nous embarrasserait plutôt. Mais la question n'est pas là. Il fallait minimiser la gravité des troubles psychiques et leur rôle (et non pas nous féliciter) pour que l'examen et les explications ne s'égarent pas de ce côté-là ! Occupez-vous-en si vous voulez. Ça peut même lui faire du bien. Mais ne perdons pas de temps.

« Je vous remercie... »

UNE AUTRE MÉDECINE

La politique, l'économie et la sociologie peuvent proposer à la médecine des objectifs et lui imposer des limites et des servitudes. Mais rien ne les autorise à lui dicter le contenu ni les instruments de son action. Elles n'en n'ont ni les moyens ni le droit. Mais si la médecine doit refuser d'obéir à leurs impératifs, il lui faut d'abord et surtout se défendre contre ce qui, en elle, la rend vulnérable à leur ingérence et la justifie. Et qui même, souvent, la conduit à faire leur jeu, à renchérir sur elles. En face des positions économiques, ou sociologiques, ou sociopolitiques, elle ne dit pas : « Voici les miennes. » Elle accepte de redéfinir ses propres exigences jusqu'à les dénaturer.

Quand, pour réfléchir sur elle-même, sur ses instruments et sur ses buts, elle s'appuie sur les évaluations chiffrées de son efficacité, sur les appréciations statistiques de la morbidité ou de la mortalité, sur la comptabilité des dépenses et des recettes, alors, en effet, elle ne peut plus définir son action que dans les termes des « sciences » économiques, politiques ou sociales. Elle tombe dans les exigences du rendement, du rapport qualité-prix, de l'efficacité quantifiable. A partir de là, l'action médicale ne peut plus être la seule sauvegarde de la vie individuelle et de sa qualité. Elle devient forcément une action de masse qui, pour s'exercer sur l'ensemble de la population, ne peut plus se traduire que par des décrets ou de la propagande. En se voulant sociale et scientifique et en se prétendant telle, la médecine moderne se fait prisonnière de préoccupations qui sont hétérogènes aux siennes.

Peut-être serait-il donc plus sage que la médecine commence par définir le champ, la nature, le but et les moyens de son action. Et peut-être, pour mieux comprendre ce « fait médical », vaut-il mieux étudier d'abord ce qui en constitue l'élément de base : la rencontre entre le malade et le médecin[1]. La consultation (la rencontre du malade et du médecin, de la maladie et de la médecine) n'est pas un « modèle ». On ne peut pas, à partir d'elle seule, élaborer une politique de santé. Mais on ne peut pas envisager que cette élaboration puisse se faire sans tenir compte, avant tout, de ce qui, dans cette rencontre, définit la demande des malades, les besoins de la population, les pouvoirs de la médecine, et plus encore la manière dont demande et réponse se modifient l'une l'autre.

On pourra ensuite se demander comment cette action élémentaire peut s'intégrer dans la totalité de l'action sanitaire, et comment, en s'y intégrant, elle peut ou doit imposer les exigences médicales. S'il n'est pas possible d'aborder tous les problèmes de la circulation automobile en ne considérant que l'automobiliste à son volant, avec ses exigences et ses limites, peut-être est-il encore plus inconséquent de tout concevoir sans rien en connaître et sans partir de lui.

Le plus simple est de prendre un exemple de la pratique quotidienne. Mais il serait à la fois trop commode et trop difficile de choisir une maladie fonctionnelle ou « psychosomatique ». Trop commode parce que tout le monde est prêt à reconnaître que ces maladies impliquent une grande participation des facteurs personnels et relationnels, prêt, surtout, à faire de ces maladies l'objet d'un intérêt moindre, tout l'effort de la médecine et de la recherche étant justement de les faire rentrer dans le sein de la « vraie » médecine. Trop difficile parce que ces maladies sont la résultante d'un si grand nombre de facteurs de natures si diverses, elles impliquent au départ des prises de position si multiples (quant à leur étiologie, leur pathogénie et leur thérapeutique) que chacun peut s'amuser à

1. Cf. *la Consultation,* Paris, Mercure de France, 1974, et Paris, Denoël, coll. « Médiations », 1979.

avoir son opinion, se vanter d'avoir raison, et être bien en peine de rien prouver.

Il est donc préférable de prendre comme objet de réflexion une maladie dont l'organicité n'est pas discutable, et qui ne pose pas de problème théorique majeur : le cancer du sein par exemple.

Tout ici semble simple : une femme découvre une « boule » dans un de ses seins, ou bien une consultation médicale est à l'origine de cette découverte. Des examens sont alors pratiqués. Le diagnostic est posé, y compris l'évaluation du risque vital ou de complications éventuelles. Un traitement est entrepris selon un protocole mis au point par l'ensemble des autorités compétentes.

Pour que ce schéma simple et rigoureux s'accomplisse et acquière sa plus grande efficacité, il suffit que quelques conditions soient remplies. Il faut d'abord, pour que tout se déclenche le plus vite possible et que soient assurées les plus grandes chances de guérison, apprendre aux femmes à s'examiner elles-mêmes. Pour que la thérapeutique progresse, il faut grouper les traitements dans des centres spécialisés, établir des statistiques, mener des recherches, perfectionner l'acte chirurgical, l'usage des radiations, l'utilisation de la chimiothérapie. Diagnostic, traitement, recherche, épidémiologie, éducation du public forment une chaîne cohérente et indissociable. Il n'y manque, pour le moment, que la désignation des « causes » qui permettrait une prévention plus efficace.

Pourtant, à y regarder de plus près, tout n'est pas aussi simple. Tous les éléments de cet ensemble cohérent sont à la fois des réalités et des abstractions. Ils ne sont que les matériaux de base à partir desquels s'élaborent des combinaisons multiples.

« Une femme découvre une boule dans un sein et elle va consulter son médecin. » Cela semble aller de soi mais le fait est assez rare et les prévisionnistes s'en inquiètent. Ils insistent donc pour que soient « éduquées » les femmes, malades en puissance. Le certificat prénuptial par exemple fait obligation au médecin d'expliquer le contenu d'un petit livret, distribué à chaque épouse, et qui décrit les techniques d'auto-examen. Comme dit un médecin femme de la Sécurité sociale spécialiste de la prévention : « Les photos de la dame qui illustrent le document sont heureusement plutôt plaisantes. Elle a de jolis seins. On a donc au moins l'espoir d'attirer l'attention des hommes qui, ainsi, apprennent à faire d'une pierre deux coups : “ caresser et examiner ”. » Une vraie fête des sens !

Ce désir d'informer, d'instruire, d'éduquer laisse supposer que c'est par ignorance ou par négligence que les femmes ne consultent pas à temps. Il faudrait donc éclairer celles qui ne savent pas encore et rafraîchir la mémoire de celles qui savent déjà.

Personne, apparemment, ne songe à contester cette hypothèse. Imaginons donc une dame très ignorante, c'est-à-dire, dans ce cas, totalement idiote, aveugle, sourde et paralysée, puisqu'elle n'a jamais entendu parler du cancer du sein, jamais bien compris ce qu'on lui a expliqué, et qu'elle est incapable de surcroît de s' « autotâter ». Celle-là, c'est peut-être par ignorance, en effet, qu'elle portera innocemment sa tumeur et ne sera pas soignée à temps. Encore n'est-il pas impossible qu'elle découvre malgré tout quelque chose d'inhabituel, sans savoir ce que c'est, qu'elle s'en étonne, et qu'elle aille demander son avis à un médecin, qui pourra (peut-être) faire le bon diagnostic. Peut-être même cette innocence est-elle la meilleure chance de consulter vite parce que sans trop d'angoisse. Car les autres — toutes les autres — qui ne sont pas des imbéciles, qui entendent, qui voient, et qui ont des mains, et qui donc, forcément, « savent », qui sont même prêtes à croire que, si elles se décident vite, elles seront presque à coup sûr guéries, comment peuvent-elles attendre des semaines, des mois, des années, avant de consulter et de se soigner ? Quelle aberration de l'esprit les conduira à se palper de travers, à ne pas voir l'évidence, à remettre à plus tard, à inventer les explications les plus saugrenues ? L'ignorance, la bêtise, la mauvaise foi, le désir de faire de la peine aux médecins qui auraient pu les sauver ? Peut-être, mais c'est peu probable.

Une vérité du type : « J'ai peut-être un cancer du sein », ne parvient pas sans peine à la conscience claire. Elle ne débouche pas forcément sur une conduite raisonnable. Dans le meilleur des cas, elle demande à être assimilée, acceptée, digérée avant d'aboutir à une décision « juste ». Tout commence par une dénégation. Il arrive parfois que, par bonheur, cette dénégation de l'évidence soit assez efficace pour entraîner une espèce d'optimisme aveugle. Les patientes se précipitent alors, toutes affaires cessantes, chez leur médecin pour s'entendre confirmer que « ce n'est pas ça ». Elles ne demandent pas, elles affirment. Elles ordonnent. Mais le plus souvent, hélas, on ne veut pas savoir, pas comprendre, mais on a peur. Et cette peur fait « perdre » du temps, ce temps précieux qu'on voudrait gagner en aidant les femmes à participer activement au diagnostic. Que se passe-t-il donc ?

C'est que le cancer du sein, c'est un cancer, avec tout ce que cela implique, mais, en plus, c'est un cancer du sein, et le sein ce n'est pas simplement un ensemble de glandes, de peau et de graisses, situé sur la paroi antérieure du thorax. C'est aussi l'insigne de la féminité, siège de plaisir, instrument de séduction. Le mot seul est déjà riche d'une multitude de significations qui toutes, cependant, se rencontrent pour en faire le lieu privilégié de l'identité. Organe apparemment extérieur, il symbolise ce qui est le plus profond, le plus interne. Même pour les choses : le sein d'une chose, c'est le centre et l'essence de cette chose. On dit « porter dans son sein, recevoir, réchauffer, admettre dans son sein », et aussi « sentir en son sein ».

Ce n'est donc pas seulement le risque de mort réelle qui est évoqué par cette affreuse petite boule. C'est la mort symbolique, c'est le renoncement à ce qui fait qu'on est soi et qu'on vit, qu'on nourrit, qu'on plaît, qu'on éprouve et inspire du désir, qu'on jouit. Et pour assumer cette menace, pour y faire face, il faut tout un remaniement de la personne, un rajustement de tout, du rapport à soi, aux autres, à la vie, au plaisir, à l'avenir. Comment pourrait-on imaginer que va, en un instant, se réaliser harmonieusement une telle révolution ? Et comment s'examinerait-elle correctement, cette femme qui a peur ? Comment ne verrait-elle pas le plus souvent quelque chose là où il n'y a rien, et comment ne passerait-elle pas à côté de la tumeur la plus évidente ? Un médecin, qui « sait », a-t-il jamais su s'examiner quand sa vie était en jeu ?

Mais voici que, malgré tout, la femme malade de son sein est en face de son médecin. Sera-t-il, lui, un technicien froid et désincarné, qui saura aussitôt prendre les bonnes décisions, qui n'éprouvera aucune émotion, ou qui aura su maîtriser toutes les émotions possibles ? Ou bien sera-t-il un homme troublé qui a, lui aussi, peur de mourir, peur d'être atteint dans sa chair, et qui va devoir, avec sa propre angoisse de la mort, se défendre pied à pied contre l'angoisse de sa patiente ?

Supposons cependant un médecin idéal qui a su garder la bonne distance, qui a appris à maîtriser ses états d'âme, qui est sûr que, ce qu'on lui demande avant tout, c'est la solution pratique et juste d'un problème angoissant mais concret. Il dira sans tricherie ce qu'il pense, décidera de ce qui convient. Ce faisant, il résoudra au mieux, et en même temps, le problème médical et le problème moral : rien n'est plus rassurant que quelqu'un qui sait quoi faire et le fait calmement. Mais d'où lui viennent donc ce calme et cette tranquille assurance ? De l'habitude ? De certitudes techniques ? De convictions optimistes ? Derrière ce masque de maîtrise, n'y aurait-il rien, aucune émotion, aucune angoisse ? Rien qui puisse être perçu ? En fait, si l'on en croit les patientes, il est bien rare que les choses se passent ainsi. Tantôt, dans son désir de garder ses distances, le médecin se montrera cassant, distant, autoritaire, interdisant toute manifestation d'angoisse, toute question qui ne supposerait pas de réponse technique. Tantôt au contraire, trop proche, trop concerné, il voudra d'abord rassurer, gagner du temps, laisser le loisir à la patiente de « se faire à cette idée ». Voulant sans doute se convaincre au moins autant que la patiente, il expliquera trop, c'est-à-dire pas assez. Même si elles ne sont pas manifestes, même si elles sont masquées par un excellent contrôle de soi, ces attitudes défensives sont perçues comme telles par la patiente et elles auront toutes le même effet. Rejetée, déniée, partagée, alimentée, l'angoisse, le plus souvent, restera là, pesante et maîtresse du terrain. Il n'y a pas *une* bonne conduite médicale qui la supprimerait à coup sûr sinon, peut-être, le choix d'un chemin fait ensemble difficilement pour aboutir à l'acceptation, à l'espoir et à la combativité.

Encore ce schéma met-il face à face des partenaires abstraits : *une* femme, *un* médecin. Or la menace d'une tumeur cancéreuse peut-elle avoir le même sens pour une jeune femme de vingt-huit ans ou pour une grand-mère, pour une séductrice ou pour une puritaine, pour une mère de famille nombreuse ou pour une jeune épouse, pour celle qui s'aime ou celle qui se déteste, celle qui est fière de ses seins ou celle qui en a honte, pour les maigres et les grosses, les épanouies et les frigides, les tristes et les gaies, les solitaires et les entourées ?

Et même s'ils sont tous aussi compétents pour tâter un sein, peut-on imaginer que le tout jeune médecin et le vieux chirurgien, le spécialiste ou le généraliste, le jouisseur ou le moraliste, le tant-mieux ou le tant-pis, et, surtout, la femme ou l'homme, auront, en face de ce sein menacé, de cette femme éperdue, la même réaction, les mêmes sentiments ? Même si leur décision devait toujours être identique, tout ce qui l'accompagne, le ton, les mots, le choix des spécialistes, les explications données ou refusées vont, en fait, tout autant que les considérations purement médicales, décider définitivement de l'avenir médical de la maladie et de la malade.

Effondrée ou ragaillardie, en pleine déroute ou sûre du chemin à prendre, active ou passive, au sortir de cette consultation que va, en effet, devenir la patiente ? Sans même tenir compte des erreurs toujours possibles, les décisions envisageables et légitimes sont multiples. Les circonstances, déjà, sont variables. La malade a pu consulter d'emblée un spécialiste qui la prendra directement en charge, en fonction de ses propres réactions et de ses choix thérapeutiques. Ou bien elle a pu consulter un généraliste ou un gynécologue, qui vont l'adresser ailleurs, et cette orientation dépendra de l'amitié avec un confrère, de la confiance qu'on lui porte, mais aussi de l'occasion, de la commodité, des possibilités offertes ici ou là.

On peut prescrire soit une thermographie, soit une mammographie, soit les deux. On peut adresser la patiente directement à un chirurgien ou à un radiothérapeute, ce qui est déjà un choix. Et à chacune de ces étapes se produit une nouvelle rencontre entre deux personnes, faite d'entente ou de désaccord, de blessures ou de réconfort, d'incompréhension ou de rejet, et qui pourra, chaque fois, être décisive. Le plus souvent, la « filière » aura à peu près le même « ton ». Les inquiets enverront les patientes chez des spécialistes eux-mêmes prudents, peu interventionnistes. D'autres, plus inquiets encore, choisiront, pour décider et pour intervenir, des costauds qui savent et qui inspirent confiance. Les tranquilles prendront leur temps, d'autres se précipiteront. Les uns prépareront le terrain et d'autres enlèveront la place. Tout dépend du contact initial, de l'entrée dans le circuit médical. Et que, quelque part, survienne un ratage, un malentendu, un conflit, et la malade, « dé-routée », va hésiter entre plusieurs chemins, tâter de l'un puis de l'autre, pour revenir en arrière et finir souvent par se confier à celui qui promet le plus, qui affirme avec le plus d'autorité, qui sait mieux que les autres et qui n'est pas toujours le meilleur.

Bien sûr, tout n'est pas une simple question de préjugés ou de sentiments. Des critères objectifs devraient faire préférer dans tel cas la chirurgie, dans tel autre les rayons, ou l'association des deux avec ou sans chimiothérapie. Toutes les combinaisons sont possibles entre les trois armes : rayons + chirurgie, chirurgie + rayons, chirurgie seule, rayons seuls, chirurgie + rayons + chimiothérapie..., et, en toute rigueur, le choix devrait être décidé par la seule science. Est-ce si sûr ?

Le 30 avril 1980, dans les pages médicales du *Monde,* consacrées ce jour-là aux « cancers du sein », dans un article intitulé « La majorité des malades ne bénéficient pas du traitement adéquat », le Dr Escoffier-Lambiotte écrivait :

« La diversité des situations qui peuvent se présenter, tant en raison du degré d'évolution de la tumeur que de sa nature, de ses liens hormonaux, et de l'âge de la patiente, le caractère encore trop récent pour qu'il soit parfaitement codifié de certaines entreprises chimiothérapiques, justifient l'impossibilité d'établir un modèle type universel du traitement des tumeurs mammaires.

Chaque cas est singulier, et une stratégie appropriée, individuelle, doit lui être appliquée par un collectif médical.

Cet idéal est malheureusement loin d'être atteint, et, en dépit d'initiatives d'autant plus remarquables qu'elles sont isolées, la grande majorité des femmes atteintes d'un cancer du sein ne bénéficient ni des bienfaits d'un dépistage précoce, ni des ressources actuelles de la thérapeutique ; elles se voient même appliquer des traitements tantôt inutilement mutilants, tantôt toxiques, et tantôt inappropriés à leur état, traitements qui amoindrissent considérablement leurs chances de survie.

Le bilan des connaissances actuelles et des acquisitions de cette dernière décennie sur le cancer mammaire, que vient de publier une célèbre revue médicale américaine, conclut " qu'il est devenu totalement inacceptable qu'un spécialiste, si qualifié soit-il, entreprenne le traitement d'une patiente sans avoir auparavant, et d'emblée, consulté tous les autres spécialistes concernés ". Le vedettariat auquel s'adonnent ici ou là un certain nombre de cancérologues, si compétents soient-ils, a, sur ce point, gravement induit en erreur le public et le corps médical, qui croient dès lors et abusivement à leur omniscience.

Un effort considérable s'impose pour que les malades puissent bénéficier sans retard des acquisitions thérapeutiques, pour que le corps médical en soit donc largement informé, pour que cessent des pratiques parfois scandaleuses et pour que soient améliorées et réorganisées les conditions trop souvent intolérables dans lesquelles sont accueillies et hébergées celles qui souffrent de ces affections malignes, entre toutes éprouvantes.

Les cancers du sein ne constituent qu'un exemple, mais non un exemple isolé. Les errements, par suffisance ou par défaut d'information de thérapeutes qui se croient omniscients dans la prise en charge de diverses tumeurs (celles de la prostate notamment), ne sont pas tolérables et nécessitent une intervention énergique des pouvoirs publics. »

Malgré l'accent mis sur les difficultés d'établir « un modèle type universel », Mme Escoffier-Lambiotte fait référence à la possibilité d'adopter, chaque fois, une « stratégie appropriée ». Et c'est moins à la faiblesse des connaissances, à la difficulté de choisir en fonction de ces connaissances qu'elle s'en prend, qu'à la faiblesse des médecins, liée à leur vanité ou à leur ignorance, ou aux deux.

Pourtant, dans les mêmes pages, à l'intérieur du même dossier, des praticiens, le Pr Michel Boiron et le Dr André Gorins (du Centre des maladies du sein, à l'hôpital Saint-Louis, à Paris), sont infiniment moins convaincus. Par exemple, alors que Mme Escoffier-Lambiotte écrit :

« La physiologie du sein dépend étroitement de l'équilibre hormonal. Des découvertes récentes concernent tant l'identification, dans les tissus soumis aux actions hormonales, de récepteurs prouvant l'hormono-dépendance, que la synthèse d'anti-hormones autorisant une intervention thérapeutique affinée. Cette double acquisition permet, à la fois, d'identifier les patientes susceptibles de bénéficier d'un traitement hormonal, et de conduire ce traitement sans qu'il implique de nouvelles mutilations ou des perturbations hormonales importantes »,

ils écrivent eux :

« Le rôle des déséquilibres hormonaux est possible, notamment au niveau de la balance œstrogènes-progestatifs, à la fois dans un état précancéreux, la mastose, et dans le cancer. Mais ce déséquilibre est loin d'être démontré. »

Dans les cas extrêmes, indiscutables, tout le monde tombera d'accord. Mais, dans la majorité des cas, la décision sera prise en fonction des peurs, des goûts, des choix et des connaissances des différents partenaires (à partir, bien entendu, de ce que la médecine peut proposer).

Ainsi, pour l'imagination, la chirurgie, c'est propre et radical. Ça vous nettoie. Ça enlève ce qui est mauvais. Bien sûr, ça mutile mais, au moins, on a payé son tribut, on a agi avec force et conviction. La vie vaut bien ça. Tandis que les rayons et la chimie, ça laisse en apparence intacte, mais ça fatigue, ça détruit de partout et on ne peut jamais en être sûre. Le sein qui est resté là a l'air intact, mais on a toujours « en son sein » cette tumeur qui est censée être tuée. Et puis, le sein est là, c'est vrai, mais ce n'est plus le même. Il a peut-être bonne apparence, mais il est devenu comme étranger. Il n'est plus associé ni au plaisir ni au narcissisme ni à la séduction.

Du point de vue de la décision, il est certain que les équipes pluridisciplinaires, telles qu'elles fonctionnent dans les centres spécialisés, offrent plus de garanties. Le chirurgien, le radiothérapeute, le chimiothérapeute ne décident pas seuls, dans leur coin, ils ne prennent pas seuls des décisions inspirées par leur spécialisation. Ils discutent des meilleures indications, celles qui donnent, d'après les statistiques et leur expérience, les plus grandes chances. Mais encore faut-il que les équipes ne soient pas dominées par l'un ou par l'autre, et qu'on ne soit pas entrée dans la filière par l'un ou l'autre bout. Le chirurgien ou le radiothérapeute garde parfois sans demander l'avis de personne les cas qui lui semble relever de toute évidence de sa discipline.

Et encore faut-il, surtout, que les statistiques soient claires, connues et reconnues par tous et que tout le monde soit d'accord. Une même patiente qui aurait l'imprudence de consulter partout a bien des chances de perdre la tête. Avec la meilleure foi du monde, chacun lui donnera un avis différent. Sept dans un cas récent. Un chirurgien conseillait l'intervention et la chimiothérapie, et un autre chirurgien, la chirurgie seule. Un radiothérapeute, le cobalt et éventuellement la chirurgie ; un autre, le cobalt et ultérieurement une chimiothérapie systématique. Un autre encore, le plus audacieux, la chimiothérapie seule. Elle suivit l'avis du dernier qu'elle vit : il proposait l'intervention suivie de rayons. Pourquoi fut-il élu ? Qui pourrait le dire ? Seule raison évidente : elle trouvait ce chirurgien sympathique et il avait dans son milieu bonne réputation. Et, pour avoir vu à la télévision une chanteuse qui, traitée par chimiothérapie, était devenue totalement chauve, elle écartait résolument cette solution. On avait voulu la rassurer, on lui avait fait peur. Même si elle savait que la calvitie n'était que passagère.

La suite fut dramatique. Ce qui ne signifie pas que le choix fut désastreux : d'autres techniques se seraient probablement révélées tout aussi impuissantes. Mais d'avoir dû choisir laissa à cette patiente le sentiment qu'elle s'était trompée. Qu'il aurait pu en être autrement. Elle confia la suite de son traitement à l'un de ceux de qui elle avait d'abord refusé l'avis. Bien que discret, et convaincu, probablement, qu'il n'aurait pas mieux fait, il inspirait cependant à la patiente la certitude que si elle l'avait écouté... Et peut-être finit-elle par le convaincre, contre toute raison, et malgré lui, qu'elle avait eu tort de ne pas suivre ses conseils. Elle mourut dans son tort.

Il y a, en effet, on le sait, des tumeurs qui évoluent mal, quoi qu'on fasse, et d'autres qui obéissent aux traitements. On a pensé que c'était l'effet d'un déséquilibre hormonal, et on a — autres choix possibles — proposé la suppression de l'activité hormonale ovarienne (par castration chirurgicale ou radiothérapique), puis la suppression chirurgicale ou radiothérapique de l'activité hypophysaire. On a toutes les raisons d'espérer que bientôt sera découvert le moyen de faire que les cancers résistants soient plus clairement définis (et récemment le Pr Étienne Beaulieu a présenté un test hormonal qui a toutes les chances d'être un immense progrès) et réagissent plus favorablement à une thérapeutique mieux adaptée. Il est presque certain qu'alors la grande majorité, sinon la totalité, des tumeurs malignes du sein seront guéries. En attendant, on ne sait pas bien. Si la guérison est fréquente, elle n'est pas encore la règle. Et si les traitements sont plus sûrs, ils ne sont pas absolument codifiables.

Le mot même de guérison pose un problème. Quand la vie est en danger, il peut paraître absurde et même monstrueux de ne pas tenir pour positif (absolument et dans tous les cas) le fait de la conserver. A quelque prix que ce soit et même si, ce faisant, on n'a pas « sauvé une vie », ce qui est une expression ambiguë, mais simplement reculé, pour un temps, et pour cette maladie-là, la menace de la mort. De plus, s'agissant du cancer du sein, le prix n'est pas exorbitant : la mutilation chirurgicale, même très large, ne provoque qu'un préjudice esthétique. Et ce préjudice ne frappe pas celles qu'on soumet à un traitement radiothérapique ou chimique. Au regard de la mort, que pèsent ces cicatrices, qui ne tiendrait pour négligeables les complications secondaires du traitement (œdèmes, radites, douleurs, etc.).

Et pourtant ! Sachant tout cela, car elles le savent, les femmes attendent, selon le prospectus délivré aux jeunes mariées, *trois ans, en moyenne,* pour consulter après avoir constaté quelque chose d'anormal dans leur sein. Et si, justement, pour comprendre, il fallait commencer par là : par l'apparente absurdité de leur conduite. Si, au lieu de répéter interminablement et partout ce que tout le monde sait déjà, on s'interrogeait enfin sur ce qui, précisément, reste inconnu, c'est-à-dire les réactions inattendues, déraisonnables, de la patiente et, souvent, du médecin (et plus généralement du couple qu'ils constituent) ?

Le destin d'une des maladies les plus organiques, les mieux connues et les mieux traitées dépend donc au moins autant de ce qu'elle est pour le malade, pour le médecin, et pour la relation qui les unit que de ce que la médecine ou les statistiques peuvent en dire. Parce que le savoir médical est incertain et parce que les personnes jouent un rôle déterminant pour la décision.

Toute maladie est, ainsi, une « construction ». A partir des symptômes d'un côté et du savoir médical de l'autre, s'élabore quelque chose qui varie à l'infini.

La manière dont les symptômes sont perçus par le patient, la valeur et le sens qu'il leur accorde, la menace qu'ils symbolisent pour sa vie et pour tout ce qui constitue cette vie, vont déterminer la façon dont ils seront présentés au médecin. La « demande » et la *plainte* du patient ne peuvent pas se réduire à une simple énumération de symptômes qui seraient objectivement perçus, décrits et reçus. L'histoire du patient, son caractère, le contexte dans lequel la maladie surgit, le rôle qu'elle va y jouer, la réaction de l'entourage, tout va contribuer à donner à son discours une figure chaque fois unique. Et chaque fois trompeuse si on devait prendre ce discours au mot et si on ne devait en retenir que ce qui permet d'établir un diagnostic objectif. A partir de désordres semblables, les conduites les plus différentes sont possibles, des plus « rationnelles » aux plus « folles » : le symptôme le plus inquiétant, celui qui a amené à consulter, sera tu, on énumérera pour faire écran des diagnostics tout faits, des explications fantaisistes. On se lancera dans des descriptions détaillées, des précisions qui, médicalement, sont sans intérêt, pour ne pas répondre aux questions. Le patient ne veut pas *un* diagnostic et *un* traitement, mais un certain diagnostic et un certain traitement, les *siens,* ceux qu'il a élaborés dans sa tête : ceux qu'il souhaite, qu'il craint, ou qu'il veut conjurer en les évoquant. Ce diagnostic doit répondre à une tout autre question que celle qui est apparemment posée. Il doit confirmer ou nier ce qu'on désire ou ce qu'on appréhende.

Le traitement doit aussi être ce qu'on veut qu'il soit : des gestes et des drogues dont on n'attend pas seulement qu'ils « guérissent » la maladie *réelle* — c'est une affaire technique, celle du médecin —, mais aussi qu'ils détruisent la peur en guérissant la maladie *supposée.* Le patient fait tout pour dicter au médecin sa conduite. Et si le médecin ne veut pas du tout jouer le jeu, le malade refusera le diagnostic et le traitement qu'on lui propose, il trichera, jouera avec les mots et avec les doses, opposera aux médicaments les plus anodins et les mieux connus les réactions les plus imprévisibles, les plus paradoxales.

Il ne vient pas, passivement, demander des soins. Et une passivité apparente ne devrait pas tromper : elle est encore un piège. Souvent, le malade ne veut pas « guérir ». Il peut même tenir pour nécessaire, plus ou moins consciemment, le trouble dont le médecin veut à tout prix le débarrasser. Pour une raison ou pour une autre, il en a besoin. Il ne veut pas être sain ou être guéri. Il veut être et rester lui. Ce qui, dans la maladie, lui fait peur, c'est justement la perte de son identité, de ses moyens, de la vie dans sa vie. Mais, aussi, ce qui dans la médecine l'effraie, c'est le pouvoir qu'elle a de prendre possession de lui et d'en faire ce qu'elle juge bon, de faire dire ce qu'elle veut à un discours auquel elle a déjà imposé son langage. On sait en effet que les consultants se croient obligés de s'exprimer dans le langage médical s'ils veulent être entendus.

Bien malin alors le médecin qui ne sera pas influencé, en dépit de toutes ses connaissances, par cette pression que, sans le vouloir et sans le savoir, le patient exerce sur lui. Et, aussi, par ses propres réactions. L'immense majorité des erreurs de diagnostic ne sont pas tant le fait de l'ignorance ou de la négligence des médecins que de leur réaction, agressive, d'évitement ou de passivité, à la demande des patients.

Avoir envie de guérir, c'est aussi pour un médecin avoir envie de faire du bien, de montrer son pouvoir, de se faire plaisir, de se donner raison. Et chacun à sa manière. Si chaque médecin a *ses* malades, avec qui il s'entend, qui lui font « confiance », c'est que la rencontre de certaines demandes et de certaines réponses est la moins dysharmonieuse possible. Les médecins sont bien naïfs qui, souvent, s'étonnent que leur soient fidèles des patients qu'ils détestent et maltraitent — et traitent mal — et que les abandonnent des malades à qui ils voulaient et ont fait tant de bien. Le couple médecin-malade n'est pas différent des autres.

De même, la « confiance » des patients où les médecins voient volontiers le gage de leur compétence, dont ils font souvent le ressort de leur action, ne prouve rien sinon que, dans le pire comme dans le meilleur, une complicité s'est établie, un rapport s'est institué. On peut se méfier du médecin le plus compétent et le plus désireux d'aider. On peut suivre jusqu'au bout les conseils d'un autre (médecin) ignorant, entêté dans l'erreur, n'ayant pour souci que de dominer. Et « une grosse clientèle », reflet de cette confiance, ne prouve jamais, comme elle, qu'une connivence.

Encore cette analyse désigne-t-elle seulement l'intervention des facteurs personnels dans un ensemble où la maladie serait « vraie » et les connaissances assurées, où le médecin, omniscient, aurait toujours présentes à l'esprit toutes les connaissances médicales disponibles. Or les « vraies » maladies ne sont pas celles que le médecin voit le plus souvent, et aucun médecin ne peut être le représentant, à lui tout seul, à chaque instant, de toute la science médicale. Les facteurs personnels ne viennent donc pas « gauchir » un ensemble qui, sans eux, aurait une stabilité et une cohérence parfaites. Leur intervention est sollicitée et facilitée par l'imperfection du système lui-même.

Les maladies ont toujours une fonction, et, en particulier, les maladies « fonctionnelles », si bien nommées. Elles ne sont pas là « pour rien ». Si elles sont souvent, comme le croit la médecine, le reflet du conflit entre l'organisme et un agent externe venu perturber son équilibre antérieur, elles peuvent aussi réaliser le seul équilibre possible. Même mauvais, cet équilibre peut être le moins mauvais pour un organisme (ou une personne) placé dans une situation — pas forcément agressive ni, en elle-même, difficile — que, en raison de son passé et de sa structure, il ne peut pas supporter.

La maladie, ça veut donc dire quelque chose, mais pas toujours la même chose : tantôt c'est le signe d'un équilibre perdu et tantôt d'un équilibre construit. Comme si, au fond, un organisme à la poursuite de son équilibre pouvait soit réussir parfaitement, et il serait alors en bonne santé, soit échouer complètement et il serait alors frappé d'une maladie vraie, soit réussir imparfaitement et il souffrirait dans ce cas de « fausses » maladies (les maladies fonctionnelles ou psychosomatiques). La maladie est, dans tous les cas, une construction, une manière d'être, élaborée dynamiquement par un organisme (ou une personne) en situation. Elle est à la fois problème et solution.

Mais la médecine aussi. Toute théorie, toute science est, au moins partiellement, une fiction. Elle ne dit pas *la* vérité. Elle représente une élaboration passagère destinée à rendre cohérent et opératoire ce qu'elle sait, pour le moment, de ce qui serait une vérité absolue. Elle est à la fois solution et problème.

C'est sur ces bases incertaines et mouvantes que se construit l'acte médical. C'est là-dessus que, pour obtenir la « guérison », médecine et malades devraient ensemble travailler.

Il n'est pas possible, par exemple, d'espérer dépister précocement les cancers du sein et les soigner efficacement aussi longtemps que les médecins ne seront pas capables — et ils en sont loin — d'appréhender ce qu'est une femme qui craint (ou qui a) un cancer du sein, et, quand toutes les femmes ne sauront pas qu'elles ont en face d'elles des médecins qui savent non pas que c'est ou non un cancer — ça ne devrait pas être bien difficile —, mais que la femme qu'ils ont en face d'eux est une femme bien précise et bien définie, qui a un cancer, ou a peur d'en avoir un. Et un cancer du sein. Et, plus généralement, les malades seront mal soignés aussi longtemps que les médecins ne sauront pas ce que veut dire le désir d'être soigné, tant qu'ils continueront à croire que cela signifie seulement le besoin d'être réparé, selon les seules lois de la médecine.

Guérir, pour la médecine, serait idéalement, on le sait, supprimer la cause et ses effets. C'est rarement possible. Plus souvent, et aussi efficacement, cela pourrait consister à corriger les effets d'une cause méconnue, ou, encore plus souvent, agir sur cet ensemble constitué par un réseau de causes en relation avec le réseau des réponses que lui oppose l'organisme, cet ensemble étant ce qu'on appelle maladie... Cela devrait enfin permettre au malade d'accéder au meilleur équilibre possible en fonction de ce qu'il est et veut demeurer et de ce que le monde lui impose ou lui propose. On ne peut modifier (on n'est ni en mesure ni en droit de le faire) un équilibre considéré comme mauvais que si on est assuré d'en offrir un qui soit sûrement meilleur.

Guérir n'est plus alors supprimer une cause ou corriger ses effets, mais reconnaître, favoriser le meilleur équilibre possible d'un organisme menacé. Pour être vraiment efficace il ne s'agit plus de rechercher un équilibre théorique, mais d'en construire, d'en élaborer un autre.

De sa maladie qui, déjà, est une élaboration, le malade va présenter à la médecine une image construite en fonction de ce qu'il attend d'elle et de ce qu'il pense qu'elle attend de lui. De son côté, à partir des matériaux qui lui sont fournis par le patient et par la science médicale, elle-même fiction, le médecin va, en fonction de sa personne, élaborer sa propre vision des choses. Tout va dépendre de la rencontre et des interactions entre ces deux élaborations.

Encore le médecin et le malade ne sont-ils pas les seuls personnages qui soient en scène et qui orientent l'action médicale. En eux et en dehors d'eux d'autres personnages interviennent : la société avec ses exigences économiques et morales, son idéologie, sa culture, mais aussi l'argent, la politique, les conditions de vie du patient, les conditions d'exercice du médecin. On n'est pas soigné de la même manière (mieux ou plus mal est un autre problème) selon qu'on habite la campagne ou la ville, qu'on est riche ou pauvre, cultivé ou ignorant. Un médecin n'exerce pas la même médecine s'il travaille seul, en groupe, à l'hôpital ou dans un dispensaire, sur un mode libéral ou fonctionnarisé, s'il est jeune ou vieux, s'il croit en la médecine ou s'il s'en méfie. La médecine ne sera pas exactement la même dans un pays socialiste ou dans un pays capitaliste, dans un pays sous-développé ou avancé, dans une contrée du Grand Nord ou dans la multitude orientale, au sein d'un peuple chrétien ou musulman.

On peut donc se représenter l'acte médical élémentaire comme une construction. L'un des piliers en serait le patient qui, à partir de ce qu'il est, de sa situation, d'un agent pathogène, est devenu malade et qui présente à la médecine des symptômes décrits en fonction d'elle. L'autre pilier en serait le médecin, fort de la science médicale, et qui, en fonction de sa personnalité, de ses convictions et des éléments que lui offre le patient, élabore son action thérapeutique. Coiffant les deux et agissant sur l'un, sur l'autre et sur le couple, les agents externes (sociaux, économiques et, surtout, culturels).

Cette idée que l'acte médical est une construction n'est imaginable que si on admet qu'il existe des maladies, qu'il faut les guérir et qu'il y a une science médicale puissante pour le faire. Mais aussi si on accepte en même temps qu'on ne peut pas réduire le fait médical à une rencontre codifiable entre la maladie et la médecine, que la construction ne se résume pas à ses matériaux.

Rien dans cette théorie ne suppose non plus ni n'impose *une* théorie étiologique, pathogénique ou thérapeutique. Rien ne désigne une cause privilégiée (psychique, sociale, infectieuse, génétique) ni un mécanisme unique ni, de ce fait, une thérapeutique univoque orientée par ces hypothèses de base. Quelle que soit la « cause », quel que soit le mécanisme en jeu, la thérapeutique devra toujours jouer sur tous les plans en même temps. On peut très bien traiter une maladie psychique par des perfusions ou des verrues par la suggestion. La nature de la maladie ne dicte pas la nature du traitement, ni inversement.

Pour donner un sens à sa vie, pour comprendre ou agir, l'homme ne se contente jamais d'opérer intellectuellement sur des données objectives irréductibles. Il n'y a pas d'action ni de pensée qui soit « pure » de ce qui est humain, c'est-à-dire libre. Pas plus en médecine qu'ailleurs. Plutôt moins en médecine qu'ailleurs. Dire que l'acte médical de base est une construction, c'est simplement faire un constat et nier qu'il puisse y avoir, face à face, un corps objectif malade et une science médicale objective, et que, sur cette rencontre, n'agirait aucune pression personnelle, sociale et culturelle.

Là-dessus, tout le monde devrait pouvoir tomber d'accord. Mais tout le monde n'apporte pas la même réponse à la question posée par cette « impureté » de l'acte médical.

Pour les uns, tout l'effort doit consister à le purifier, à le rendre plus « scientifique ». Puisque les éléments « humains » n'interviennent que pour perturber la consultation, puisqu'ils sont à l'origine des erreurs, puisqu'ils sont en somme des parasites, pourquoi ne pas tout faire pour les éliminer ? L'idéal ne serait-il pas une médecine telle que pourrait la pratiquer un ordinateur ? Dépourvu de toute émotion, il saurait poser *toutes* les questions, demander tous les examens et, riche d'une mémoire totale, sans défaillances, il résoudrait tous les problèmes avec une science sans défaut.

On peut imaginer, face à face, un ordinateur et un patient qui souffre, par exemple, d'une douleur thoracique. Correctement programmé, l'ordinateur saurait poser les bonnes questions : quand ? était-ce la première fois, la douleur était-elle constrictive, était-ce une sensation de brûlure, de pincement, de poids sur la poitrine, a-t-elle commencé brutalement ou progressivement, s'est-elle achevée d'un seul coup ou petit à petit, a-t-elle été déclenchée par l'effort, quel effort (la marche, les escaliers, la course, le port d'une lourde charge, l'acte sexuel), par l'émotion (laquelle), par la digestion, s'est-elle manifestée à l'intérieur ou à l'extérieur, par grand vent ou sous un soleil de plomb, faisait-il froid, chaud, humide, sec, quelle heure était-il, était-ce avant ou après un repas, ce repas avait-il été lourd ou léger, accompagné de quelle boisson, en quelle quantité, à quelle température, a-t-elle été soulagée par le repos, l'arrêt de la marche, au bout de combien de temps, ou bien a-t-elle cessé sous l'effet d'une autre action (médicaments, position particulière du corps, penché en avant, assis, appuyé, manœuvre respiratoire, éructation, vomissement), a-t-elle été accompagnée de frissons, de sueurs, de nausées, de toux, de vertiges, d'angoisse, de sensation de mort imminente, irradiait-elle vers le cou, les bras, l'estomac, le dos... ? De quelle maladie souffrez-vous ou avez-vous souffert (digestive, pulmonaire, etc.), de quoi avez-vous déjà été soigné, avez-vous subi une intervention, quel âge avez-vous, fumez-vous, depuis combien de temps, quelles cigarettes, comment, en inhalant ou pas, combien pesez-vous, quelle taille avez-vous et quel âge, quelle est votre alimentation, que buvez-vous, depuis quand, quels examens avez-vous déjà subis, quels en étaient les résultats, etc. ?

A ce stade, celui de l'interrogatoire, on ne voit pas ce qui pourrait empêcher l'ordinateur de poser *toutes* les questions nécessaires. Et on ne peut même pas objecter une répugnance quelconque de la part des patients puisqu'une expérimentation a montré qu'ils répondaient plutôt plus volontiers à une machine qu'à une personne.

Mais répondre quoi ? Il faudrait vraiment n'avoir jamais été malade, n'avoir jamais interrogé un patient pour croire que toutes les réponses sont fiables, pour croire tout bêtement que, quand un patient répond à une question, il y répond vraiment, sans autre intention que d'être sincère et précis, sans avoir le moindre désir d'orienter le diagnostic. Et que, bon gré mal gré, le sachant ou pas, on inspire toujours les réponses par la manière dont on pose les questions. Comment enfin pourrait-on poser les mêmes questions à tout le monde ?

Entre un patient qui répond à une infinité de questions systématisées et le boulanger qui dit simplement : « Je marchais, il y avait du vent, et tout d'un coup j'ai été cloué sur place par une douleur, là, c'était du gâteau, j'ai bien cru que j'y passais », la quantité et la qualité d'information ne sont même pas comparables. De tout petits détails, le geste fait pour indiquer le siège de la douleur par exemple, deux doigts pointés sur le thorax ou la main à moitié fléchie posée à plat au beau milieu de la poitrine, sont des indices bien plus précieux que bien des discours. Un même malade répondra en toute bonne foi que sa douleur ressemble à une pince, mais aussi à un crabe, mais aussi à un coup de poignard, à une brûlure, à un poids, à un coup de poing. S'il la décrit spontanément, il saura immédiatement faire le geste, dire le mot, avoir l'expression qui mettront sur la voie. Il suffit d'interroger quelqu'un qui connaît déjà les signes : il passera son temps à tricher, bien malgré lui, à dire que bien sûr, mais... que la douleur, il l'a bien eue, mais qu'il en a eu de semblables, etc.

Un médecin peut, ne fût-ce qu'à partir de ce qu'il ressent lui-même en écoutant, soupçonner l'écart entre ce qui est dit et la vérité. Il peut reposer la même question sous plusieurs formes, recouper, contrôler. La machine aura beau employer les mêmes procédés, elle devra prendre toutes les réponses pour argent comptant. Comment saura-t-elle que cet homme qui prétend boire « normalement » est un alcoolique évident (et qui ne ment pas mais ignore, en toute bonne foi, qu'il boit trop) ? Comment pourrait-elle s'étonner que cette femme déclare n'avoir jamais été opérée alors que son ventre est couturé de cicatrices ; mais ce n'était qu'une césarienne, pas une opération, et les autres opérations, c'était simplement pour vérifier, ou pour « libérer des adhérences » ? On n'a rien enlevé, sauf l'appendice, il y a bien longtemps, donc ça ne compte pas, ce ne sont pas de vraies opérations. Comment devinerait-elle que tel malade considère comme « normal » le fait de tousser tous les matins et ne pensera pas à le mentionner et que tel autre répondra qu'il est toujours essoufflé parce que au cinquième étage il l'est un peu ?

La subjectivité du malade n'est pas « contournable ». Et celle du médecin pas davantage. Et la pire des absurdités est sans doute de croire que, si on supprime le médecin comme sujet, on dépouille le champ médical de la subjectivité qui l'encombre. Alors que, justement, seule la subjectivité du médecin, pour peu qu'elle soit reconnue et maîtrisée, serait peut-être capable de déjouer les pièges tendus par celle du patient.

Et à partir de quoi ce même ordinateur — ou un médecin qui fonctionnerait à son image, en moins parfait bien sûr — déciderait-il du traitement ? Les erreurs que commettent parfois les médecins seraient, bien sûr, évitées : à aucun moment un ordinateur ne pourrait oublier les incompatibilités entre deux médicaments, en aucun cas il ne prescrirait un anti-inflammatoire à un ulcéreux, ni des injections de pénicilline à quelqu'un qui serait allergique à cet antibiotique. On serait ainsi assuré que la thérapeutique prescrite serait celle qui a été mise au point par les médecins les plus compétents. Ainsi, par exemple, ce serait un urologue qui déciderait du modèle de traitement d'une infection urinaire récidivante, un ORL de celui du traitement d'une angine à streptocoques, etc.

Mais quel urologue et quel ORL ? Pour soigner une même maladie, les médecins ne sont presque jamais tout à fait d'accord. Même pas pour les maladies les plus graves qui sont en général traitées par des équipes qui, le plus souvent, finissent par mettre au point des « modèles ». On dispose par exemple d'un nombre réduit de médicaments pour traiter la maladie de Hodgkin. Les services qui s'en occupent sont peu nombreux. Ils échangent constamment leurs informations. Ils ne pratiquent pourtant pas les mêmes traitements, n'utilisent pas forcément les mêmes combinaisons d'antimitotiques, ne font pas le même nombre de perfusions, ne les espacent pas également, n'envisagent pas de la même manière la prévention des récidives (les uns attendent qu'elles s'annoncent, les autres préfèrent faire des cures de consolidation systématiques).

Quand on a affaire à des maladies beaucoup plus bénignes et banales, le plus souvent traitées en consultations externes, la fantaisie est totale. On ne sait pas pourquoi, par exemple, des médecins provinciaux utilisent très largement, dans le traitement de la lombalgie commune, des injections d'un décontracturant que les médecins parisiens ne prescrivent presque jamais, ni pourquoi l'immobilisation sous corset plâtré, qui semble satisfaire les rhumatologues d'une certaine école, est rarement utilisée par les autres spécialistes. Qui pourrait dire pourquoi tel service hospitalier ou tel médecin donne sa préférence à tel anti-inflammatoire plutôt qu'à tel autre ?

Raison de plus, dira-t-on, pour faire intervenir l'ordinateur. Son analyse des expérimentations faites un peu partout permettrait enfin de mettre un peu d'ordre dans cette pagaille et dessinerait assez aisément sinon un, du moins quelques modèles, modulables selon les antécédents du patient et même selon sa personnalité.

On peut même supposer, en effet, qu'un ordinateur serait capable de tenir compte de ces facteurs qui, à un vulgaire esprit humain, semblent irréductiblement impondérables. Pourquoi ce malade s'obstine-t-il à doubler les doses prescrites — pour guérir plus vite, pour se faire du mal ? — et cet autre malade à les réduire — parce qu'il a peur, parce qu'il ne veut pas vraiment guérir ? Rien, en principe, ne devrait empêcher l'ordinateur de détecter, d'enregistrer dans sa mémoire et donc de prendre en compte tous ces « impondérables ». On aboutirait ainsi dans tous les cas à un traitement fondé scientifiquement et adapté à chaque patient.

On peut, bien sûr, rêver. On peut aussi rêver à l'énorme investissement que cela représenterait. Mais surtout, la question est moins de savoir ce que ferait un ordinateur de ce genre que de savoir ce que ferait un médecin à qui on aurait appris à fonctionner sur ce « modèle », un médecin qui, dans chaque cas, poserait *toutes* les questions, ferait pratiquer *tous* les examens, envisagerait *toutes* les possibilités, appliquerait toujours *le* traitement, le seul, qui convient (et qui, d'ailleurs, fonctionnerait d'autant mieux sur ce modèle qu'il disposerait de banques de données sur ordinateur qu'il pourrait à tout instant interroger). Un médecin parfait, en somme, ne se trompant jamais, ni par ignorance ni par négligence, ni parce qu'il aurait été trop sensible à des influences d'ordre psychologique ou social.

Pourquoi pas ? Il est difficile d'objecter que la science médicale — diagnostique et thérapeutique — est trop incertaine pour se prêter à une telle utilisation. L'ordinateur, ou le médecin-ordinateur, n'a pas besoin de certitudes, mais seulement de probabilités dont la manipulation par lui serait enfin correcte. De plus, cette démarche permettrait que les probabilités soient non seulement mieux utilisées mais aussi, grâce à un traitement statistique et épidémiologique plus rigoureux, mieux définies. On ne peut pas non plus opposer l'insurpassable imperfection du cerveau humain : malgré ses faiblesses, il resterait toujours, par principe, supérieur à tout ordinateur imaginable. Pour certaines tâches précises, il est déjà, et de loin, surpassé.

Ne peut-on pas, ne serait-ce que timidement, dire cependant que, malgré tout, tout bien considéré... les imperfections du cerveau humain sont mieux adaptées à ce phénomène trop complexe pour être mis en fiche qu'est la vie, comme on pourrait dire que, sur un chemin de montagne, un mulet stupide reste plus fiable que les voitures les plus sophistiquées ? Il y a sûrement dans la résistance que suscite une telle perspective — un médecin formé pour fonctionner comme un ordinateur — une nostalgie passéiste, un attachement, sûrement coupable, à tout ce qui est imparfait, incertain, problématique, une répugnance à tout ce qui peut réduire l'homme et la vie à des mécanismes sans inconnue, sans surprise. Comme si la maîtrise absolue, la possibilité de rendre compte du tout d'un phénomène quelconque déclenchait le même refus, la même horreur que la mort. Si les jeux sont faits, si le dernier mot est dit, que reste-t-il à faire ou à dire ? Un patient déprimé me disait du Premier ministre Raymond Barre qu'il était la mort parce qu' « on ne peut même pas imaginer assez de questions pour toutes les réponses dont il dispose déjà ».

Cette même nostalgie, cette même répugnance, font que, par exemple, la perfection d'un Borg au tennis, d'un Karpov aux échecs et de tant de recordmen en athlétisme inspire en même temps l'admiration et une certaine répugnance. Il n'y a plus cette marge d'incertitude, d'attente, qui semblent attachées à la vie. Quand on ne peut plus perdre, quand tout est prévu, ce n'est plus du jeu. Plus de la vie ?

Et on peut aussi s'interroger, en revanche, sur ce qui pousse aujourd'hui les hommes à vouloir tout résoudre sur ce mode. A dresser, par exemple, des jeunes gens doués à vaincre des records, à quelques centièmes de seconde près, en en faisant des machines parfaites et sans intérêt.

Mais à cette résistance éthique et psychologique s'ajoutent des objections plus pratiques : l'ordinateur n'est pas parfait. Il dépend des informations qui lui sont fournies. Et, quand il se trompe, c'est, en général, gravement. Et sans s'en apercevoir et sans qu'on ait le temps de s'en apercevoir, ce qui, en médecine, est plutôt fâcheux. Mais surtout la solution par l'ordinateur ne répond pas à la question posée, qui n'est pas, comme on semble le croire, « comment ne pas se tromper », mais « comment soigner mieux ».

Il faudrait un ordinateur extraordinairement sophistiqué pour remplir toutes les fonctions du médecin. Il pourrait, c'est vrai, tenir compte de tous les facteurs personnels et autres, mais il lui faudrait une multitude d'informations, traitées de manière très complexe, pour aboutir à des conclusions que le médecin peut élaborer, sans même le savoir, en quelques secondes. La manière dont un patient attend dans un salon, dont il s'assoit, sa démarche, son apparence et son langage, ce qu'il dit et ne dit pas, sont déjà des renseignements qui permettent de prévoir qu'il ne renoncera pas facilement ou trop activement à sa gourmandise, qu'il sera avide de drogues ou au contraire réticent, qu'il a envie de guérir ou non. Et un froncement de sourcil, un toussotement, un sourire du médecin peuvent avoir autant d'effet que tous les diagnostics et toutes les prescriptions.

On peut soutenir, après tout, que l'activité médicale n'est pas réductible à ce que l'ordinateur pourrait traiter. Les défauts, les incertitudes de la construction toujours mouvante qui la constitue sont peut-être, tout compte fait, plus rigoureux et plus scientifiques que toutes les purifications qu'on voudrait lui imposer. Malgré ses erreurs et ses faiblesses, l'homme-médecin est sans doute plus efficace que la machine parce que plus proche de son objet, plus semblable à lui.

Cela suppose cependant une condition : que le médecin ne soit justement pas formé à l'image d'un ordinateur forcément rudimentaire mais qu'il soit, par sa formation, rendu capable de prendre en charge ses imperfections. Se vouloir pur esprit, pur regard et pure raison relèverait de l'illusion la plus totale et la plus dangereuse. Mieux vaut être un médecin imparfait qui s'accepte qu'un ordinateur forcément imparfait mais sûr de lui.

Le problème est même de savoir si les « impuretés » de l'acte médical ne pourraient et ne devraient pas être acceptées et même utilisées. Leur rôle ne serait négatif que méconnu ou méprisé. Reconnues, elles pourraient, au contraire, constituer une nouvelle arme thérapeutique. Elles accroîtraient l'efficacité de la médecine, au lieu de la restreindre. Si, de plus, leur présence est inévitable, si on est condamné à compter avec elles, peut-être vaut-il mieux les exploiter que les subir.

La solution de ce problème n'est pas facile. Elle implique que des médecins formés autrement que pour devenir des ordinateurs de qualité inférieure disposent de conditions d'exercice qui leur permettent d'inscrire cette autre formation dans la réalité quotidienne de leur pratique. Ce qui suppose une autre conception de la maladie, de la mort, de la santé, de l'action médicale et sanitaire. Si, actuellement, le problème semble insoluble, c'est tout simplement parce qu'on le suppose résolu en le niant.

Les médecins sont mal formés. Tout le monde s'accorde à le dire. Mais on insiste toujours sur les faiblesses de leur information, sur leurs insuffisances techniques, sur leur manque d'expérience. Jamais sur les défaillances qualitatives de leur formation. Dès le départ, d'étranges critères de sélection, purement scientifiques, comme on le sait, sont imposés aux étudiants. S'il est entendu que les médecins doivent savoir, mais ne peuvent pas tout savoir, qu'ils doivent garder une bonne distance thérapeutique, mais pas s'abstraire d'une situation où ils sont partie prenante, et qu'ils doivent aussi gagner honnêtement leur vie sans obéir à la loi du profit ni dépendre d'institutions contraignantes, peut-on imaginer une « autre » formation qui serait conforme à ces exigences contradictoires ? (concernant, pour le moment, le seul fonctionnement du médecin — pas de la médecine ou de la politique sanitaire).

Une tentative a été faite dans ce sens. Peu importent ici les mérites et les faiblesses de la formation que Michael Balint a proposée aux médecins[1]. Ce qui compte, ce qui a fait de la recherche de Balint un événement, c'est l'analyse du fonctionnement du médecin et de la relation médecin-malade. Cette analyse permet de dévoiler, du même coup, les failles dangereuses de la « formation » classiquement dispensée par les centres hospitaliers et universitaires. Car il s'agit bien d'une « formation » autant que d'une « information ». Ce

1. Michael Balint, *Le Médecin, son malade et la maladie,* Paris, PUF, 1960.

qu'on inculque aux jeunes étudiants et qui se transmet ainsi de génération en génération, c'est la « pensée médicale commune », que nous avons essayé de décrire. L'enseignement dispensé n'est ni neutre ni objectif. Il véhicule toute une vision de l'homme, de ses maladies, du rôle de la médecine et des médecins.

Ce à quoi Balint veut sensibiliser les médecins, c'est justement tout le contraire de cette vision. Il veut attirer l'attention du médecin sur ce qui se passe en lui, pour que, au lieu de n'être toujours que l'objet passif, impuissant et donc dangereux d'une inéluctable subjectivité, il en prenne conscience (et prenne conscience aussi de ses limites et des limites de sa prise de conscience), la maîtrise et s'en serve (en sachant l'illusion partielle de cette maîtrise).

Mais Balint était psychanalyste. C'est sur la notion d'inconscient qu'il a établi le principe de la formation qui porte son nom. Ce sont des analystes qui dirigent les groupes de formation. Et cela n'est évidemment pas sans conséquence : la formation Balint est l'objet de résistances qui lui interdisent, pour le moment, d'être généralisée à l'ensemble des étudiants et encore plus à l'ensemble des médecins déjà en exercice. Sa double appartenance, médicale et analytique, fait qu'elle est attaquée de toutes parts à la fois, aussi bien par les médecins que par les analystes.

Or, plus encore que l'analyse que Balint a faite des modes de penser des médecins et des enseignants, ces attaques sont très révélatrices de ces modes de penser. Les comprendre peut nous aider à mieux définir la pensée médicale commune dont la médecine est prisonnière.

Les psychanalystes voient, dans le Balint, le risque d'un abâtardissement dangereux de la psychanalyse, mais aussi, curieusement, celui d'une perversion de la médecine. Ils veulent — comme Balint d'ailleurs — qu'un médecin reste un médecin. Or un analyste et un médecin ne pensent pas de la même manière. Vouloir les concilier conduirait à perdre sur les deux tableaux.

Et ce ne sont sûrement pas les médecins qui contrediraient cette opinion. Pour la majorité d'entre eux, tout ce qui touche à la psychanalyse est suspect ou ne mérite même pas l'attention. Ils n'aiment pas penser que leurs sentiments et leurs pensées puissent n'être pas absolument purs. Ils répugnent à croire que les problèmes qui leur sont posés puissent être d'un autre ordre que technique. Ils jugent inutile et périlleux d'aller fouiller en eux pour y découvrir on ne sait quoi de totalement étranger, à leurs yeux, à l'objectivité de leur pratique.

Et peut-être n'ont-ils pas tort d'avoir peur. Ce qu'ils pourraient découvrir aurait en effet de quoi les troubler et les inquiéter. La remise en question qui leur est proposée est radicale, et la modification d'eux-mêmes et de leur fonctionnement, « limitée mais considérable ». Limitée parce qu'on ne leur suggère pas de n'être plus des médecins, mais considérable parce qu'on veut tout bonnement les conduire à une véritable « inversion » de leur conduite. Habitués à manipuler des corps creux qu'ils explorent à loisir, par tous les moyens possibles, dans lesquels ils pénètrent avec leurs mains et leurs instruments, des corps inhabités, vacants, disponibles, les voici soudain sollicités d'affronter des corps pleins, habités de refus, de désirs, d'intentions. Il leur faudrait à leur tour se laisser « pénétrer » par un discours tout animé d'une vision non médicale du corps. Ils vivent souvent cette inversion comme le passage d'une attitude éminemment « virile » (active, positive, pénétrante) à une attitude « féminine » (passive, négative, pénétrée). Et tout imaginaire qu'elle soit, cette modification de leur comportement profond est très mal supportée. On ne devient pas médecin pour se reconnaître — même relativement — impuissant. Il n'est pas facile de renoncer au pouvoir médical ni d'accepter de n'être plus actif que par le biais d'une apparente passivité.

La tentation est donc grande de réduire la formation psychologique du médecin à une simple information qui n'aboutirait pas à une modification de son attitude, mais seulement de son savoir. Le désir le plus vif du médecin est toujours de retrouver les mécanismes de la pensée « médicale » qui lui permettrait de porter sur le malade, sur la relation médecin-malade et sur lui-même, un regard objectivant et positiviste, de parler des conflits du malade comme on parle de ses intolérances digestives, de la relation qu'on a avec lui en termes de rapports de forces, de soi-même comme d'un instrument plus ou moins fiable. Le médecin « informé » se comporte comme s'il était absent, en tant que personne, de son champ d'action et d'observation. Il l'a élargi mais il n'a pas modifié son regard. On voulait qu'il s'y intègre. Il s'y prête comme une forme vide et neutre qu'il contemple du dehors.

C'est là un des deux aspects de la « psychologisation » que les psychanalystes reprochent volontiers aux balintiens. On traite le psychisme sur le même mode que le corps. On fait de la psychologie. Mais ils redoutent aussi que des médecins qui porteraient une attention trop grande au psychisme aient tendance à tout ramener à lui. C'est là un soupçon dont ces médecins sont constamment l'objet. Ils résisteraient mal, croit-on, à la facilité qui consiste à dire de tout : « C'est nerveux », ou « C'est psychosomatique. » Il suffit même que flotte autour d'eux une certaine aura « psy », qu'on sache ou soupçonne qu'ils s'intéressent à « ça », pour que les patients protestent. Ils se croient soupçonnés de n'être pas « vraiment » malades.

Ce que les patients supportent mal — et à juste titre — dans cette psychologisation de l'attitude médicale, c'est qu'elle les transforme encore plus en objets, et en objets impuissants, à la discrétion des volontés médicales. Non contents de manipuler et de pénétrer les corps, ce qui serait à la rigueur acceptable parce que contrôlable, les médecins laisseraient entendre, et croiraient peut-être, qu'ils sont capables aussi de comprendre et de modifier le fonctionnement psychique. Passe encore qu'ils soient des mécaniciens désinvoltes. S'ils se permettent en plus d'être, et sournoisement, des manipulateurs de la pensée et des sentiments, quel espoir reste-t-il au patient de garder son identité ?

Si elle avait une réalité, si elle menaçait d'en acquérir une, cette double psychologisation aurait de quoi justifier la méfiance des psychanalystes. Rien, en effet, n'est plus éloigné de la pensée analytique pour qui la vie psychique du patient n'est pas l' « objet » de son action. Tout, dans l'analyse, ne fonctionnerait qu'à travers la relation dynamique qui s'établit entre le patient et le thérapeute, dans le processus qu'on appelle le « transfert ». Et même si tout l'accent de la formation Balint est, sans le dire explicitement, mis sur ce phénomène, aux dépens même de toute élaboration conceptuelle, il est certain que la situation médicale et la situation analytique ne sont pas du tout du même ordre et que cette différence interdit tout transfert de l'attitude psychanalytique en médecine (et réciproquement). En aucun cas, le médecin ne peut établir dans son cabinet la « stérilité » du divan telle qu'elle a été instaurée par Freud. Pour le médecin tout est « réel » : les symptômes, le corps du patient, les examens, l'entourage, les conditions de travail ou de vie. Il connaît tout cela « réellement ». Il touche son malade, l'examine, le rencontre, vit dans les mêmes lieux que lui, lui rend visite, soigne ses proches. Il prescrit des médicaments, donne des ordres. Pour l'analyste tout cela ne peut être qu'objet de parole. Il ne sait que ce que « dit » le malade.

Pour souligner encore la difficulté de recourir aux psychanalystes pour former de vrais médecins, on évoque volontiers une notion à propos de laquelle on les oppose toujours : la « guérison ». Il semble admis, en effet, que les médecins sont obsédés par le désir de guérir alors que les psychanalystes ne veulent même pas en entendre parler. En fait, cette opposition est plus commode que réelle : les psychanalystes prêtent souvent aux médecins, pour mieux s'en démarquer, l'ambition de toujours guérir radicalement — comme on est censé guérir définitivement une angine par un traitement antibiotique. Cette ambition est, nous l'avons vu, beaucoup plus l'objet d'un vœu pieux qu'une réalité quotidienne. Et le désintéressement des psychanalystes est beaucoup moins absolu qu'ils ne le disent : ils ne dédaignent pas les résultats « favorables » qu'ils peuvent obtenir et constater, et ils restent rarement insensibles aux souffrances subies ou aux dangers encourus par leurs analysants. Ce qui sépare les uns des autres, c'est, au fond, moins le désir de guérir, c'est-à-dire de faire qu'on souffre moins, qu'on vive mieux et qu'on risque moins de mourir, que le rôle que joue ce désir. « Guérir » est ce qu'on demande explicitement au médecin et ce que, par contrat explicite et tacite, il s'engage à faire. C'est aussi ce qu'on attend implicitement de l'analyste. Simplement ça ne peut pas être, sous peine de la pervertir, le moteur reconnu de la cure. Ce qui compte, c'est moins la présence du désir de guérison que la fonction qui lui est reconnue ou refusée. Et encore cela n'est-il pas vrai de tous les analystes. La psychanalyse américaine par exemple fonde volontiers sa légitimité sur l'évaluation des résultats obtenus. La différence est donc moins grande qu'on le dit : les uns renoncent toujours partiellement au désir qu'on leur prête, les autres cèdent en partie au désir qu'ils prétendent refuser.

On est donc placé en face d'une contradiction. La psychanalyse comme référence, comme modèle, est inutilisable et, d'ailleurs, elle est refusée par l'ensemble du corps médical. En même temps, elle seule peut offrir une référence conceptuelle satisfaisante pour comprendre ce qui se passe entre un médecin et un patient et qui s'apparente toujours au « transfert ». Il faudrait être bien obstiné, en effet, pour ne pas voir qu'il imprègne toutes les activités médicales. Il se manifeste aussi bien dans la très banale passion des accouchées pour leur obstétricien que dans l'attachement de bien des patients pour leur médecin, quelles que puissent être leurs réserves à l'égard de la médecine. Il faut beaucoup d'aveuglement pour être surpris, comme le fut un jour un grand cancérologue, en apprenant que le moindre froncement de sourcil ou grognement de sa part, la moindre humeur de son auguste personne avait un retentissement beaucoup plus considérable sur ses patients que l'aide psychologique qu'il se vantait de leur offrir. Puisque la psychologie existait, il avait en effet décidé de s'adjoindre des psychologues et il était convaincu qu'en divisant ainsi les compétences et les fonctions, il reconstituait une totalité thérapeutique satisfaisante.

Et pourtant, en dépit de ces contradictions, malgré le péché psychanalytique originel, il faut former autrement les médecins. Ce que nous apprennent les résistances opposées à une des rares tentatives faites pour formaliser cette autre formation, c'est que la pensée médicale commune pèse d'un poids écrasant. Même les psychanalystes croient à une médecine objective et positiviste, et n'aiment pas voir les médecins sortir de ce qu'ils pensent être leur rôle : des réparateurs du corps. La rage de guérir n'est pas, à leurs yeux, un péché, si ce sont les médecins du corps qui en sont possédés. Et ils refusent, au fond, à la médecine le bénéfice de leurs découvertes. Le transfert est partout, il peut même être déterminant au sein de l'action médicale, mais eux seuls sont en droit d'en user.

Or, malgré les résistances qu'elle provoque (ou grâce à elles, parce qu'elles aussi sont révélatrices), une formation de type Balint est ce qui serre de plus près la réalité de cet élément fondamental que constitue, dans la consultation, la relation du médecin avec son malade. Ce qui fait sa faiblesse fait aussi son mérite ; elle est une rupture. Son mérite, parce que cette rupture est nécessaire pour briser et dévoiler le mode de penser qui est enseigné aux étudiants en même temps que les connaissances, par la manière de penser ou d'enseigner ces connaissances. Sa faiblesse dans la mesure où, rupture, elle provoque des résistances qui semblent pour le moment insurmontables.

Pourtant, à plus longue échéance, un espoir est permis : la démographie médicale va favoriser une modification, déjà en mouvement, de la pensée médicale. Il va bientôt y avoir « trop » de médecins. La médecine à la chaîne, rapide, expéditive, réduite au minimum, a toutes les chances de laisser la place à une médecine plus lente, plus attentive. Or, dès que le temps est laissé à un malade de parler et à un médecin d'écouter, surgit inévitablement tout ce qu'on a voulu nier ou masquer derrière des écrans techniques. Cette tendance sera, en plus, favorisée par l'accroissement du nombre des généralistes par rapport à celui des spécialistes. Or, il est plus facile et tentant pour les spécialistes que pour les généralistes de se réfugier derrière leur savoir et leurs instruments. Le besoin de faire face à ces problèmes nouveaux poussera probablement les médecins à rechercher une formation qui y réponde.

On peut certes envisager d'autres modes de formation, fondés sur d'autres doctrines. Mais toutes celles qui sont proposées ne font que poursuivre le divorce qu'il s'agit justement de réduire. Les comportementalistes, les partisans du conditionnement conservent une attitude purement médicale : les instruments changent, mais pas la manière de s'en servir. Les thérapies de groupe, le psychodrame, peuvent sensibiliser les médecins à la dimension inconsciente de la maladie, mais ils forment des psychothérapeutes plutôt que des médecins capables de pratiquer une médecine « globale ». Ce qui les distingue de la formation Balint, c'est que, ne niant pas les connaissances médicales, celle-ci aspire à les intégrer dans une autre stratégie, dans un autre mode de pensée et d'action.

Rien, d'autre part, n'interdit d'espérer que la pensée plus souple et plus complexe que supposent certaines recherches (immunologiques et épidémiologiques) finisse par forcer le barrage qui leur est opposé. Les connaissances issues de ces recherches ne passeraient plus alors dans la pratique sous la forme de certitudes rigides qui les défigurent, mais imposeraient un autre fonctionnement mental. Peut-être un jour les médecins pourront-ils penser autrement.

Mais il ne suffit pas que les médecins soient convenablement formés. Il faudrait aussi que les moyens pratiques leur soient offerts d'exercer leurs nouveaux talents. En d'autres termes, le problème se pose maintenant de savoir si cette autre conception de la médecine, du médecin, de la maladie, est compatible avec les exigences institutionnelles. Une politique sanitaire cohérente est-elle envisageable à partir de cette conception ou doit-elle au contraire imposer la sienne en fonction des pressions économiques et technocratiques ?

Une institution doit obéir à certains règlements, s'organiser et essayer d'être rentable. Son personnel est hiérarchisé et il est soumis à une rigoureuse division du travail. Tous les éléments socio-économiques et culturels dont on a vu qu'ils agissaient sur la construction du fait médical, mais du dehors, ont pénétré l'action médicale institutionnalisée. Ils en font partie intégrante. Il ne s'agit plus, d'autre part, d'un face-à-face plus ou moins prolongé et, surtout, répété dans le temps, entre deux personnes, mais du dialogue entre la médecine et la maladie, entre un personnel soignant indifférencié, représentant anonyme du savoir médical, et des malades, représentants impersonnels de la pathologie.

Quand, dans ce cadre, les médecins tentent de défendre une certaine marge d'indépendance, ils ne peuvent plus se référer à une médecine « personnalisée » puisqu'elle n'y a plus sa place. Pris au piège de leurs ambitions « scientifiques », ils se sont faits prisonniers de la problématique bureaucratique. Les médecins ne peuvent pas revendiquer les privilèges d'une médecine à laquelle ils ont eux-mêmes renoncé. La résolution du conflit ne peut se faire qu'aux dépens de la médecine, de sa richesse, de sa diversité et au profit de la médecine technique, beaucoup plus facilement codifiable.

En médecine dite « de ville », coexistent encore toutes les virtualités : un courant « organisateur » qui aspire à une gestion rationnelle du « capital santé » et qui est favorisé par le poids croissant des institutions (par le biais des dépenses) ; et un courant « humaniste » qui voudrait sauvegarder ce qui reste, dans ce secteur des activités humaines, d'indécision, de risque, et de communication entre des personnes.

Le courant humaniste n'a pas bonne réputation. Il est tantôt regardé comme un artisanat dépassé, une médecine de papa, approximative et périmée, tantôt comme un avatar du libéralisme politique chargé des péchés de l'argent, du profit et de la concurrence, tantôt, enfin, comme l'expression d'un spiritualisme déplacé, hostile au progrès de la science, à la raison et aux faits. J'ai essayé de montrer que la raison, la science et le progrès étaient plutôt du côté de l' « humanisme » et qu'au contraire les organisateurs s'ingéniaient à les travestir, à les mettre au service d'un besoin d'ordre (et de mort). De plus, il ne s'agit pas de défendre un point de vue vaguement humaniste, se référant à la Nature et à l'Homme contre la Science et le Progrès, mais, au contraire de cet humanisme-là, de libérer la raison, d'utiliser toutes les ressources du progrès, en particulier dans la connaissance des relations thérapeutiques entre les personnes, donc de favoriser l'accès de la médecine à un véritable statut scientifique.

Il ne fait pas de doute que, pour le moment, la victoire est du côté des « organisateurs ». La réussite de l'idée de prévention (pas de la prévention) signe leur triomphe. A-t-on la moindre chance de renverser la vapeur ?

Pour modifier un « cours des choses » qu'on juge néfaste, à quoi pourrait donc servir de conjurer, de protester, de dénoncer, de recommander ? Agir sur les structures, les institutions, l'organisation (ce que font généralement les technobureaucrates), sans que, à brève échéance, on puisse espérer que se modifient les « mentalités » ou, si l'on veut, les hommes, aboutit généralement à user de contraintes et de pressions. Prétendre changer les esprits d'une manière volontariste, sans transformer les structures, relève de la propagande, du lavage de cerveau, du terrorisme. La seule solution serait donc, peut-être, une analyse assez juste du « cours des choses » pour que l'usage de la liberté (elle-même inspirée bien sûr, du moins en partie, par le « cours des choses ») en infléchisse la trajectoire.

Si on peut escompter que des modifications structurelles (la poussée démographique médicale) et conceptuelles (la pensée de la recherche) favorisent une transformation des mentalités médicales, on ne peut pas trop espérer que cette transformation agira à temps pour changer l'évolution des structures. Tous les mots d'ordre, d'où qu'ils viennent, toutes les batailles, quels qu'en soient les terrains, toutes les discussions, quels qu'en soient les objets, renvoient, pour le moment, à une vision bien définie de la santé et de la médecine (la « pensée médicale commune »). Or, tout, bien entendu, se tient. Si on croit que la médecine est une science exacte qui exerce son action sur des objets inertes, la défense de la médecine libérale, le refus de la fonctionnarisation, la lutte contre la consommation médicamenteuse, la dénonciation des laboratoires pharmaceutiques, la réforme des conduites hospitalières, sont des slogans vides de sens.

La médecine libérale (libre choix du médecin, liberté de prescription et paiement à l'acte) est absolument indéfendable si on veut organiser la médecine comme si elle était une « distribution de soins » anonyme. Il vaut mieux alors, en effet, demander à un ordinateur de décider du diagnostic, de conduire les traitements et d'organiser le travail d'une armée de fonctionnaires. Et à ce moment-là, la Sécurité sociale, telle qu'elle est, devient sans aucun doute un appareil extrêmement lourd et inutile. Sa seule justification actuelle est, en effet, sa capacité de moduler l'action médicale.

Et, quand la seule chose que puisse faire un médecin est de prescrire des examens et des médicaments, de rédiger des ordonnances (qui, bientôt et très logiquement, seront normalisées, optimisées), que peut-on faire pour diminuer la croyance dans les médicaments (et, en même temps, la méfiance à leur égard) et leur surconsommation ? Et comment n'y aurait-il pas alors course aux nouvelles drogues, recherche du profit et concurrence, dans l'industrie pharmaceutique ?

Comment et pourquoi interdirait-on aux médecins hospitaliers de traiter leurs patients comme des objets et de se conduire comme des ordinateurs, en balayant systématiquement et sans hiérarchie, sans que rien ordonne leur action que le savoir et la technique, toutes les éventualités possibles. De quel droit, alors, se plaindrait-on des dépenses, des accidents thérapeutiques, de la iatrogenèse ?

On ne peut attendre de solution ni des campagnes de consommateurs qui testent les soins comme on teste les lessives ou les machines à laver, ni des combats politiques dont la préoccupation, quand ils sortent du ronron habituel, est une dénonciation de l'argent, du profit, de l'isolement du médecin, et l'éloge d'un médecin « fonctionnarisé » engagé dans une action menée au contact de la population, et avec elle. En mettant face à face des médecins propagandistes de la foi et une population responsabilisée, c'est-à-dire culpabilisée, ils ne promeuvent ni la liberté ni même une réduction des dépenses. Quant aux syndicats médicaux, complètement prisonniers des catégories mentales de la technobureaucratie, ils ne risquent pas de rien changer.

En fait, tout ce qui est revendiqué — l'égalité des soins, une plus grande justice, une plus grande efficacité, une meilleure rentabilité, une cohérence des actions diversifiées de la médecine — ne peut être envisagé qu'à partir d'une médecine non réductible à la technique, non automatisable. Sinon, il n'y a plus, en effet, qu'à s'incliner devant les décisions administratives.

Mais y résister suppose bel et bien une « révolution culturelle » qui ferait que la vie ne serait plus seulement un bien qu'il faut conserver, la médecine une machinerie réparatrice, la maladie une faute, et la mort un échec. Le tout coiffé par l'économie.

Cela n'implique bien sûr pas un retour en arrière. Ni les conquêtes sociales ni la science médicale n'ont à être remises en question. Il s'agit simplement de dire que les problèmes de santé ne sont pas un problème de gestion, mais de médecine et de culture. On ne peut pas les aborder et les résoudre sans savoir d'abord ce que la médecine peut et doit faire.

Et on peut se poser la question de savoir si la rage de faire des économies, le souci de la rentabilité des soins n'expriment pas simplement le besoin de faire fonctionner la médecine de telle sorte que ce ne soient plus les médecins ni les malades qui en bénéficient, mais toutes les industries qu'intéresse une médecine qui évolue vers plus de technique. Le choix d'une médecine technique et d'une médecine pseudo-économique est cohérent : une médecine qui se contente d'assister les patients ne rapporte rien. Elle ne fait que servir, et on sait que la tentation est grande de refuser aux « services » la relative liberté qui était la leur et de les faire entrer dans la catégorie des marchandises.

Dans cette reconsidération des buts et des moyens de la médecine, les médecines parallèles ne peuvent pas servir de « modèle ». Elles ne prennent pas en considération la dimension personnelle et relationnelle de la médecine ; elles en jouent — et en abusent —, sans le savoir et sans savoir le moins du monde ce que, ce faisant, elles font. Pourtant, l'engouement nouveau dont elles bénéficient est révélateur et d'une certaine manière encourageant. On va vers plus de technique, plus de dirigisme et plus de volontarisme, mais, en même temps, un refus se généralise et s'étend. On cherche « autre chose ».

Infléchir une évolution, c'est donc déceler les courants contraires et jouer — autant que faire se peut — de l'un contre l'autre, ou plus justement, de leur affrontement. Car c'est l'affrontement qui pose les bonnes questions tandis que les thèses qui s'affrontent tendent, elles, à se constituer en certitudes. Cela dépend de nous, des choix que nous aurons faits.

Après avoir écrit qu' « il faut disputer des goûts et des couleurs », Paul Valéry ajoute : « Peut-être la dispute apparemment vaine se fonde sur un sentiment profond de la mutabilité des goûts, sur l'échange possible. »

CONCLUSION

La prévention est l'avatar le plus moderne d'un vieux rêve : que nous ne mourions jamais que de vieillesse, ou plutôt d'usure, puisque, pour le moment, nous distinguons mal le vieillissement des maladies qui l'accompagnent. A la limite, que nous ne mourions plus. Un universitaire américain affirme que, lors du lancement, il y a quelques années, de la grande campagne de Recherche sur le cancer, nombre de ses collègues se demandèrent s'ils n'allaient pas être la dernière génération à mourir. Comme si la maladie, la folie et la mort étaient extérieures à la vie et pouvaient en être, une fois pour toutes, expulsées.

La prévention est aussi ce que la médecine considère comme la forme la plus avancée de son action. Elle la veut conforme au modèle de son plus grand triomphe : la victoire sur les maladies infectieuses. Les épidémies ne ravagent plus, en effet, des contrées entières, et la pneumonie, la diphtérie, la typhoïde, le choléra infantile ne tuent plus que rarement. Les fléaux modernes ne connaissent, hélas ! pas des « causes » comparables aux microbes, et les armes dont on dispose pour traiter les cancers et les accidents cardio-vasculaires sont moins efficaces ou plus redoutables que les antibiotiques ou les vaccinations.

Il ne reste donc plus à la médecine qu'une possibilité : lutter contre « les facteurs de risque » par une modification des comportements individuels. Ce type de prévention ne permet pas d'espérer des résultats aussi spectaculaires, et elle n'est pas sans présenter quelques dangers.

Un danger pour nos libertés d'abord. Pour nous convaincre

de ne plus vivre selon notre goût, mais selon les lois de la médecine, on recourt à un terrorisme qui joue sur la peur de la mort et de la souffrance, et sur une falsification des faits. On fait passer les facteurs de risque pour des causes. On promet plus qu'on ne peut tenir. Et, quand on aura attribué les échecs aux limites de la persuasion, il faudra bien recourir aux contraintes de la loi. La liberté de penser est niée par le conditionnement des esprits, la liberté de vivre à sa guise, détruite par une culpabilisation massive et bientôt — cela a déjà commencé avec la ceinture de sécurité — par une action policière.

Le second danger concerne la médecine elle-même. La prévention exploite et accentue ses défauts les plus graves. La présomption médicale suscite un espoir dont la médecine est ensuite prisonnière. La surenchère qui s'institue entre une demande de plus en plus anxieuse et des promesses de plus en plus trompeuses enferme la pensée et l'action médicales dans la recherche obstinée et illusoire de causes univoques, dans la certitude de toujours savoir et de toujours avoir raison, dans des systèmes clos et des certitudes définitives. La prévention est la partie de la médecine qui, en face de problèmes nouveaux, continue à se servir de solutions anciennes et devenues rigides. Elle risque d'interdire que la recherche les aborde et les résolve dans leur mouvante complexité.

Mais elle est davantage encore que la simple tentation de résoudre des problèmes médicaux. Elle est aussi l'illusion de résoudre par la médecine des problèmes qui ne le sont pas. Elle n'a rien à répondre à la peur de la mort, ni aux souffrances qui résultent des violences de la vie sociale et, tout simplement, de la difficulté de vivre. Répondre en termes médicaux à ces questions, ce n'est pas seulement offrir une fausse réponse, c'est aussi empêcher qu'on cherche à les poser vraiment et, éventuellement, à les résoudre.

Une assemblée d'esprits distingués et généreux se réunit, un soir, pour étudier les moyens d'aider un dissident assigné à résidence en URSS. Au fil des discours, l'ennui et la dépression envahissent peu à peu l'assemblée, jusqu'à ce que, soudain, un médecin se lève pour rappeler que ce malheureux dissident souffre beaucoup de l'estomac. En quelques minutes, la décision est prise de lui envoyer (d'essayer, mais peu importe) un médecin et des médicaments, et tout le monde se sépare dans l'euphorie générale. On n'avait rien résolu. Mais on avait trompé le besoin d'agir, en agissant à côté.

La médicalisation participe ainsi à la grande vague de démission de la pensée et de l'action qui semble devoir submerger nos esprits. On utilise la médecine pour éluder des problèmes qui ne sont pas de son ressort quand elle n'est même pas capable de résoudre ceux qui relèvent d'elle. Quand, pour nous empêcher de mourir, elle ne propose que de nous empêcher de vivre, et quand, faute de pouvoir prévenir les maladies, elle passe son temps à nous prévenir et à nous culpabiliser. Quand elle est d'autant plus autoritaire qu'elle est plus impuissante.

Et cette prévention qui nous enjoint de consacrer notre vie à conserver la vie, qui fait de la vie sa propre fin, semble considérer que toutes les nuisances sociales sont hors de sa portée. La prévention médicale n'est pas écologiste et se moque même volontiers des écologistes, de leur dénonciation des pollutions industrielles, de leur crainte du nucléaire, de leurs allusions à des nuisances sociales possibles (le travail, et le chômage, la compétitivité, la rupture de la convivialité, etc.). Pour elle, les seuls coupables sont les hommes qui, en ne prenant pas soin d'eux-mêmes, selon ses directives, défient son savoir et sa puissance et coûtent cher à leurs semblables. Elle réussit à faire de la solidarité une nouvelle contrainte, une nouvelle source d'insécurité.

Quand il s'agissait de lutter contre les microbes, la société prenait au moins ses responsabilités : le tout-à-l'égout, l'épuration de l'eau, l'élimination des ordures ne dépendaient pas des individus. Aujourd'hui, elle ne sait plus que faire appel à la nôtre. Aux États-Unis, les cigarettes les plus fortes (celles qui contiennent le plus de goudron et de nicotine) actuellement en vente sont plus faibles que les plus faibles de celles qui étaient en vente il y a quinze ans. Grâce à quoi, le gros fumeur qui multipliait par dix ou quinze le risque de tumeur bronchique ne le multiplie plus que par deux ou trois. Mais, pour obtenir des fabricants de cigarettes qu'ils mettent sur le marché ces cigarettes dont ils étudiaient la formule depuis bien longtemps, il a fallu passer par la grande peur publique.

Il semblerait que l'affaissement — relatif — des religions et le renoncement — parfois complaisant — aux idéologies ne nous laissaient d'autre recours, pour apaiser nos angoisses, que de croire en la médecine et en ses pouvoirs. Sur ces décombres le règne de la morale médicale s'annonce. Bien piètre morale dont le fin mot est « faites attention » et dont la seule promesse (statistique) est une vie peut-être un peu plus longue et un peu moins douloureuse. Sans même parler de ce que peut avoir de ridicule et d'odieux le contraste entre ce tintamarre de précautions avares pour allonger nos petites vies repues et l'écrasant silence qui pèse sur la misère réelle du monde, ailleurs et même ici, il y a quelque chose d'intolérable dans cette vision étriquée du bonheur et de la vie par la suppression du risque, et quelque chose de plus insupportable encore dans l'idée que la morale médicale serait la seule qui pourrait sécréter notre culture, et la prévention, sa fleur la plus exquise.

Table

IMP. BUSSIÈRE À SAINT-AMAND (CHER)
D.L. 3e TRIM. 1982. N° 6242 (1354)

Collection Points

SÉRIE ACTUELS

A1. Lettres de prison, *par Gabrielle Russier*
A2. J'étais un drogué, *par Guy Champagne*
A3. Les Dossiers noirs de la police française, *par Denis Langlois*
A4. Do It, *par Jerry Rubin*
A5. Les Industriels de la fraude fiscale, *par Jean Cosson*
A6. Entretiens avec Allende, *par Régis Debray* (épuisé)
A7. De la Chine, *par Maria-Antonietta Macciocchi*
A8. Après la drogue, *par Guy Champagne*
A9. Les Grandes Manœuvres de l'opium
par Catherine Lamour et Michel Lamberti
A10. Les Dossiers noirs de la justice française, *par Denis Langlois*
A11. Le Dossier confidentiel de l'euthanasie
par Igor Barrère et Étienne Lalou
A12. Discours américains, *par Alexandre Soljénitsyne*
A13. Les Exclus, *par René Lenoir*
A14. Souvenirs obscurs d'un Juif polonais né en France
par Pierre Goldman
A15. Le Mandarin aux pieds nus, *par Alexandre Minkowski*
A16. Une Suisse au-dessus de tout soupçon, *par Jean Ziegler*
A17. La Fabrication des mâles
par Georges Falconnet et Nadine Lefaucheur
A18. Rock babies, *par Raoul Hoffmann et Jean-Marie Leduc*
A19. La nostalgie n'est plus ce qu'elle était, *par Simone Signoret*
A20. L'Allergie au travail, *par Jean Rousselet*
A21. Deuxième Retour de Chine
par Claudie et Jacques Broyelle et Evelyne Tschirhart
A22. Je suis comme une truie qui doute, *par Claude Duneton*
A23. Travailler deux heures par jour, *par Adret*
A24. Le rugby, c'est un monde, *par Jean Lacouture*
A25. La Plus Haute des solitudes, *par Tahar Ben Jelloun*
A26. Le Nouveau Désordre amoureux
par Pascal Bruckner et Alain Finkielkraut
A27. Voyage inachevé, *par Yehudi Menuhin*
A28. Le communisme est-il soluble dans l'alcool ?
par Antoine et Philippe Meyer
A29. Sciences de la vie et Société
par François Gros, François Jacob et Pierre Royer
A30. Anti-manuel de français
par Claude Duneton et Jean-Pierre Pagliano

A31. Cet enfant qu[illegible]e, c'est le mien
par Jacques Guilion
A32. Les Femmes, la Pornographie, l'Érotisme
par Marie-Françoise Hans et Gilles Lapouge
A33. Parole d'homme, *par Roger Garaudy*
A34. Nouveau Guide des médicaments, *par le Dr Henri Pradal*
A35. Rue du Prolétaire rouge, *par Nina et Jean Kéhayan*
A36. Main basse sur l'Afrique, *par Jean Ziegler*
A37. Un voyage vers l'Asie, *par Jean-Claude Guillebaud*
A38. Appel aux vivants, *par Roger Garaudy*
A39. Quand vient le souvenir, *par Saul Friedländer*
A40. La Marijuana, *par Solomon H. Snyder*
A41. Un lit à soi, *par Evelyne Le Garrec*
A42. Le lendemain, elle était souriante...
par Simone Signoret
A43. La Volonté de guérir, *par Norman Cousins*
A44. Les Nouvelles Sectes, *par Alain Woodrow*
A45. Cent Ans de chanson française
par Chantal Brunschwig, Louis-Jean Calvet et Jean-Claude Klein
A46. La Malbouffe, *par Stella et Joël de Rosnay*
A47. Médecin de la liberté, *par Paul Milliez*
A48. Un Juif pas très catholique, *par Alexandre Minkowski*
A49. Un voyage en Océanie, *par Jean-Claude Guillebaud*
A50. Au coin de la rue, l'aventure
par Pascal Bruckner et Alain Finkielkraut
A51. John Reed, *par Robert Rosenstone*
A52. Le Tabouret de Piotr, *par Jean Kéhayan*
A53. Le temps qui tue, le temps qui guérit
par Dr Fernand Attali
A54. La lumière médicale, *par Norbert Bensaïd*